Verlag Hans Huber
Programmbereich Pflege

Beirat Wissenschaft
Angelika Abt-Zegelin, Dortmund
Silvia Käppeli, Zürich
Doris Schaeffer, Bielefeld

Beirat Ausbildung und Praxis
Barbara Knigge-Demal, Bielefeld
Jürgen Osterbrink, Nürnberg
Christine Sowinski, Köln
Franz Wagner, Berlin

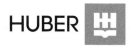

Bücher aus verwandten Sachgebieten

Pflegeberatung

Abt-Zegelin/Schnell (Hrsg.)
Sprache und Pflege
2., vollst. überarb. Aufl.
2005. ISBN 3-456-84141-8

Brinkmann-Göbel (Hrsg.)
Handbuch für Gesundheitsberater
2001. ISBN 3-456-83564-7

Darley
Kommunikationsmanagement
2005. ISBN 3-456-84079-9

Groothuis
Soziale und kommunikative Fertigkeiten
2000. ISBN 3-456-83308-3

Johns
Selbstreflexion in der Pflegepraxis
Gemeinsam aus Erfahrungen lernen
2004. ISBN 3-456-83935-9

Kaplan
Öffentlich sprechen
2000. ISBN 3-456-83506-X

Koch-Straube
Beratung in der Pflege
2001. ISBN 3-456-83626-0

Loffing
Coaching in der Pflege
2003. ISBN 3-456-83841-7

Loffing
Karriereplanung in der Pflege
2003. ISBN 3-456-83936-7

London
Informieren, Schulen, Beraten
Praxishandbuch zur pflegebezogenen Patientenedukation
2003. ISBN 3-456-83917-0

Maisonneuve
Pflege ist die beste Medizin
2000. ISBN 3-456-83318-0

Norwood
Pflege-Consulting
Handbuch zur Organisations- und Gruppenberatung in der Pflege
2002. ISBN 3-456-83452-3

Teasdale
Fürsprache in der Gesundheitsversorgung
2002. ISBN 3-456-83843-3

Weakland/Herr
Beratung älterer Menschen und ihrer Familien
2. Auflage
1988. ISBN 3-456-81750-9

Weinhold
Kommunikation zwischen Patienten und Pflegepersonal
1997. ISBN 3-456-82842-X

Pflegewissenschaft

Brandenburg/Dorschner (Hrsg.)
Pflegewissenschaft 1
Lehr- und Arbeitsbuch zur Einführung in die Pflegewissenschaft
2. Auflage
2005. ISBN 3-456-84161-2

Polit/Beck/Hungler
Lehrbuch Pflegeforschung
2004. ISBN 3-456-83937-5

Pflegemanagement

Applebaum/Straker/Geron
Patientenzufriedenheit
2004. ISBN 3-456-83844-1

Ersser/Tutton (Hrsg.)
Primary Nursing
2000. ISBN 3-456-83259-1

Ewers/Schaeffer (Hrsg.)
Case Management in Theorie und Praxis
2000. ISBN 3-456-83467-5

Gebert/Kneubühler
Qualitätsbeurteilung und Evaluation der Qualitätssicherung in Pflegeheimen
2., überarb. u. erg. Auflage
2003. ISBN 3-456-83934-0

Grahmann/Gutwetter
Konflikte im Krankenhaus
2., überarb. Auflage
2002. ISBN 3-456-83687-2

Heering (Hrsg.)
Das Pflegevisiten-Buch
2004. ISBN 3-456-84094-2

Henning/Isenhardt/Flock (Hrsg.)
Kooperation im Krankenhaus
1998. ISBN 3-456-82955-8

Leuzinger/Luterbacher
Mitarbeiterführung im Krankenhaus
3. Auflage
2000. ISBN 3-456-83434-9

Loffing/Geise (Hrsg.)
Management und Betriebswirtschaft in der ambulanten und stationären Altenpflege
Lehrbuch für Pflegedienst-, Wohnbereichs- und Stationsleitungen
2005. ISBN 3-456-84189-2

Manthey
Primary Nursing
2. Auflage
2005. ISBN 3-456-84158-2

Matthews/Whelan
Stationsleitung
Handbuch für das mittlere Management in der Kranken- und Altenpflege
2002. ISBN 3-456-83373-3

Offermann
Selbst- und Qualitätsmanagement für Pflegeberufe
2002. ISBN 3-456-83679-1

Poser/Ortmann/Pilz
Personalmarketing in der Pflege
2004. ISBN 3-456-84002-0

Poser/Schneider (Hrsg.)
Leiten, Lehren und Beraten
Fallorientiertes Lehr- und Arbeitsbuch für Pflegemanager und Pflegepädagogen
2005. ISBN 3-456-84207-4

Walton
Selbst- und Stationsmanagement
2004. ISBN 3-456-83354-7

Weitere Informationen über unsere Neuerscheinungen finden Sie im Internet unter:
http://verlag.hanshuber.com oder per E-Mail an: verlag@hanshuber.com.

Märle Poser / Wilfried Schlüter

Mediation für Pflege- und Gesundheitsberufe

Kreativ Konflikte lösen

Unter Mitarbeit von
- Ilona Gornischeff
- Silvia Khodaverdi
- Brigitte Maurer
- Hella Wintermeyer

Verlag Hans Huber

Prof. Dr. habil. Märle Poser. Professorin für Personalwirtschaft an der Fachhochschule Münster im Studiengang Pflege
Hochhauserstraße 25, DE-26121 Oldenburg. E-Mail: maerle.poser@uni-oldenburg.de

Prof. Dr. Wilfried Schlüter. Professor für Management- und Planungstechniken, Fachbereich Gesundheits- und Pflegewissenschaften, Westsächsische Hochschule Zwickau
Feldstraße 25a, DE-26280 Rastede. schlueter@mail.uni-oldenburg.de

Lektorat: Jürgen Georg, Michael Hermann, Britta March, Thomas Sonntag
Bearbeitung: Michael Hermann
Herstellung: Daniel Berger
Titelillustration: pinx. Winterwerb und Partner, Design-Büro, Wiesbaden
Satz: sos-buch, Mainz
Druck und buchbinderische Verarbeitung: AZ Druck & Datentechnik, Kempten
Printed in Germany

Bibliografische Information der Deutschen Bibliothek
Die Deutsche Bibliothek verzeichnet diese Publikation in der Deutschen Nationalbibliografie; detaillierte bibliografische Daten sind im Internet unter ‹http://dnb.ddb.de› abrufbar.

Dieses Werk, einschließlich aller seiner Teile, ist urheberrechtlich geschützt. Jede Verwertung außerhalb der engen Grenzen des Urheberrechtes ist ohne schriftliche Zustimmung des Verlages unzulässig und strafbar. Das gilt insbesondere für Kopien und Vervielfältigungen zu Lehr- und Unterrichtszwecken, Übersetzungen, Mikroverfilmungen sowie die Einspeicherung und Verarbeitung in elektronischen Systemen.
Die Verfasser haben größte Mühe darauf verwandt, dass die therapeutischen Angaben insbesondere von Medikamenten, ihre Dosierungen und Applikationen dem jeweiligen Wissensstand bei der Fertigstellung des Werkes entsprechen.
Da jedoch die Pflege und Medizin als Wissenschaft ständig im Fluss sind, da menschliche Irrtümer und Druckfehler nie völlig auszuschließen sind, übernimmt der Verlag für derartige Angaben keine Gewähr. Jeder Anwender ist daher dringend aufgefordert, alle Angaben in eigener Verantwortung auf ihre Richtigkeit zu überprüfen.
Die Wiedergabe von Gebrauchsnamen, Handelsnamen oder Warenbezeichnungen in diesem Werk berechtigt auch ohne besondere Kennzeichnung nicht zu der Annahme, dass solche Namen im Sinne der Warenzeichen-Markenschutz-Gesetzgebung als frei zu betrachten wären und daher von jedermann benutzt werden dürfen.

Anregungen und Zuschriften bitte an:
Verlag Hans Huber
Lektorat: Pflege
z. Hd.: Jürgen Georg
Länggass-Strasse 76
CH-3000 Bern 9
Tel: 0041 (0)31 300 4500
Fax: 0041 (0)31 300 4593
E-Mail: juergen.georg@hanshuber.com
Internet: http://verlag.hanshuber.com

1. Auflage 2005
© 2005 by Verlag Hans Huber, Hogrefe AG, Bern
ISBN 3-456-84248-1

Inhaltsverzeichnis

Autorenverzeichnis 9

Vorwort 11

I Mit Erfolg Konflikte lösen – Mediation in der Alten- und Krankenpflege 15

1. Merkmale, Ziele und Anwendungsfelder der Mediation .. 17

1.1 Merkmale der Mediation 17
1.2 Ursprünge der Mediation 19
1.3 Ziele der Mediation 20
1.4 Anwendungsfelder der Mediation 22

2. Konfliktklassifikationen und Umgang mit Konflikten 28

2.1 Definition des sozialen Konflikts 29
2.2 Klassifikationen des sozialen Konflikts 30
    2.2.1 Der Blick auf die Ursachen 30
    2.2.2 Der Blick auf die Streitgegenstände 33
    2.2.3 Der Blick auf die Konfliktparteien 33
    2.2.4 Der Blick auf die Erscheinungsform sozialer Konflikte 34
2.3 Anmerkungen zum intrapersonellen Konflikt in der Mediation 34
2.4 Umgang mit Konflikten 38

3. Systematisierung der Erscheinungsformen von Konflikten 45

3.1 Der Konfliktrahmen 45
3.2 Die Reichweite der Bemühungen 48
3.3 Die dominante Äußerungsform des Konflikts 49

4. Vergleichende Darstellung ausgewählter Konfliktlösungsansätze 53

4.1	Konfliktbehandlung mit Entscheidungskompetenz durch Dritte	53
4.2	Beratungsverfahren	55
4.3	Supervision	56
4.4	Coaching	58
4.5	Synoptische Darstellung der ausgewählten Konfliktlösungsansätze	59

5. Zusammenfassung ... 61

II Struktur und theoretischer Hintergrund der Mediation ... 65

1. Prinzipien und Phasenverlauf der Mediation ... 67

1.1	Phase I	70
1.2	Phase II	72
1.3	Phase III	72
1.4	Phase IV	74
1.5	Phase V	75
1.6	Phase VI	76
1.7	Modellvernetzung	78

2. Theoretisches Rahmenkonzept der Mediation ... 79

2.1	Konstruktivistische und systemtheoretische Grundannahmen		81
	2.1.1	Konstruktivistische Grundannahmen	82
	2.1.2	Systemtheoretische Annahmen	86
2.2	Ausgewählte Kommunikationsmodelle		92
	2.2.1	Das Nachrichtenquadrat	93
	2.2.2	Das Modell des «Inneren Teams»	98
		2.2.2.1 Die Lehre von der inneren Pluralität des Menschen	99
		2.2.2.2 Die Lehre von der inneren Führung	101
		2.2.2.3 Die Lehre vom «Inneren Konfliktmanagement»	103
		2.2.2.4 Die Lehre vom Aufbau der Persönlichkeit	104
		2.2.2.5 Die Lehre von der Variation innerer Aufstellungen	106
		2.2.2.6 Die Lehre vom Inneren Team und dem Gehalt einer Situation	108
	2.2.3	Werte- und Entwicklungsquadrat	110
	2.2.4	Interaktionszirkel	120
2.3	Ausgewählte Beratungskonzepte		125
	2.3.1	Die nichtdirektive Beratung nach C. R. Rogers	126
	2.3.2	Der lösungsorientierte Beratungsansatz nach G. Bamberger	131
2.4	Zusammenfassung		136

III Praxis der Mediation ... 141

1. **Vernetzung des Moderationszyklus mit den Mediationsphasen** ... 143
2. **Darstellung eines Mediationsfalles aus der Altenhilfepraxis** ... 149
   - 2.1 «Bei Anruf: Konflikt» – Eröffnung des Mediationsverfahrens ... 149
     - 2.1.1 Gesprächsverlauf ... 150
     - 2.1.2 Reflexion der Ziele und des methodischen Vorgehens ... 152
   - 2.2 «Katz und Hund haben ein Problem» – Vorgespräche ... 154
     - 2.2.1 Gesprächsverlauf ... 155
     - 2.2.2 Reflexion der Ziele und des methodischen Vorgehens ... 157
   - 2.3 «Katz trifft Hund» – Erste gemeinsame Mediationssitzung ... 159
     - 2.3.1 Sitzungsverlauf ... 160
     - 2.3.2 Reflexion der Ziele und des methodischen Vorgehens ... 162
   - 2.4 «Was ist los zwischen Katz und Hund?» – Zweite gemeinsame Mediationssitzung ... 164
     - 2.4.1 Sitzungsverlauf ... 165
     - 2.4.2 Reflexion der Ziele und des methodischen Vorgehens ... 167
   - 2.5 «Was wollen Katz und Hund wirklich?» – Dritte gemeinsame Mediationssitzung ... 169
     - 2.5.1 Sitzungsverlauf ... 169
     - 2.5.2 Reflexion der Ziele und des methodischen Vorgehens ... 173
   - 2.6 «Katz und Hund nähern sich» – Vierte gemeinsame Mediationssitzung ... 175
     - 2.6.1 Teil I: Thema «Speiseversorgung» ... 176
       - 2.6.1.1 Sitzungsverlauf – Phase IV ... 176
       - 2.6.1.2 Reflexion der Ziele und des methodischen Vorgehens – Phase IV ... 177
       - 2.6.1.3 Sitzungsverlauf – Phase V ... 177
       - 2.6.1.4 Reflexion der Ziele und des methodischen Vorgehens – Phase V ... 178
     - 2.6.2 Teil II: Thema «Budget» ... 179
       - 2.6.2.1 Sitzungsverlauf ...
       - 2.6.2.2 Reflexion der Ziele und des methodischen Vorgehens ...
   - 2.7 «Katz miezt Hund an» – Fünfte gemeinsame Mediationssitzung ... 183
     - 2.7.1 Teil I: Thema «Getränkeversorgung» ... 184
       - 2.7.1.1 Sitzungsverlauf ... 184
       - 2.7.1.2 Reflexion der Ziele und des methodischen Vorgehens ... 186
     - 2.7.2 Teil II: Die noch offenen Themen ... 187
       - 2.7.2.1 Sitzungsverlauf ... 187
       - 2.7.2.2 Analyse des methodischen Vorgehens ... 188

2.8	«Katz und Hund suchen Rat» – Sechste gemeinsame Mediationssitzung	190
	2.8.1 Sitzungsverlauf	190
	2.8.2 Reflexion der Ziele und des methodischen Vorgehens	191
2.9	«Katz und Hund vertragen sich» – Siebte gemeinsame Mediationssitzung	191
	2.9.1 Sitzungsverlauf	192
	2.9.2 Reflexion der Ziele und des methodischen Vorgehens	194

IV Mediation und Organisationsentwicklung ... 197

1. Ziele und Inhalte der Organisationsentwicklung ... 199

2. Kompetenzentwicklung als Voraussetzung für ein systematisches Konfliktmanagement ... 209

2.1	Personal Mastery	210
2.2	Mentale Modelle	211
2.3	Gemeinsame Vision	214
2.4	Team-Lernen	216
2.5	Systemdenken	217

3. Rahmenkonzept zur Qualifizierung von Konfliktlotsen im Gesundheitsbereich ... 220

3.1	Erster Seminartag	224
3.2	Zweiter Seminartag	230
3.3	Dritter Seminartag	239
3.4	Vierter Seminartag	241
3.5	Fünfter Seminartag	242

4. Zusammenfassung ... 245

Anhang ... 249

Informationsflyer zur Mediation ... 249

Sachwortverzeichnis ... 253

Autorenverzeichnis

Kap. I	Hella Wintermeyer	....	15
Kap. I-1	Märle Poser, Hella Wintermeyer	....	17
Kap. I-3	Märle Poser, Hella Wintermeyer	....	45
Kap. I-4.2	Märle Poser, Hella Wintermeyer	....	55
Kap. I-4.5	Märle Poser, Hella Wintermeyer	....	59
Kap. II	Märle Poser	....	65
Kap. III	Wilfried Schlüter	....	141
Kap. III-1	Märle Poser	....	143
Kap. IV	Ilona Gornischeff	....	197
Kap. IV-3	Silvia Khodaverdi, Brigitte Maurer	....	220

Autoren

Prof. Dr. phil. habil. Märle Poser. Studium der Sozialpädagogik (Hochschule Bremen) und Studium Diplom Sozialwissenschaften – Schwerpunkt Arbeitssoziologie und Fort- und Weiterbildung (Universität Oldenburg); psychoanalytische Ausbildung, Lehrtherapeutin und Lehrsupervision in der Ausbildung für tiefenpsychologische Psychotherapie.

Seit 1986 Beratung und Fortbildung in sozialen und pflegerischen Dienstleistungsorganisationen. Seit 1995 Professorin für Personalwirtschaft an der Fachhochschule Münster im Studiengang Pflege. Arbeits- und Forschungsschwerpunkte: Lernende Organisation im Gesundheitsbereich (Organisationsentwicklung, betriebliche Gesundheitsförderung, Konfliktmanagement, Führungskräfteauswahl und -training, Personalentwicklung, Marketingkonzepte).

Prof. Dr. Wilfried Schlüter. Studium Diplom Pädagogik – Schwerpunkt Erwachsenen- und Weiterbildung (Universität Oldenburg); Kontakstudium Mediation – Schwerpunkt Wirtschaft und Arbeitswelt (Universität Oldenburg). Mehr als 10-jährige Leitungstätigkeit von Altenpflegeeinrichtungen. Seit 1990 Beratung und Fortbildung in Organisationen des Gesundheits- und Pflegebereichs; Seit 1998 Professor an der Westsächsichschen Hochschule Zwickau am Fachbereich Gesundheits- und Pflegewissenschaften, Arbeits- und Forschungsschwerpunkte: Organisations- und Unternehmenswandel in sozialen Einrichtungen, Konzept- und Personalentwicklung, Qualitätsmanagement, Systemische Konfliktlösungsmethoden in sozialen Einrichtungen (Mediation).

Ilona Gornischeff. Diplom-Pflegewirtin (FH) Ausbildung zur Krankenschwester und mehrjährige Tätigkeit in verschiedenen Fachrichtungen des Pflegedienstes. Studium des Pflegemanagements an der FH Münster (2000 bis 2004). Seit November 2004 Pflegedienstleitung im Käthe-Kollwitz-Haus in Bocholt.

Silvia Khodaverdi. Pflegemanagement-Studium an der FH Münster, Abschluss Diplom Pflegewirtin. Examinierte Krankenschwester mit langjähriger Berufs- und Leitungserfahrung, seit 2004 Heimleitung der Ludgeriseniorenstifte Bockum und Hövel in Hamm. Gruppendynamische Weiterbildung zur Steuerung und Organisation von Gruppen und Arbeitsteam. Ausbildung zur Supervisorin an der Akademie Münster, Qualitätsmanagementbeauftragte (TÜV). Freiberufliche Beratungs- und Fortbildungstätigkeit in sozialen und pflegerischen Dienstleistungsorganisationen.

Brigitte Maurer. Studium Pflegepädagogik an der FH Münster; Abschluss Diplom Pflegepädagogin. Examinierte Krankenschwester mit langjähriger Berufserfahrung; seit 2004 Praxisanleiterin an der Gesundheits- und Krankenpflegeschule Hunsrück Klinik Kreuznacher Diakonie in Simmern; Ausbildung zur Qualitätsmangementbeauftragten (TÜV).

Hella Wintermeyer. Diplom Sozial-Arbeiterin, Krankenschwester, Studium der Sozialarbeit, Weiterbildung zur Sozialtherapeutin und Supervisorin (DGSV); langjährige Berufserfahrung in Einrichtungen des Gesundheits- und Sozialwesens. Seit 1994 wissenschaftliche Mitarbeiterin am Fachbereich Pflege der Fachhochschule Münster. Arbeitsschwerpunkte: Beratung, Lernortkooperation, Kommunikation. Als Supervisorin überwiegend in pflegerischen und sozialen Handlungsfeldern tätig, hier auch in der Weiterbildung und Beratung von Führungskräften.

Vorwort

Mit Blick auf die veröffentlichte Literatur zum Thema «Konflikte» kann festgestellt werden, dass spezielle Abhandlungen für den Bereich des Gesundheitswesens nur sehr vereinzelt vorhanden sind. Dies ist umso erstaunlicher, als der zentrale Zweck dieser Organisationen in der Versorgungs- und Dienstleistung von Mensch zu Mensch liegt, das heißt, menschliche Beziehungen, die in besonderer Weise konfliktanfällig sind, stehen im Mittelpunkt des Geschehens. Um die Beziehungsqualität als zentralen Leistungsfaktor zu sichern und weiterzuentwickeln, wäre es wünschenswert und konsequent, wenn die Mitarbeiterinnen und Mitarbeiter aus dem Pflege- und Gesundheitsbereich in einem regelmäßigen Austausch die auftauchenden Problemstellungen und Konflikte thematisieren, bearbeiten und auch veröffentlichen. Dass dies eher die Ausnahme ist, hat zum Teil persönliche Ursachen, ist aber auch Folge der spezifischen strukturellen Bedingungen wie zum Beispiel der betrieblichen Abläufe, der Machtverhältnisse und der zunehmenden gesetzlichen und politischen Forderung nach ökonomischer Effizienz. Um der drohenden Enthumanisierung entgegenzuwirken, welche sich als Folge dieser Bedingungen zeigt, ist das engagierte Eintreten von Führungskräften für eine gelebte Konfliktkultur erforderlich, die in ein «konfliktoffenes Unternehmensleitbild» einmünden sollte. Wichtige Elemente einer solchen Konfliktkultur sind die gemeinsame Kennzeichnung der berufsspezifischen Beiträge zur Wertschöpfung, die zeitgemäße Definition der beruflichen Rollen, die interprofessionelle Bearbeitung von ethischen und berufspolitischen Problemen, die Partizipation der Mitarbeiter an Entscheidungsprozessen sowie die Transparenz bezüglich relevanter Informationen. Die Bereitschaft und die Möglichkeit zur Auseinandersetzung damit zusammenhängender sowie spezieller Konflikte kann als das übergreifende Merkmal einer Konfliktkultur verstanden werden, wobei das Austragen von Konflikten an bestimmte Verfahren und Spielregeln gebunden sein muss. In dem vorliegenden Buch soll die Mediation als ein geeignetes und bislang noch wenig genutztes Verfahren zur Lösung von Konflikten in Einrichtungen des Gesundheitsbereiches vorgestellt werden.

Der Begriff «Mediation» stammt aus dem Englischen und kann übersetzt werden als «Vermittlung». Zentrales Kennzeichen der Mediation ist die Vermittlung in Streitfällen durch unparteiische Dritte, wobei die Konfliktparteien selbstverantwortlich eine ihren Interessen entsprechende Lösung suchen, ohne sich einem gerichtlichen Urteil oder Schiedsspruch zu unterwerfen. Mediation beruht auf Freiwilligkeit und verfolgt das Ziel, das vorherrschende Prinzip von Sieg und Niederlage durch das Streben nach Einvernehmlichkeit und Ausgewogenheit der Interessen abzulösen. Die Orientierung auf eine faire, konsensfähige Lösung schont Beziehungen und schafft eine tragfähige, dauerhafte Gesprächs- und Kooperationsgrundlage zwischen den beteiligten Konfliktparteien.

In ihrer heute praktizierten Form ist die Mediation in den 1960er- und 1970er Jahren in den USA entwickelt und dort mit großem Erfolg insbesondere im Familienbereich angewendet worden. In Deutschland hat das Verfahren seit Ende der Achtzigerjahre in Politik und Gesellschaft an Bedeutung gewonnen: Sowohl in privaten Streitigkeiten als auch bei Auseinandersetzungen im öffentlichen Raum stößt die Mediation auf zunehmendes Interesse und wachsende Akzeptanz. Die Verankerung des Verfahrens im Rahmen eines systematischen Konfliktmanagements von Einrichtungen des Gesundheits- und Pflegebereiches wird eine wichtige Zukunftsaufgabe sein, da hier eine verstärkte Konfliktanfälligkeit zu erwarten ist. Diese resultiert aus dem großen Spannungsfeld von Mitteleinsparungen bei gleichzeitig anwachsenden Qualitätsanforderungen und findet auf den verschiedensten Ebenen wie zum Beispiel zwischen Mitarbeitern und Bewohnern/Patienten/Angehörigen, zwischen kooperierenden Dienstleistungsbereichen und zwischen Leistungserbringern und Kostenträgern ihren Niederschlag. Die Mediation ermöglicht hier Klärungsprozesse, in denen die Kontrahenten ihre Interessen, Motive und Gefühle erkennen und Lösungen verhandeln können.

Mit dem vorliegenden Buch soll ein erster Schritt unternommen werden, das Verfahren der Mediation für den Anwendungsbereich Gesundheit und Pflege auszulegen und im Zusammenhang mit der systematischen Entwicklung eines betrieblichen Konfliktmanagements darzustellen.

Das Buch gliedert sich in vier Kapitel. In dem ersten Kapitel erfolgt eine Einführung in das Verfahren der Mediation. Es werden die Merkmale und die Ziele des Mediationsverfahrens beschrieben sowie die verschiedenen Anwendungsfelder der Mediation vorgestellt. Da Mediation sich mit sozialen Konflikten beschäftigt, folgen Ausführungen zu Konfliktinhalten, Konflikttypen und Konfliktdynamiken. Schließlich wird die Mediation mit anderen Verfahren der Konfliktlösung verglichen und die Vor- und Nachteile ihrer Anwendung im Gesundheitsbereich erörtert.

In dem zweiten Kapitel wird nach der Darstellung des sechsphasigen Ablaufs der Mediation ein theoretischer Ansatz vorgestellt, der die gedankliche Basis für die Mediatorin/den Mediator bei der Gestaltung des Konfliktlösungsprozesses bildet sowie schlüssige Begründungen für ihr/sein Vorgehen gegenüber den Klienten schafft. In diesem Handlungsmodell der Mediation wird eine Wissensstruktur entwickelt, in der erkenntnistheoretische Prämissen, Theorien, Konzepte und Methoden aufeinander bezogen und abgestimmt sind.

Das dritte Kapitel schlägt die Brücke zur Praxis. Orientiert an den im zweiten Kapitel beschriebenen theoretischen Grundlagen wird hier exemplarisch ein Konflikt aus dem Bereich der Altenpflege bearbeitet. Es werden alle sechs Phasen der Mediation durchlaufen und ausschnittsweise nachgezeichnet.

Das abschließende vierte Kapitel greift die Problemstellung auf, welche institutionellen Voraussetzungen für die Einführung und den Aufbau eines effektiven und effizienten Konfliktmanagements notwendig sind. Mit Bezug auf den Ansatz der lernenden Organisation wird verdeutlicht, dass Einrichtungen im Gesundheitsbereich sich Konzepten öffnen sollten, die individuelles, kollektives und organisationales Lernen sowie die Kompetenz- und Persönlichkeitsentwicklung der Mitarbeiter in den Vordergrund stellen. Vor diesem Hintergrund wird dann ein Rahmenkonzept für eine Fortbildung zum Konfliktlotsen im Gesundheitswesen entwickelt. Dieses Konzept ist von dem Grundgedanken getragen, dass Einrichtungen im Gesundheitsbereich sich zwecks Austausches von Konfliktexperten vernetzen, wodurch ermöglicht wird, dass immer ein neutraler Vermittler aus einem anderen Haus für die Moderation und Anleitung der Konfliktlösung zur Verfügung steht. Eine schnelle, kostengünstige und praxisorientierte Konfliktberatung wird auf diese Weise ermöglicht.

Oldenburg im März 2005 *Rastede im März 2005*
Prof. Dr. Märle Poser *Prof. Dr. Wilfried Schlüter*

I
Mit Erfolg Konflikte lösen – Mediation in der Alten- und Krankenpflege

In diesem Kapitel werden zunächst die Merkmale und Ziele des Mediationsverfahrens beschrieben und die verschiedenen Anwendungsfelder der Mediation vorgestellt (vgl. Kap. I-1). Die Darstellung ihrer Anwendungsfelder lässt erkennen, dass Mediation sich mit sozialen Konflikten beschäftigt; auf ihre Definition und die Versuche mehrerer Wissenschaftsdisziplinen, verschiedene Typen von Konflikten zu unterscheiden, wird in Kapitel I-2 näher eingegangen. Da dem intrapsychischen Konflikt bei sozialen Konflikten eine große Bedeutung zukommt, wird er ebenfalls hier thematisiert. Sobald der Mediator um Hilfestellung in einem Konflikt gebeten wird, beginnt die Konfliktbehandlung. Bei der ersten Orientierung und Einschätzung hilft eine von Friedrich Glasl vorgenommene Systematisierung der Erscheinungsform von Konflikten, die in Kapitel I-3 erläutert wird. Neben der Mediation gibt es zahlreiche weitere Verfahren zur Lösung von Konflikten. Je nach Art des Konflikts, den spezifischen Einflussbedingungen und den persönlichen Interesse der Konfliktbeteiligten muss der Mediator entscheiden, welches Verfahren am besten geeignet ist. Zum Abschluss werden daher andere Konfliktlösungsansätze kurz vorgestellt und im Hinblick auf zentrale Kriterien verglichen (vgl. Kap. I-4).

1. Merkmale, Ziele und Anwendungsfelder der Mediation

Die Mediation ist ein Konfliktlösungsverfahren, das in pflegerischen und sozialen Dienstleistungsunternehmen noch nicht lange praktiziert wird. Ursprünglich hauptsächlich im Familienrecht angewendet, wird es vor allem seit den Neunzigerjahren in immer mehr gesellschaftlichen Bereichen als ein alternatives Lösungsmodell zur herkömmlichen Regelung von Konflikten erprobt und eingesetzt. Der folgende Abschnitt gibt einen Überblick über Merkmale und Ziele der Mediation, wobei auch kurz auf die geschichtliche Entwicklung eingegangen wird. Es folgt eine Darstellung der verschiedenen Anwendungsfelder des Mediationsverfahrens; dabei werden Konflikte skizziert, die in den einzelnen Anwendungsfeldern im Mittelpunkt stehen.

1.1 Merkmale der Mediation

Mediation ist ein außergerichtliches Konfliktlösungs- beziehungsweise Konfliktregelungsverfahren, bei dem die am Konflikt beteiligten Parteien von einem neutralen Dritten, dem Mediator, unterstützt werden. Ihr Konflikt wird so aufgearbeitet, dass sie eine von allen akzeptierte Lösung oder Regelung entwickeln können. Mediation kommt zum Einsatz, wenn die Konfliktparteien die Unterstützung eines Vermittlers nutzen wollen, weil sie während ihrer Auseinandersetzung in eine Sackgasse geraten sind, der Konflikt beispielsweise derart eskaliert ist, dass Drohstrategien das Geschehen beherrschen oder sogar gezielt Schädigungen zugefügt werden. Mediation wird aber auch in Anspruch genommen, um der Eskalation eines Konflikts von vornherein entgegenzuwirken und gemeinsam konstruktive Konfliktregelungen zu erreichen, wie zum Beispiel bei der Re-

Kennzeichen der Mediation

gulierung von Trennungs- und Scheidungsfolgen. Mediation kann zur Konfliktklärung sowohl zwischen zwei oder mehreren Einzelpersonen wie auch in und zwischen Gruppen, Organisationen, Völkern und Staaten angewendet werden (Zwei- und Vielparteienkonflikte). Die beteiligten Parteien entscheiden sich freiwillig und eigenverantwortlich für eine Mediation. Das Mediationsanliegen kann auch zunächst nur bei einer der beteiligten Konfliktparteien bestehen. Der eingeschaltete Mediator nimmt dann Kontakt zu den anderen Konfliktbeteiligten auf, informiert über das Verfahren und bietet Klärungshilfen beziehungsweise seine Unterstützung an, die das Einlassen auf ein Vermittlungsverfahren fördern.

Allparteilichkeit — Der Mediator unterstützt alle Beteiligten gleichermaßen durch geeignete Kommunikations- und Interventionstechniken darin, die eigenen Interessen, Bedürfnisse, Wünsche und Befürchtungen in dem Konfliktgeschehen wahrzunehmen und zu benennen, Verstehenszugänge für die Sichtweisen der Beteiligten zu eröffnen und gemeinsam getragene Konfliktlösungen zu entwickeln. Diese allen Konfliktparteien entgegengebrachte Unterstützung wird in der Mediation Allparteilichkeit genannt. Durch seine wertschätzende, aber nicht bewertende Haltung, durch seinen respektvollen Umgang mit allen Konfliktparteien und durch das Einbringen seiner persönlichen Autorität trägt der Mediator dazu bei, ein Klima herzustellen, das die konstruktive Auseinandersetzung und Klärung fördert. Der Mediator verfolgt keine eigenen Interessen und verhält sich in der Sache neutral.

Neutralität — In der Haltung gegenüber den Konfliktparteien zeigt er sich aber interessiert und fördernd und in der Prozesssteuerung engagiert. Gleichzeitig bleiben die am Konflikt beteiligten Personen für die Klärung und Regulierung ihres Konflikts selbst verantwortlich, es findet keine Delegation statt. Der Mediator übernimmt die Aufgabe, die Befolgung verabredeter Regeln zu überwachen und für die Einhaltung des Rahmens Sorge zu tragen.

Einhaltung von Regeln — Dazu gehört, dass zu Beginn zwischen allen Beteiligten Umgangsregelungen und Honorarvereinbarungen getroffen und in einem Vertrag festgehalten werden. Üblicherweise verpflichten sich die Konfliktparteien dazu, den Mediator im Falle eines gerichtlichen Verfahrens nicht als Zeugen zu benennen; der Mediator sichert die Vertraulichkeit aller im Mediationsverfahren bekannt gewordenen Informationen zu. Die in der Mediation erreichten einvernehmlichen Konfliktlösungen und getroffenen

Vereinbarungen werden grundsätzlich schriftlich fixiert und gegebenenfalls rechtlich überprüft.

1.2 Ursprünge der Mediation

Der Gedanke der Vermittlung bei Konflikten ist weit verbreitet und hat eine lange Tradition in vielen Kulturen und Religionsgemeinschaften. Im antiken Griechenland vermittelten einzelne Stadtstaaten bei Streitigkeiten zwischen anderen Städten. In China und Japan war die Vermittlung das übliche Mittel der Streitbeilegung und hat dort bis heute einen hohen Stellenwert. In den verschiedenen Kulturen und Völkergemeinschaften übernahmen allgemein respektierte Persönlichkeiten, wie Führer von Dorfgemeinschaften, Dorfälteste oder Vertreter von Religionsgemeinschaften, sowohl innerhalb der Gemeinden als auch außerhalb Vermittlungsfunktionen. Für religiöse und ethnische Gruppen und Subkulturen war die interne, eigenständige und staatsunabhängige Regulierung von Konflikten zum Teil von großer Bedeutung für die Wahrung der eigenen kulturellen und religiösen Identität. Die verschiedenen traditionell verankerten Vermittlungsverfahren weisen folgende Gemeinsamkeiten auf:

Vermitteln als traditionelles Mittel der Streitschlichtung

- Das Verfahren ist außergerichtlich.
- Ein unabhängiger Dritter wird hinzugezogen.
- Alle Konfliktparteien werden einbezogen.
- Das Verfahren ist freiwillig (vgl. Besemer, 2002: 46).

Die Wurzeln des in der heutigen Form praktizierten Mediationsverfahrens finden sich in den Vermittlungspraktiken der insbesondere aus China und Japan in die USA eingewanderten ethnischen und religiösen Gruppen (vgl. Besemer, 2002: 46f.). Vor dem Hintergrund der steigenden Zahl an Ehescheidungen und als Reaktion auf die Überlastung der Gerichte entwickelte und etablierte sich das Mediationsverfahren in den USA in den Sechzigerjahren des letzten Jahrhunderts. Die zunehmende Komplexität von Familienproblematiken und Konfliktsituationen, verbunden mit dem Anliegen, die Trennungs- und Scheidungsfolgen abzumildern, ließ den Bereich der Familienmediation gegenüber anderen Anwendungsbereichen am schnellsten anwachsen. Seit den Achtzigerjahren wächst die Bedeutung der Mediation auch in Deutschland; 1992 wurden dort die Bundesarbeitsgemeinschaft Familienmediation und der Bundesverband Mediation e.V. gegründet. Die Notwendigkeit von

Ursprung des modernen Mediationsverfahrens

spezifischen Kenntnissen in den verschiedenen Anwendungsfeldern der Mediation ließ weitere Fachverbände entstehen. Die bekanntesten Verbände in Deutschland sind derzeit:

- der Bundesverband Mediation e.V. (BM)
- die Bundes-Arbeitsgemeinschaft für Familien-Mediation e.v. (BAFM)
- der Förderverein Umweltmediation e.v.
- der Bundesverband Mediation in Wirtschaft und Arbeitswelt e.v. (BMWA).

Von den Fachverbänden sind spezielle Standards und Ausbildungsrichtlinien erarbeitet worden, die die Qualität professionell geleiteter Mediationsverfahren sichern und weiterentwickeln. Bildungsangebote zur Mediation entsprechen diesen Standards und werden zunehmend auch von Hochschulen konzipiert und angeboten.

1.3 Ziele der Mediation

Ausgleich der Interessen

Mediation als ein Verfahren zur Regelung von sozialen Konflikten verfolgt das Ziel, die Konfliktbeteiligten bei der Erkundung ihrer jeweiligen Bedürfnisse und Interessen zu unterstützen sowie Chancen und Risiken von Lösungsmöglichkeiten zur Befriedigung dieser Bedürfnisse und Interessen zu entdecken. Voraussetzung ist die Übernahme von Verantwortung für das eigene und das gemeinsame Handeln in der Zukunft, Respekt vor fremden Sichtweisen und die Bereitschaft zur gemeinsamen Entwicklung von Lösungen, die die Interessen aller am Konflikt Beteiligten berücksichtigen. «Lösung» meint hier nicht, dass Unterschiede aufgelöst werden sollen oder müssen. Unterschiede machen Vielfalt aus und wirken bereichernd, manchmal aber auch trennend oder polarisierend. Oft lassen die inneren oder äußeren Bedingungen eine Auflösung des Konflikts im Sinne einer Ursachenbeseitigung nicht zu. Die aus diesen Gegebenheiten resultierenden Folgen und Wirkungen sollten jedoch in gemeinsamer Verantwortung für die Zukunft geregelt werden. Mediation unterstützt die Beteiligten, ihre vorhandenen Potenziale zur Gestaltung dieses Anliegens zu erschließen und in konkrete Handlungsvereinbarungen umzusetzen. Dabei werden die Integration der unterschiedlichen Sichtweisen und die Entwicklung einer Balance zwischen den verschiedenen Interessen angestrebt, denn tragfähige Lösungen lassen sich nicht über

Nullsummenspiele oder nach dem Prinzip von Sieg oder Niederlage erreichen.

Mediation fordert die Beteiligten auf, Eigenverantwortung beziehungsweise soziale Verantwortung für die Klärung ihrer Angelegenheiten zu übernehmen. Die Bereitschaft, sich mit Hilfe eines Dritten auf eine konsensorientierte Konfliktklärung einzulassen, erfordert die freiwillige Entscheidung der Beteiligten für dieses Verfahren. Die Freiwilligkeit sollte möglichst nicht durch unangemessenen Druck beeinträchtigt werden, zum Beispiel durch bereits eingeleitete gerichtliche Verfahren.

Eigenverantwortung und Freiwilligkeit

Gewaltfreiheit ist eine unabdingbare Voraussetzung und zugleich ein wichtiges Ziel des Mediationsverfahrens. Die Mediation richtet sich in ihrem Selbstanspruch gegen die Unterdrückung und «Vernichtung» anders Denkender und tritt für die Akzeptanz der Unterschiedlichkeit von Bedürfnissen, Auffassungen etc. sowie für einen Ausgleich der Interessen ein. Mediatoren entscheiden nicht, sondern übernehmen die Aufgabe, den Dialog zwischen den Konfliktparteien (wieder) zu ermöglichen und sie bei der Klärung und Aushandlung einer konsensorientierten Lösung zu unterstützen. Damit wird das Entstehen von Gewinner- und Verliererkonstellationen, die wieder neues Konfliktpotenzial beinhalten, vermieden.

Ablehnung von Gewalt

Im Vorfeld ist immer die Klärung notwendig, ob ein Konflikt durch ein Mediationsverfahren bearbeitet werden kann oder ob andere Verfahren zur Anwendung kommen. Es gehört zur professionellen Kompetenz der Mediatoren, mit den Beteiligten einen Klärungsprozess zu initiieren, der eine entsprechende Entscheidungsfindung ermöglicht. Insgesamt sollte ausreichend Zeit für das Mediationsverfahren zur Verfügung stehen, damit jede Partei ihre Interessen und Bedürfnisse erkunden und artikulieren kann. Wie viel Zeit dafür benötigt wird, hängt von der Komplexität des Konflikts, der Zahl der beteiligten Parteien, aber auch von der Bereitschaft und der Kompetenz der Beteiligten ab, eine konsensorientierte Lösung zu finden. Als grober Rahmen ist von drei bis zehn Zusammenkünften auszugehen. Grundsätzlich kann Mediation in sozialen Gebilden unterschiedlicher Größe zur Konfliktbearbeitung eingesetzt werden. Im mikrosozialen Rahmen geht es dabei um überschaubare Beziehungsgefüge, in denen eine direkte und unmittelbare konflikthafte Interaktion zwischen den beteiligten Personen statt-

Informationen zum Einsatz von Mediation

findet (z. B. Familie, Nachbarn, Teammitglieder). Auf der Mesoebene des sozialen Rahmens kann die Interaktion zwischen kleineren Gruppen angesiedelt werden. Die Beziehungen zwischen verschiedenen Gruppen sind weniger persönlich, der Austausch findet oft über Vertreter statt. Der makrosoziale Rahmen ist durch eine hohe Komplexität und Verschachtelung unterschiedlicher Systeme gekennzeichnet, Information und Kommunikation werden durch Medien transportiert und beeinflusst. Die Problemlagen sind hier häufig von sehr komplexen äußeren Bedingungsgefügen geprägt, die von den Beteiligten direkt kaum noch beeinflusst werden können (Glasl, 1994: 62 ff.).

1.4 Anwendungsfelder der Mediation

Die Zahl der Anwendungsfelder für die Mediation hat in den letzten Jahren stetig zugenommen. Hierbei spielt vor allem eine Rolle, dass juristische Konfliktregelungen von den Betroffenen zunehmend als unbefriedigend erlebt werden. Darüber hinaus wächst aber auch das Bewusstsein für die Bedeutung des selbstverantwortlichen Handelns und das Engagement für Konfliktprävention im Sinne einer Vermeidung von Eskalierungen. Die folgende Aufzählung gibt einen Überblick über die verschiedenen Anwendungsfelder und den dort vorherrschenden Konflikten (vgl. auch **Abb. I-1**).

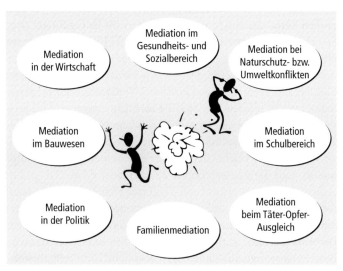

Abbildung I-1: Anwendungsfelder der Mediation

Zunächst vor allem bei Ehekonflikten sowie Trennungen und Scheidungen angewandt, ist die Familienmediation inzwischen auf vielfältige Konfliktsituationen im mikrosozialen Bereich übertragen worden. Im Einzelnen sind zu nennen: Konflikte zwischen Eltern und Jugendlichen, zwischen Paaren und ihren Eltern beziehungsweise Schwiegereltern, in Stieffamilien, zwischen leiblichen Eltern und Pflege- beziehungsweise Adoptiveltern, in Wohngemeinschaften, zwischen Familienmitgliedern, zwischen Ämtern und Behörden, im Kinderschutz sowie bei Miet- und Nachbarschaftskonflikten.

Familienmediation

In den Konzepten zur Schulmediation kommt in der Regel ein leicht abgewandeltes Verfahren zum Einsatz. Durch spezielle Schulungen werden Schüler als Konfliktlotsen befähigt, Mitschüler zu unterstützen, ihre Konflikte gewaltfrei und konstruktiv zu lösen. Angeleitet und begleitet werden sie von Lehrern, die speziell für Mediation sensibilisiert und entsprechend aus- beziehungsweise fortgebildet worden sind. Externe Mediatoren mit dem Schwerpunkt Schulmediation werden oft zu Projekteinführungen und Projektbegleitungen hinzugezogen; sie werden darüber hinaus bei Auseinandersetzungen im Kollegium, zwischen Eltern und Lehrern und mit Behörden etc. angefordert.

Schulmediation

Bei dem Täter-Opfer-Ausgleich handelt es sich um ein außergerichtliches Ausgleichsverfahren zwischen Täter und Opfer im Sinne einer Auseinandersetzung mit den Wirkungen und Folgen einer Tat sowie einer möglichen Wiedergutmachung. Soweit es die Gesetze zulassen, können die Justizbehörden von einem gerichtlichen Strafverfahren absehen beziehungsweise den erfolgten Ausgleich im Verfahren berücksichtigen. Der mediative Täter-Opfer-Ausgleich bietet im Gegensatz zum gerichtlichen Strafverfahren die Möglichkeit, das subjektive Erleben von zugefügten materiellen, physischen, psychischen oder sozialen Schäden in einem geschützten Rahmen zur Sprache zu bringen. Auf der Täterseite wird dabei eine echte Auseinandersetzung und Verantwortungsübernahme gefordert.

Täter-Opfer-Ausgleich

Auf Grund der schwierigen Abgrenzung dieses Anwendungsbereichs wird vom Expertenkreis «Mediation im öffentlichen Bereich» des Fördervereins Umweltmediation die Zusammenfassung der Anwendungsbereiche unter dem Begriff «Mediation im öffentlichen Bereich» mit dem Zusatz «Umwelt – Wirt-

Mediation im öffentlichen Bereich

schaft – Politik – Soziales» vorgeschlagen (www.umweltmedia tion.info/standards.htm, Download am 3.2.2004). Bei Mediationen im öffentlichen Bereich handelt es sich häufig um Vielparteienkonflikte. Als Konfliktparteien werden alle in den Konflikt involvierten Gruppen beziehungsweise Interessenvertreter berücksichtigt. In Vielparteienkonflikten ist eine direkte Arbeit mit allen Beteiligten oft nicht zu realisieren, sodass hier die Arbeit von Repräsentanten mit unterschiedlichen Mandaten angezeigt ist.

Mediation bei Umweltbeziehungsweise Naturschutzkonflikten

Die Umweltmediation lässt sich nicht klar von der Mediation im öffentlichen Bereich abgrenzen. Zu den Problematiken, die im Spannungsfeld von Wirtschaft, Umwelt, Gesundheit und Sozialverträglichkeit entstehen, gehören im öffentlichen Bereich Konflikte, die sich im Zusammenhang mit umweltsensiblen Themen ergeben. Dies gilt beispielsweise bei einer geplanten Flughafenerweiterung, der Standortfrage für eine Industrieanlage, in der Abfallwirtschaft für Entsorgungsverfahren und bei der Sonderabfallproblematik oder bei der Planung und Realisierung von Verkehrswegen. Als Beispiele für die Bearbeitung von Umweltkonflikten mit dem Konzept der Mediation oder zumindest mit mediativen Elementen nennt der Förderverein Umweltmediation e.V. für Deutschland:

- «die Erarbeitung eines Abfallentsorgungskonzepts des Kreises Neuss
- die Sanierung der Sonderabfalldeponie in Münchehagen
- das Forum Elbtalaue
- die Überdeckelung der A7 in Hamburg vom Elbtunnel bis zum Volkspark
- die Standortfindung für eine Abfalldeponie in Bremen
- die Verkehrsumgehung Groß-Umstadt
- die Entwicklung eines Verkehrskonzepts in Heidelberg
- die Standortsuche Flughafen Berlin International
- die Entwicklung des Abfallwirtschaftskonzepts Berlin
- die Altlastensanierung des Osnabrücker Stadtteils ‹Wüste›»
(vgl.www.umweltmediation.info/brosch2.pdf).

An Konflikten, die im Bereich der Umweltmediation bearbeitet werden, sind in der Regel mehrere Parteien beteiligt (z.B. Anwohner, Bürgerinitiativen, Vorhabenträger, Umweltgruppen, Behörden, Industrieverbände, Politikvertreter u.a.), zwischen denen Macht- und Ressourcenungleichgewichte bestehen. Konflikte, die eine Regulierung von komplexen und weit verzweigten Problemstellungen oder die Beteiligung mehrerer Parteien erfordern, werden häufig von einem Mediatorenteam bearbeitet. Im Mediationsverfahren ist damit umzugehen, dass Entscheidungskompetenzen oft im politischen Raum und nicht unmittelbar bei den Vertretern der beteiligten Gruppen liegen. Spezifische Kompetenzanforderungen der Mediatoren im Anwendungsbereich Umweltmediation können sich durch die komplexen wissenschaftlich-technischen Fragestellungen ergeben. Um tragfähige Lösungsentwicklungen unterstützen zu können, sind im Mediationsverfahren zudem die gesetzlichen Planungs- und Genehmigungsverfahren zu berücksichtigen. Auch wenn Mediatoren nicht für die inhaltliche Lösungsentwicklung zuständig sind, so sind doch Feldkenntnisse hilfreich, um sich leichter Verstehenszugänge erschließen und Lösungen angemessen entwickeln beziehungsweise unterstützen zu können.

Die Komplexität des Baugeschehens ist in hohem Maße konfliktträchtig. Von der Planung über die Ausführung bis zur Fertigstellung von Bauprojekten ist die Kooperation einer Vielzahl von direkt und indirekt Beteiligten erforderlich. Dazu gehören zum Beispiel Vorhabenträger, Architekten, Planungs- und Genehmigungsbehörden, Kommunen, Investoren sowie ausführende Firmen. Im Konfliktfall sind oft baurechtlich schwierige, zeit- und kostenintensive Sachverhaltsermittlungen und Gutachten notwendig, die Blockaden und Verteuerungen nach sich ziehen. Baustreitigkeiten berühren oft unterschiedliche Rechtsgebiete (öffentliches und privates Recht), sodass Streitfragen nicht in einem Prozessverfahren geklärt werden können. Mediation ermöglicht die Klärung der Streitpunkte in einem Verfahren und bietet die Chance einer angemessenen und zeitgerechten Lösungsentwicklung, bei der auch Probleme, die juristisch nicht erfasst werden, einen Raum finden. Raumbezogene Nutzungskonflikte, die ebenfalls im Bauwesen eine Rolle spielen («Was darf wo, wozu und wie gebaut werden?»), lassen erkennen, dass eine deutliche Abgrenzung dieses Anwendungsbereichs zur Umwelt- oder Wirtschaftsmediation nur schwer möglich ist.

Mediation im Bauwesen

Die relevanten Anwendungsbereiche betreffen vor allem Konflikte auf den verschiedenen Ebenen innerhalb eines Unternehmens. Dabei kann es sich um Konflikte auf der Ebene der Vorstände, der Geschäftsführung, der verschiedenen Abteilungen

Mediation in der Wirtschaft

oder zwischen Teammitgliedern handeln. Aber auch Firmenfusionen, feindliche Übernahmen oder ein Führungswechsel können ein erhebliches Konfliktpotenzial erzeugen mit der Folge einer Gefährdung des wirtschaftlichen Bestandes. Des Weiteren kann ein bevorstehender Generationenwechsel in klein- und mittelständischen Familienunternehmen, die traditionsgebundene Orientierung des Seniors oder eine ungeklärte Firmennachfolge zu einem Konflikt führen, der sich mit Hilfe einer Mediation lösen lässt. Die Erhaltung guter geschäftlicher Beziehungen zu externen Partnern, wie Zulieferern, Kunden, Franchise-Nehmern etc., auch im Falle eines Konflikts kann ebenfalls Anlass für ein Mediationsverfahren sein.

Mediation im Gesundheits- und Sozialbereich

Aktuell entstehen zahlreiche Kontroversen im Zusammenhang mit den Reformprozessen im Sozial- und Gesundheitsbereich. Davon betroffen sind unterschiedliche soziale Systeme, politische Entscheidungsträger, Organisationen der Leistungs- und der Kostenträger bis hin zu den Patienten, Pflegebedürftigen und deren Familien. Die Deregulierung im Gesundheitsbereich und der Rückzug des Staates aus den Versorgungsleistungen stellt die Bürger vor steigende Anforderungen an das Selbstmanagement, was vor dem Hintergrund sozialer Ungleichheiten mit Risiken für bestimmte Bevölkerungsgruppen einhergeht. Vor dem Hintergrund sinkender Pflege- und Unterstützungsmöglichkeiten, zum Beispiel bei älteren Menschen, führt ein Versorgungsbedarf im Falle von Krankheit oder Pflegebedürftigkeit nicht selten zu Konflikten im Familiensystem. In den beruflichen Handlungsfeldern des Sozial- und Gesundheitswesens sind mit dem Ökonomisierungsprozess Veränderungen der Angebots- und Organisationsstrukturen, der Arbeitsfelder und Anforderungsprofile sowie des beruflichen Selbstverständnisses der Beschäftigten verbunden. In der wirtschaftlichen Konkurrenzsituation, in der sich die Anbieter durch den zunehmenden Wettbewerb um Kunden befinden, wächst das Konfliktpotenzial, sodass der Mediation als einer ressourcenschonenden und konstruktiven Konfliktregelung perspektivisch eine größere Bedeutung zukommen wird. Im Zusammenhang mit den Strukturreformen im Bereich der Pflege haben sich Vereine gegründet, oder es sind in Kommunen und durch Verbände Anlaufstellen eingerichtet worden, die Konfliktregulierungen zwischen Patienten beziehungsweise Bewohnern und Einrichtungen der medizinischen und pflegerischen Versorgungsbereiche unterstützen. Zum Teil sind diese auch beratend tätig.

Daneben bestehen Ombuds- und Schlichtungsstellen, in denen mit Hilfe mediativer Elemente – und nicht durch Schiedsspruch oder Gutachten – Entscheidungen gesucht werden.

Die gesellschaftspolitisch relevanten Konflikte können dem Anwendungsfeld «Mediation im öffentlichen Bereich» zugerechnet werden. Auf den verschiedenen politischen und administrativen Ebenen sind Konflikte im innerstaatlichen wie auch zwischenstaatlichen Raum vielfach mit Konflikten aus den Bereichen Umwelt, Wirtschaft und Soziales verbunden. In gesellschaftspolitischen Konfliktfragen hat die Einschaltung von Vermittlern eine lange Tradition. In Tarifauseinandersetzungen und Arbeitskämpfen, bei Friedensverhandlungen zwischen Bürgerkriegsparteien oder Staaten, in ethnopolitischen Konflikten oder bei der Vorbereitung von internationalen Vereinbarungen werden Verhandlungs- und Vermittlungstechniken der Mediation seit langem eingesetzt. Häufig fungieren dabei bekannte und respektierte Persönlichkeiten des öffentlichen Lebens als Vermittler oder Verhandlungsführer, deren persönliche Autorität von allen Beteiligten anerkannt wird. Auch staatliche Organisationen, Kirchen und international tätige Nichtregierungsorganisationen werden zur Beilegung von Konflikten hinzugezogen (vgl. Michal-Misak, 2003). Im zwischenstaatlichen Bereich gehört die Unterstützung konstruktiver Konfliktbewältigung auch in den Bereich der Diplomatie, die die Entwicklung einer gewaltfreien Lösung zum Beispiel durch die Bereitstellung eines neutralen Ortes – neben Konfliktmoderation und Verhandlung – begünstigen kann. Bei der «Power-Mediation» treten Supermächte als Vermittler auf, die einen eigenen Lösungsvorschlag einbringen. Dieser Lösungsvorschlag wird mit positiven Anreizen, wie zum Beispiel wirtschaftlichen Aufbauhilfen, oder auch mit Druckmitteln verbunden; diese Lösungsstrategie folgt jedoch nicht dem hier dargestellten Selbstanspruch der Mediation.

Mediation in der Politik

2. Konfliktklassifikationen und Umgang mit Konflikten

Was ist ein Konflikt? — Der Begriff «Konflikt» kommt aus dem Lateinischen «confligere» und bedeutet «aufeinander stoßen» oder «zusammenstoßen». Im Alltag wird unter einem Konflikt in der Regel das Aufeinanderstoßen von entgegengesetzten Kräften beziehungsweise unvereinbar erscheinenden Handlungsalternativen verstanden. In den Wissenschaftsdisziplinen, die sich mit dem Phänomen beschäftigen, wird der Konfliktbegriff unterschiedlich entfaltet. So wird er in einigen Ansätzen zum Beispiel auf psychische Zustände bezogen, in anderen auf individuelle Handlungsorientierungen oder auf Verhaltens- oder Zieldiskrepanzen (vgl. Regnet, 1992: 4f.).

Intra- und interpersoneller Konflikt — Ein allgemein anerkanntes Kriterium zur Unterscheidung von Konflikten ist die Anzahl der beteiligten Personen. Hieran kann eine weitere Unterscheidung angeknüpft werden zwischen

- intrapersonellen Konflikten, die auch als «intrapsychische Konflikte» bezeichnet werden und die sich im Inneren einer Person abspielen, und
- interpersonellen oder zwischenmenschlichen Konflikten, die sich zwischen mindestens zwei Individuen, in und zwischen Gruppen, in Organisationen oder größeren sozialen Gebilden ereignen. Die zwischenmenschlichen Konflikte werden auch als «soziale Konflikte» bezeichnet.

Mediation beschäftigt sich stets mit sozialen Konflikten — Die Darstellung ihrer Anwendungsfelder lässt erkennen, dass Mediation immer mit der Vermittlung zwischen Personen beauftragt ist, sich also mit sozialen Konflikten beschäftigt. Die folgenden Ausführungen zur Definition und zur Klassifikation von Konflikten sowie zum Umgang mit Konflikten beziehen sich daher auf den sozialen Konflikt. Da dem intrapsychischen Konflikt bei sozialen Konflikten eine große Bedeutung zukommt, soll er ebenfalls in diesem Kapitel thematisiert werden.

2.1 Definition des sozialen Konflikts

Auf Grund verschiedener wissenschaftstheoretischer Zugänge existiert keine in sich geschlossene Konflikttheorie und somit keine allgemein anerkannte Definition des Begriffes. Glasl weist auf das unterschiedliche Spektrum der Umschreibungen des Begriffes «sozialer Konflikt» hin und entwickelt unter besonderer Bezugnahme auf Ken Thomas (1976), Hugo Prein (1982) und Bruno Rüttinger (1980) folgende Definition:

Was ist ein sozialer Konflikt?

Ein «sozialer Konflikt ist eine Interaktion
- zwischen Aktoren (Individuen, Gruppen, Organisationen),
- wobei wenigstens ein Aktor
- Unvereinbarkeiten
  - im Denken/Vorstellen/Wahrnehmen
  - und/oder Fühlen
  - und/oder Wollen
- mit dem anderen Aktor (den anderen Aktoren) in der Art erlebt,
- dass im Realisieren eine Beeinträchtigung
- durch einen anderen Aktor (die anderen Aktoren) erfolge»
(Glasl, 1994: 14 f.).

Folgendes Beispiel soll diese Definition verdeutlichen: Die Stationsleiterin Frau Ach vergaß, ihrer Stellvertreterin Frau Bach die Vorverlegung eines Besprechungstermins mit der Pflegedienstleitung mitzuteilen und entschuldigt sich bei Frau Bach für ihr Versäumnis. Frau Bach bedauert zwar, dass sie nicht informiert wurde, weist diesem Versäumnis jedoch die Bedeutung eines unbeabsichtigten Versehens zu – es entsteht kein Konflikt. Würde Frau Bach dagegen trotz der Entschuldigung nicht an ein unbeabsichtigtes Versäumnis glauben und ihrer Überzeugung Ausdruck verleihen, Frau Ach habe das gemeinsame Gespräch mit der Pflegedienstleitung bewusst verhindert, kann von einem Konflikt zwischen Frau Ach und Frau Bach gesprochen werden.

Beispiel

Ob Frau Ach bewusst oder versehentlich die Information unterließ, kann nicht objektiv festgestellt werden. Entscheidend ist vielmehr, ob Frau Bach eine Unvereinbarkeit erlebt, die mit dem konkreten Handeln, hier: dem Unterlassen der Information, einhergeht. Dieses Beispiel verdeutlicht, dass nach der hier zu Grunde gelegten Definition ein sozialer Konflikt erst dann gegeben ist, wenn alle genannten Merkmale erfüllt werden.

2.2 Klassifikationen des sozialen Konflikts

Annäherung an den sozialen Konflikt aus vier Perspektiven

Um soziale Konflikte besser verstehen zu können, beleuchtet Glasl (1994) dieses komplexe Phänomen aus unterschiedlichen Perspektiven; dabei nimmt er die Ursachen, die Streitgegenstände, die Konfliktparteien und die Erscheinungsformen sozialer Konflikte in den Blick. Diese Klassifikationen werden im Folgenden kurz erläutert.

2.2.1 Der Blick auf die Ursachen

In der Konfliktforschung gibt es bei der Betrachtung der Ursachen eines sozialen Konflikts unterschiedliche Erklärungsversuche: Neben dem strukturalistischen stehen der personalistische und der integrative Ansatz einer Erklärung der Entstehung von sozialen Konflikten.

Strukturalistischer Ansatz

Der strukturalistische Ansatz sieht als Ursachen für einen sozialen Konflikt überindividuelle Faktoren, die außerhalb der beteiligten Konfliktparteien liegen und nach Glasl der Objektsphäre angehören. Die gesellschaftspolitischen Verhältnisse, die soziale Ungleichheiten in verschiedenen Dimensionen hervorbringen, führen danach zur Ausbildung antagonistischer Interessen. Als wesentliche Ursachen werden gesellschaftliche Macht- und Herrschaftsverhältnisse, die Wert- und Normsetzung, Besitzverhältnisse, Verteilungsfragen und Lebensstile genannt (vgl. Bock-Rosenthal, 2000: 201ff.). Auf die Ebene von Organisationen übertragen, werden zum einen Sachmittel als maßgebliche Quellen eines Konflikts angenommen, zum anderen dysfunktionale Aufbau- und Ablaufstrukturen. Letztere können zum Beispiel durch eine Überschneidung der Kompetenzbereiche von Mitarbeitern oder bei unklaren Aufgaben- und Verantwortungszuweisungen auftreten. Eine Lösung sehen die Vertreter des strukturalistischen Ansatzes in der Umgestaltung oder Anpassung und Optimierung von Strukturen. Das folgende Beispiel soll verdeutlichen, wo dieser Ansatz zu kurz greift.

Beispiel

Situation: Während der Urlaubszeit erkrankt der Wohnbereichsleiter Herr Zink langfristig. Die Stelle der stellvertretenden Leitung ist nicht besetzt.

Reaktion A

Die Mitarbeiterin Frau Schnell ist bereit, die Leitung kommissarisch zu übernehmen, möchte aber in dieser Zeit der Aufgabenstellung entsprechend bezahlt werden. Aus wirtschaftlichen Gründen kann die Pflegedienstleitung dieser Bezahlung nicht zustimmen und sieht sich gezwungen, Frau Schnell die Aufgabenübernahme ohne zusätzliche Vergütung anzuordnen. Weder bei Frau Schnell noch bei den übrigen Teammitgliedern besteht die Bereitschaft, sich während der wochenlangen Krankheitsvertretung und angesichts der erheblichen Mehrbelastung besonders zu engagieren. Die Dienstplanerstellung führt mehrfach zu heftigen Auseinandersetzungen, die Bewohner und Angehörigen nehmen eine gereizte Atmosphäre wahr.

Die Mitarbeiterin Frau Schnell möchte endlich ihre Leitungsbefähigung unter Beweis stellen und bietet in Absprache mit dem Team der Pflegedienstleitung an, die Leitung kommissarisch zu übernehmen. Frau Schnell wird bei der Übernahme der Aufgaben vom Team unterstützt, obgleich die wochenlange Krankheitsvertretung während der Urlaubszeit mit erheblichen Mehrbelastungen und einer wiederholten Verschiebung geplanter Urlaubstermine verbunden ist. Das Team sieht die Krankheitsvertretung als gemeinsame Herausforderung, die es ohne konflikthafte Auseinandersetzungen bewältigt.

Reaktion B

Die Frage der Leitungsvertretung – zunächst ein strukturelles Problem – kann, wie das Beispiel zeigt, verschiedene Konflikte oder Lösungen hervorbringen. Das heißt, ungeklärte organisatorische Strukturen führen nicht unbedingt zu reaktivem Konfliktverhalten, wie dies die strukturalistische Sichtweise nahe legt. Vielmehr können aus den Selbstentfaltungs- und Entwicklungsbestrebungen der betroffenen Mitarbeiter Handlungsalternativen erwachsen, die die defizitäre Situation in eine ressourcenvolle Situation umwandeln können.

Im Gegensatz zu den Strukturalisten verlegen die Vertreter des personalistischen Ansatzes die Ursachen des sozialen Konflikts in die Person beziehungsweise die beteiligten Konfliktparteien. Das Konfliktverhalten der Personen ist danach primär von den individuellen Charaktermerkmalen, Emotionen, Vorstellungen, Deutungs- und Handlungsmustern bestimmt. Lösungsentwicklungen werden diesem Erklärungsversuch zufolge durch Arbeit, die der «Subjektsphäre» (Glasl, 1994) zuzurechnen ist, angestrebt, wobei immer das Erleben, die Einstellungen und die Haltungen der am Konfliktgeschehen beteiligten Personen sowie die Art ihres Umgangs miteinander zentrale Bezugspunkte sind.

Personalistischer Ansatz

Die personalistische Sicht berücksichtigt zu wenig, dass das «Sosein» eines Menschen, seine Entwicklungschancen und Möglichkeiten auch von den Verhältnissen, das heißt von außerpersönlichen Faktoren beeinflusst werden. So kann zum Beispiel eine unzureichende materielle Ausstattung oder knappe Personalbemessung einen Konflikt so massiv bestimmen, dass er über die Subjektsphäre zunächst nur wenig beeinflusst werden kann.

Integrativer Ansatz   Der integrative Ansatz, von Glasl (1994) auch sozialökologischer Ansatz genannt, führt beide bisher genannten Erklärungsansätze zusammen. Er geht davon aus, dass Konflikte nicht einseitig als Ursache-Wirkungs-Zusammenhang verstanden werden können. Vielmehr werden vielfältige Verflechtungen und Vernetzungen angenommen, die zu einem dynamischen Entwicklungsgeschehen führen. Die Ursachen und Folgen sind nicht eindeutig zu identifizieren: Ein zunächst als Ursache angenommener Faktor, der ein persönlicher oder außerpersönlicher sein kann, stellt sich im Verlauf eines Konflikts oft als Folge dar und umgekehrt. Auch Konfliktparteien sehen sich im Verlauf des Konfliktgeschehens wechselseitig als Reagierende auf eine durch «die Anderen» verursachte Situationsveränderung oder als «Opfer der Verhältnisse». Aus dem Verständnis eines dynamischen Entwicklungsgeschehens mit seinen vielfältigen Verflechtungen und Vernetzungen folgt, dass nicht von einzelnen Konfliktursachen, sondern von Konfliktpotenzialen auszugehen ist. Diese können sowohl auf der strukturellen als auch auf der personellen Ebene liegen. Wie das oben geschilderte Beispiel zeigt, ziehen Konfliktpotenziale dabei nicht zwangsläufig ein Konflikthandeln nach sich. Was sich in einer Organisation an Konflikthandeln entwickelt, hängt von der subjektiven Bewertung der vorhandenen Strukturen ab.

Beispiel   Der integrative Erklärungsansatz wird den weiteren Ausführungen dieses Kapitels zu Grunde gelegt. Zur Verdeutlichung sei ein weiteres Beispiel aus dem Gesundheitsbereich angeführt: In einer Klinik sind zukünftig mehr Operationen durchzuführen. Für die nachoperative Versorgung und Überwachung der Patienten müssen auf der Intensivstation freie Betten zur Verfügung stehen. Der ärztliche Leiter sieht hier eine mangelnde sachliche Ressource als Konfliktpotenzial auf der außerpersönlichen Ebene. Dem Konfliktpotenzial soll durch eine Erweiterung der Intensivstation begegnet werden. Die pflegerische Leitung sieht in der Forderung nach mehr Betten vor allem eine Mehrbelastung für den pflegerischen Bereich und bildet den Konflikt auf der personellen Ebene ab: Der ärztliche Bereich versucht, sich durchzusetzen. Nach ihrer Auffassung müsste eine Klärung und Verbesserung der Kooperationsbeziehungen im Vordergrund stehen.

An diesem Beispiel wird deutlich, dass Konflikte nicht objektiv feststellbare Größen sind, sondern vor dem Hintergrund von Anforderungen, Aufgaben, individuellen Wertorientierungen, Einstellungen etc. ganz unterschiedlich definiert werden können. Auch die Zuordnung zu einer Ebene, die für die Konfliktlösung als bedeutsam angesehen wird, geschieht aus einer subjektiven Perspektive heraus.

2.2.2 Der Blick auf die Streitgegenstände

Einige Konfliktforscher nehmen Unterscheidungen nach den Streitgegenständen vor. Aubert (1963, 1972, zit. n. Glasl, 1994: 49) differenziert zum Beispiel zwischen Werte- und Interessenkonflikten, wobei den Konfliktparteien bei Interessenkonflikten eher ein Kompromiss möglich scheint als bei Wertekonflikten. Andere Autoren unterscheiden zwischen Konflikten, die deutliche, objektive Streitpunkte zum Gegenstand haben. Sie werden als «realistic» oder substanzielle Konflikte bezeichnet. Die unrealistischen oder unechten Konflikte betreffen die Attitüden (Charaktereigenschaften, Einstellungen, Haltungen). Werden die Beziehungen der Konfliktparteien selbst als primäre Konfliktquelle angesehen, wird von induzierten Konflikten gesprochen (vgl. Glasl, ebd.: 48f.). Hinsichtlich des Streitgegenstandes wird auch unterschieden, ob der Konflikt auf eine Änderung der Gesamtorganisation abzielt (strukturorientierte, auch strategische Konflikte oder prinzipielle Spaltungen genannt) oder ob er sich auf Fragen zwischen den Konfliktparteien bezieht, die den Gesamtrahmen der Organisation unangetastet lassen. Schließlich wird noch eine Unterscheidung angeführt, die darauf achtet, ob Zielsetzungen selbst oder die Mittel zur Realisierung der Ziele den Streitgegenstand darstellen.

2.2.3 Der Blick auf die Konfliktparteien

Je nach der Ebenbürtigkeit der einzelnen Konfliktparteien lassen sich symmetrische von asymmetrischen Konflikten unterscheiden. In hierarchisch gegliederten Organisationen kann beispielsweise bei einem Konflikt zwischen gleichen Hierarchieebenen oder Positionen von einem symmetrischen Konflikt ausgegangen werden. Konflikte zwischen der ärztlichen und pflegerischen Berufsgruppe in einer Organisation sind vor dem Hintergrund der ärztlichen Definitions- und Entscheidungsmacht im Behandlungsgeschehen sowie durch den Statusunterschied eher als asymmetrische Konflikte einzustufen. «Macht» wird hier als Oberbegriff sozial relevanter Überlegenheit verstanden, wobei zwischen formeller Macht (Positionsmacht) und persönlicher Macht zu differenzieren ist.

2.2.4 Der Blick auf die Erscheinungsform sozialer Konflikte

Die verschiedenen Entwicklungsformen, die Konflikte bei gleichen Streitgegenständen annehmen können, führen zur Unterscheidung zwischen latenten und manifesten Konflikten. «Latent» bedeutet hier nicht, wie häufig angenommen wird, dass gegensätzliche Standpunkte, Positionen oder Ziele nicht artikuliert werden, sondern dass die Konfliktparteien sich nicht feindlich zueinander verhalten. In manifesten Konflikten kommt es zu schädigendem Verhalten. Schädigendes oder nichtschädigendes Verhalten prägt demnach die besondere Gestalt oder Erscheinungsform des Konflikts. Formgebende Verfahren zur Regulierung bestimmter Anliegen (z. B. Partizipation, Legalität, Legitimität) sind in den institutionalisierten Konflikten vorgesehen. In Organisationen legen Rechtsvorschriften, Betriebsvereinbarungen, Tarifverträge etc. für verschiedene Konfliktpotenziale Verfahrensstrukturen zur Regulierung fest, durch die Konflikte in gewisse Bahnen gelenkt werden. Während nichtinstitutionalisierte Konflikte unplanbar und in ihrem Verlauf unberechenbar sind (z. B. ein «wilder Streik»), werden institutionalisierte Konflikte innerhalb bestimmter Formen ausgetragen (z. B. in laufenden Tarifauseinandersetzungen durch eine Vereinbarung zur Wahrung der Friedenspflicht). Zum Abschluss soll **Abbildung I-2** noch einmal die Klassifikationen von Konflikten veranschaulichen.

2.3 Anmerkungen zum intrapersonellen Konflikt in der Mediation

Bei der Vermittlung von Konflikten spielen auch die intrapsychischen Konflikte der einzelnen Beteiligten eine große Rolle.

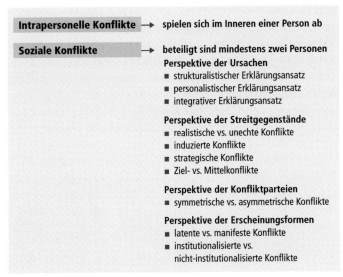

Abbildung I-2: Konfliktklassifikationen

Ihre Bedeutsamkeit wird durch die nachfolgenden Erläuterungen zum ganzheitlichen Menschenbild der humanistischen Psychologie erschlossen. Handlungsleitend für das hier vertretene Mediationskonzept ist dabei die Annahme, dass der Mensch nach Wachstum und Selbstverwirklichung strebt. Diesbezüglich ist Maslows Bedürfnishierarchie ein für die Mediationsarbeit fruchtbares Konzept, ebenso das im Anschluss skizzierte Konfliktmodell von Lewin.

In den Konzepten der humanistischen Psychologie wird durchgängig der Aspekt der Ganzheitlichkeit betont. Der Mensch wird in seiner Einzigartigkeit als individuelle Ganzheit von Körper, Geist und Seele verstanden. Die Verbundenheit zur Mitwelt – als Verbundenheit mit dem Universum und Eingebundensein in Zeitgeschichte und Gesellschaft verstanden – sowie die Verbundenheit mit anderen Menschen wird als ein wesentlicher Aspekt dieser Ganzheitlichkeit gesehen. Ruth Cohn, Begründerin der «Themenzentrierten Interaktion» (TZI), betont die dynamische Balance zwischen dem «Ich», «Wir» und «Es» (Cohn, 1994), wobei das Ich für die einzelne Person, das Wir für das Miteinander und das Es für die Sache, um die es geht, steht. Für das Konzept der Themenzentrierten Interaktion verfasste sie grundlegende Axiome. In ihrem ersten Axiom formuliert sie: «Der Mensch ist eine psycho-biologische Einheit. Er ist

Ganzheitlichkeit

auch Teil des Universums. Er ist darum autonom und interdependent. Autonomie (Eigenständigkeit) wächst mit dem Bewusstsein der Interdependenz (Allverbundenheit)» (Cohn, 1994: 120). Das Wachstum des Einzelnen, die Persönlichkeitsentwicklung des Menschen ist damit an zwischenmenschliche Beziehungen gebunden. Diesem Verständnis der Ganzheitlichkeit folgend, kann eine Interdependenz zwischen den intra- und interpersonellen Konstrukten angenommen werden.

Maslows Bedürfnisprioritäten

Abraham Maslow, ebenfalls ein Vertreter der humanistischen Psychologie, geht von einer angeborenen Wachstumsmotivation des Menschen aus. An der Spitze der hierarchisch angeordneten Bedürfnisprioritäten steht nach Maslow das Selbstverwirklichungsbedürfnis des Menschen (vgl. Abb. I-3).

Die Hierarchie bildet sich nach dem Auftreten der Bedürfnisse im Entwicklungsprozess und damit nach der Dringlichkeit ihrer Befriedigung aus. Die basalen Bedürfnisse sind danach die physiologischen der ersten und zweiten Stufe, die auch als defizitmotiviert bezeichnet werden, während die oberen Stufen als wachstumsmotivierende zu verstehen sind. Maslow betont den Entwicklungscharakter der Motivationsstruktur. Dabei verläuft die Entwicklung nicht linear beziehungsweise in strikt voneinander getrennten Schritten. So müssen die Bedürfnisse der niedrigen Stufen nicht vollständig, aber zumindest hinreichend erfüllt sein, bevor das nächste Bedürfnis auftritt. Dabei reicht für eine hinreichende Befriedigung beispielsweise des Bedürfnisses nach Nahrung jedoch die Abwesenheit von Hunger und

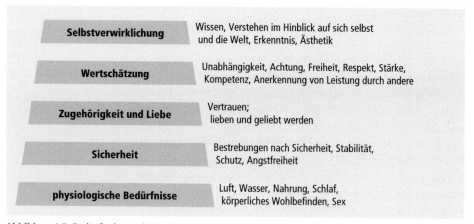

Abbildung I-3: Bedürfnishierarchie nach Maslow

Durst nicht aus, sondern es bedarf gewisser Wahlmöglichkeiten zwischen verschiedenen wohlschmeckenden und nahrhaften Angeboten. Die natürliche Entwicklung in dem zur Selbstverwirklichung führenden Wachstumsprozess des Individuums kann entgleisen, wenn die Bedingungen zur Bedürfnisbefriedigung so wenig erfüllt werden, dass die höheren Stufen der Bedürfnishierarchie kaum oder gar nicht auftreten (vgl. Krech/Crutchfield, 1994: 35).

Maslows Bedürfnishierarchie lässt erkennen, dass die Menschen bei der Befriedigung vieler Bedürfnisse voneinander abhängig sind. Die Entwicklung und Entfaltung aller Möglichkeiten des Individuums gelingen nur in einer hinreichend guten sozialen Umwelt. Ebenso wie bei Cohn verweist Maslows Ansatz auf die Interdependenz der intra- und interpersonellen Ebenen. Maslows Ansatz bietet einen Verstehenszugang, der bei der Klärung von Positionen und Interessen beziehungsweise Bedürfnissen der Konfliktbeteiligten im Mediationsprozess hilfreich sein kann.

Kurt Lewin legt ein Konfliktmodell vor, das sich ausdrücklich auf intrapersonelle Konflikte bezieht. In den Zwanzigerjahren des vergangenen Jahrhunderts waren Lewins Untersuchungen zur Wirkung von Handlungsvornahmen Ausgangspunkt für die Entwicklung seines feldtheoretischen Verhaltensmodells: In einem Feld, Lebensraum genannt, befinden sich alle Kräfte, die auf ein hier befindliches Individuum einwirken. Die Interaktion des Individuums mit der Umwelt beziehungsweise alle Ereignisse, die sein Verhalten beeinflussen, sind in dieses Feld eingebunden. Handlungsabläufe werden über die in diesem psychologischen Feld befindlichen Aufforderungscharaktere – Valenzen genannt – gesteuert. Lewin unterscheidet Valenzen mit negativem und positivem Wert. Einen positiven Wert besitzen Kräfte oder Objekte, die Bedürfnisse befriedigen, während Kräfte oder Objekte, die das Individuum bedrohen, einen negativen Wert haben (vgl. Bischof, 1983: 290). Von einem Konflikt spricht Lewin, wenn «Kräfte von annähernd gleicher Stärke und entgegengesetzter Richtung auf die Person einwirken» (Lewin, 1963, zit. nach Regnet, 1992: 14). Ein Individuum gerät also dann in einen Konflikt, wenn ein verhaltensbezogenes Spannungsverhältnis auftritt. Dabei kann der Konflikt nur gelöst werden, wenn die subjektiven Wahrnehmungen der Beteiligten berücksichtigt werden. Lewin unterscheidet in seinem Ansatz insgesamt drei Konflikttypen:

Feldtheoretisches Verhaltensmodell von Lewin

Drei Konflikttypen

Annäherungs-/ Annäherungskonflikt	■ Auf ein Individuum wirken gleichzeitig zwei positive Reize oder Ziele ein, die nicht zur gleichen Zeit realisierbar sind. Die Entscheidung für eines der Ziele impliziert die Entfernung oder gar das Aufgeben des anderen Ziels. Beispiel: Ein Studierender möchte möglichst schnell den Studienabschluss erreichen, gleichzeitig aber möglichst viel Freizeit haben und daher wenig Zeit und Energie für sein Studium aufwenden.
Vermeidungs-/ Vermeidungskonflikt	■ Das Individuum sieht sich zwischen zwei Handlungsalternativen, die es beide nicht wünscht und daher zu vermeiden sucht. Beispiel: Eine Ärztin ist in einer Gemeinschaftspraxis tätig. Sie möchte die Ressourcen der Praxis nicht mehr teilen, will aber auch nicht allein in einer Praxis arbeiten.
Annäherungs-/ Vermeidungskonflikt	■ Dieser Spannungszustand entsteht, wenn ein negativer und ein positiver Reiz gleichzeitig auf das Individuum einwirken. Das heißt, ein positiv bewertetes Ziel kann nur dann erreicht werden, wenn die mit der Zielerreichung verbundenen negativ bewerteten Folgen hingenommen werden. Beispiel: Eine Krankenschwester möchte die mit der angebotenen Leitungsstelle verbundene Gehaltserhöhung annehmen (positiver Reiz), fürchtet aber, der mit der Leitungsübernahme verbundenen Aufgabe der Dienstaufsicht nicht gewachsen zu sein (negativ bewertete Folge).

Die intrapersonellen Konflikte haben Bedeutung für das Verhalten der Mitglieder in Organisationen. Spannungszustände, die nach außen agiert werden, können sich sehr schnell zu interpersonellen Konflikten entwickeln. Hier ist es hilfreich, die relevanten positiven und negativen Reize eines individuellen Spannungszustandes aufzuspüren, um die Klärung zu unterstützen und gegebenenfalls Entwicklungs- und Fördermaßnahmen anzuregen.

2.4 Umgang mit Konflikten

Soziale Stressoren — Soziale beziehungsweise zwischenmenschliche Konflikte gelten als soziale Stressoren. Stressoren sind belastende Reize, die Reaktionen und Verarbeitungsprozesse zur Verminderung der Diskrepanz zwischen einem Ist-Wert und dem Soll-Wert und den damit verbundenen negativ getönten Gefühlen sowie dem subjektiven Belastungserleben auslösen. Nach dem transaktionalen Erklärungsmodell von Lazarus (1974) werden Stresssituationen als komplexe Wechselwirkungsprozesse zwischen der handelnden Person, ihrer Beziehung zur Umwelt und den Anforderungen der momentanen Situation verstanden (vgl. Brücker, 1994: 7 ff.).

Lazarus (1974) unterscheidet in seinem Modell der Stressverarbeitung drei Schritte der Einschätzung beziehungsweise Bewertung: *(Drei Schritte der Stressverarbeitung nach Lazarus)*

In einem ersten Schritt («primary appraisals») wird die soziale Situation von einem Individuum in ihrer Bedeutung für sein Wohlbefinden bewertet. Beeinflusst die Situation das Wohlbefinden nicht, bricht das Individuum den Bewertungsprozess ab. Die Einschätzung einer negativen Auswirkung hingegen setzt weitere Überlegungen zur Beurteilung vorhandener Anpassungsmöglichkeiten in Gang. Gelangt das Individuum zu der Einschätzung, dass die Anpassungsmöglichkeiten nicht ausreichen und eine Verschlechterung des Wohlbefindens zu erwarten ist, wird die Situation als belastend, als «Stress», bewertet. Entsprechende emotionale Stressreaktionen, wie zum Beispiel Angst oder Ärger, und körperliche Reaktionen, wie zum Beispiel eine erhöhte Herzfrequenz, schneller Atem oder Schwitzen, setzen dann ein. *(1. Primary Appraisals)*

In einem sich anschließenden zweiten Bewertungsschritt («secondary appraisals») erfolgt die Einschätzung möglicher Auswirkungen sowohl auf der physischen und psychischen wie auch sozialen Ebene, und es werden vorhandene Handlungsalternativen geprüft. Es geht also hier um die Frage, welche Möglichkeiten des Verhaltens und welche kognitiven Möglichkeiten für eine Stressreduktion in der speziellen Situation zur Verfügung stehen beziehungsweise Erfolg versprechen. Diese Bewertung geschieht in Abhängigkeit und vor dem Hintergrund von Persönlichkeitsmerkmalen, Denkstrukturen, subjektiven Deutungsmustern, speziellen Fähigkeiten und Erfahrungen sowie externen Hilfs- und Unterstützungsmöglichkeiten. Werden die zur Verfügung stehenden Handlungsmöglichkeiten als zu gering erachtet, um den Anforderungen adäquat begegnen oder die bedrohliche Situation bewältigen zu können, halten die Stressreaktionen an. Die Bewertung der Situation und die Bewertung der zur Verfügung stehenden Bewältigungsmöglichkeiten verlaufen parallel und beeinflussen sich wechselseitig. *(2. Secondary Appraisals)*

In einer Neubewertung («reappraisal»), dem dritten Verarbeitungsschritt, geht es schließlich darum, welche Bewältigungsstrategien tatsächlich zur Bewältigung beziehungsweise Über- *(3. Reappraisal)* windung der Situation eingesetzt werden (Brücker, ebd.). In dem gesamten Bewertungsprozess und für jeden Aspekt der Bewertung sind Verarbeitungsschritte im Hinblick auf Neueinschätzungen wichtig. Dies kann die Beurteilung sowohl der sozialen Situation als auch der psychischen Belastungen betreffen und den Entwurf neuer Bewältigungsstrategien nach sich ziehen beziehungsweise das Handlungsrepertoire erweitern. Kann das Individuum die als belastend oder bedrohlich erlebte Situation nicht bewältigen, halten die Stressreaktionen, die auf der emotionalen, kognitiven und physischen Ebene wirken und sein Verhalten beeinflussen, an.

Folgen ineffektiver Stressverarbeitung

Ineffektive Stressverarbeitung stellt ein gesundheitliches Risiko dar und kann zu schweren akuten und chronischen Erkrankungen führen. Ohne auf die Entstehungs- und Wirkungszusammenhänge näher einzugehen, soll auf einige häufig zu beobachtende kognitiv-emotionale Reaktionen beispielhaft hingewiesen werden:

- Gefühle der inneren Unruhe, Nervosität
- ständig beziehungsweise immer wiederkehrende kreisende, «grüblerische» Gedanken
- nachlassende Konzentrationsfähigkeit und Denkblockaden
- öfter auftretende «Leere im Kopf» beziehungsweise so genannte «Black-outs»
- Gefühle der Unzufriedenheit und des Ärgers
- Gefühle der Angst zu versagen, sich zu blamieren etc.
- Gefühle der Hilflosigkeit
- Selbstvorwürfe.

Anhaltende Stressreaktionen nach einem Konflikterleben bewirken bei den Betroffenen selektive Einschränkungen der Wahrnehmung, des Denk- und Vorstellungsvermögens und eine erhöhte emotionale Empfindlichkeit. Insgesamt zeigt sich eine Abnahme des Differenzierungsvermögens und eine Verringerung der Ambiguitätstoleranz, die eine Polarisierung im Konfliktgeschehen begünstigt. Die Konfliktparteien verlieren zunehmend die Beziehung zueinander, suchen Bestätigung und Sicherheit bei Gleichgesinnten. Die Empathiefähigkeit ist eingeschränkt, ambivalente Gefühle werden schlechter ertragen.

Neun Stufen der Konflikteskalation

Nach Glasl (2002) haben soziale Konflikte die Tendenz, sich auszuweiten und zu eskalieren. Er beschreibt mit Hilfe eines Phasenmodells neun Stufen der sozialen Konflikteskalation, wonach in der letzten und untersten Eskalationsstufe ein schonungsloser und kaum noch aufzuhaltender Vernichtungskrieg einsetzt und ein Maximum an Destruktivität erreicht wird (vgl. **Abb. I-4**). Glasl stellt im Gegensatz zu vielen anderen Autoren den Eskalationsprozess als eine Abwärtsbewegung dar, um zu verdeutlichen, dass immer tiefere, unbewusste Schichten in Menschen und Gruppen aktiviert werden bis zum völligen Kontrollverlust. «Je tiefer eine Stufe ist, desto intensiver und gewaltsamer ist dort die Konfliktaustragung. Die Sogkraft der Konfliktmechanismen zieht den Konflikt weiter in die Tiefe, wenn die Konfliktparteien nicht aufwachen und sich gegen diese Eigendynamik stellen» (ebd.: 93):

1. Die Standpunkte verhärten sich und prallen aufeinander. Das Bewusstsein der bestehenden Spannungen führt zu Verkrampfungen. Trotzdem besteht noch die Überzeugung, dass die Spannungen durch Gespräche lösbar sind. Noch existieren keine starren Parteien oder Lager. — Verhärtung
2. Es findet eine Polarisation im Denken, Fühlen und Wollen statt, die begleitet ist von einem Schwarz-Weiß-Denken und einer Sichtweise von Überlegenheit gegenüber Unterlegenheit. Die Konfliktparteien streben eine Asymmetrie in den Beziehungen an und konfrontieren sich hart. Haltungen werden rigoros. — Debatte, Polemik
3. Die Überzeugung, dass Reden nichts mehr hilft, gewinnt an Bedeutung, und es wird eine Strategie der vollendeten Tatsachen verfolgt. Die Empathie dem anderen gegenüber geht verloren, die Gefahr von Fehlinterpretationen wächst. — Taten statt Worte
4. Die «Gerüchteküche» kocht, Stereotypen und Klischees werden aufgebaut. Die Parteien manövrieren sich gegenseitig — Images und Koalitionen

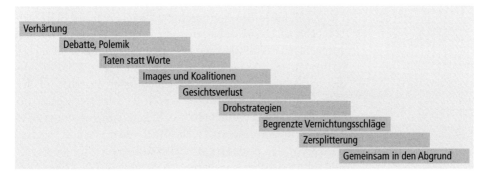

Abbildung I-4: Die neun Stufen der Konflikteskalation (nach Glasl, 2002: 94 f.)

in negative Rollen und bekämpfen sich. Es findet eine Werbung um Anhänger statt.

Gesichtsverlust

5. Es kommt zu öffentlichen und direkten (verbotenen) Angriffen, die auf den Gesichtsverlust des Gegners abzielen.

Drohstrategien

6. Drohungen und Gegendrohungen nehmen zu. Durch das Aufstellen von Ultimaten wird die Konflikteskalation beschleunigt.

Begrenzte Vernichtungsschläge

7. Der Gegner wird nicht mehr als Mensch gesehen. Begrenzte Vernichtungsschläge werden als «passende» Antwort durchgeführt. Es erfolgt eine Umkehrung von Werten: Ein relativ kleiner eigener Schaden wird bereits als Gewinn bewertet.

Zersplitterung

8. Die Zerstörung und Auflösung des feindlichen Systems wird als Ziel intensiv verfolgt.

Gemeinsam in den Abgrund

9. Es kommt zur totalen Konfrontation ohne einen Weg zurück. Die Vernichtung des Gegners auch um den Preis der Selbstvernichtung wird in Kauf genommen (vgl. Glasl, 2002: 92 ff.).

Konstellationen der Konfliktparteien

Glasl (ebd.) führt weiter aus, dass mit der Zunahme der Eskalation die Handlungs- und Steuerungsmöglichkeiten der Konfliktparteien abnehmen, während das Destruktivitätsniveau zunimmt. In den letzten drei Eskalationsstufen verlieren alle Beteiligten, und es entsteht eine «Lose-lose»-Konstellation. Die Stufen vier bis sechs führen zu einer «Win-lose»-Konstellation, da hier die Strategie der Beteiligten darauf gerichtet ist, als Gewinner aus dem Konflikt zu gehen. Nur in der Anfangsphase (Stufe 1 bis 3) sind die Konfliktparteien bemüht, den gemeinsamen Boden für eine Lösung des Problems nicht zu verlassen. Die kennzeichnende Strategie ist auf die Lösung mit beiderseitigen Chancen gerichtet, es kann also von einer «Win-win»-Konstellation gesprochen werden.

Die Konfliktbearbeitung durch Mediation zielt auf Win-win-Strategien ab; insofern bestehen die besten Aussichten für eine erfolgreiche Konfliktlösung auf den Stufen 1 bis 3. Während in den letzten drei Eskalationsphasen nur schwer Hilfestellung durch die Mediation geleistet werden kann, bestehen in den Phasen 4 bis 6 in Abhängigkeit von der Lernbereitschaft der Konfliktbeteiligten durchaus noch gute Möglichkeiten, den Konflikt konstruktiv zu lösen. Nach dem oben skizzierten transaktionalen Erklärungsmodell von Lazarus wird die Bewältigung von sozialen Konflikten auf der individuellen Ebene von den lern- und lebensgeschichtlichen Erfahrungen beeinflusst. Je besser sich die Konfliktbeteiligten auf die jeweilige Situation vorbereitet erleben und je mehr interne und externe Ressourcen und Handlungsalternativen nutzbar gemacht werden können, desto positiver werden im Verlauf der Konfliktbearbeitung die Bewältigungsmöglichkeiten beurteilt. Die Konfliktbewältigung beginnt dabei mit der Anerkennung des Konflikts beziehungsweise mit der Einigung der Beteiligten auf die Uneinigkeit sowie einer gemeinsamen Absichtserklärung zur Konfliktlösung, die auf gerichtliche Schritte verzichtet. Handlungsleitend ist für die Mediatoren ein sachbezogenes Verhandlungskonzept, das als Ergebnis eine Gewinn bringende Lösung für alle beteiligten Konfliktparteien anstrebt. Mit dem Harvard-Verhandlungskonzept liegt ein solches Konzept vor (vgl. Fisher et al., 2004). Es umfasst insgesamt vier Grundprinzipien, die im Mediationszyklus (vgl. Kap. II) verankert sind und im Folgenden dargestellt werden.

Vier Grundprinzipien des Harvard-Konzepts

Die Personen, die ihre Sicht der Dinge, ihre Werte und Überzeugungen in den Prozess einbringen, werden oft mit dem Problem gleichgesetzt. Das Prinzip der Trennung von Person und Problem zielt darauf ab, dass zum einen an dem Problem gearbeitet wird. Hier wird die Sachebene in den Vordergrund gerückt. Des Weiteren steht die Beziehungsebene zur Diskussion. Zwischen beiden Ebenen bestehen wechselwirkende Zusammenhänge, die spezifische Konfliktdynamiken zur Folge haben. Die Entflechtung der «menschlichen» und der «sachlichen» Seite des Problems sowie ihre getrennte Behandlung ist eine wichtige Voraussetzung, um den Konflikt lösen zu können.

1. Trennung von Person und Problem

Die Konfliktparteien begegnen sich häufig mit festen Standpunkten. Dabei vertritt jede Partei eine oder mehrere Positionen, die sie durchsetzen will. Das zweite Grundprinzip des Harvard-Konzepts richtet den Fokus auf die hinter den Positionen liegenden Interessen und Bedürfnisse der Konfliktbeteiligten. Gefragt wird nicht nach dem «Was», sondern nach dem «Warum» beziehungsweise nach den Motiven, Vorstellungen, Bedürfnissen, Wünschen und Befürchtungen der Beteiligten. Über die Offenlegung und Klärung der hinter den Positionen liegenden Interessen und Bedürfnisse kann oft eine Verbreiterung der Lösungsmöglichkeiten erreicht werden.

2. Konzentration auf Interessen statt auf Positionen

Ein Beispiel soll dies verdeutlichen: Zwei Schwestern streiten sich um eine Orange, die sie beide haben möchten. Sie einigen sich schließlich darauf, die Frucht zu teilen. Jede der Schwestern

Beispiel

bekommt eine Hälfte. Eine Schwester isst das Fruchtfleisch ihrer Hälfte und wirft die Schale weg, die andere benutzt die Schale ihrer Hälfte, um einen Kuchen zu backen und wirft stattdessen das Fruchtfleisch weg (vgl. Besemer, 2002: 25). Eine Klärung der Interessen hätte in diesem Beispiel zu der Lösung führen können, dass beide Schwestern jeweils den Teil der ganzen Frucht hätten haben können, an dem sie interessiert waren.

3. Entwicklung möglichst vieler Lösungsoptionen	Bei der Suche nach einem möglichst optimalen Ergebnis für alle Beteiligten geht es darum, viele verschiedene denkbare Lösungen zu entwickeln. Hier werden häufig Aspekte entdeckt, die zuvor von den einzelnen Beteiligten nicht bedacht oder gesehen worden sind. In einem gemeinsamen kreativen Prozess werden neue Ideen entwickelt und angereichert, sodass verschiedene Optionen und Lösungsmodelle entstehen können.
4. Begründung der Entscheidung basierend auf objektiven Kriterien	Bei der Bearbeitung von Konflikten ist die Entwicklung und die Bewertung der Lösungsmöglichkeiten deutlich voneinander abzugrenzen, um den kreativen Entwicklungsprozess nicht zu beschneiden. Nicht die Stärke oder Macht eines Konfliktbeteiligten soll die Entscheidung bestimmen, sondern vielmehr differenzierte und konsensfähige Kriterien sowie ein Abstimmungsverfahren auf der Grundlage gemeinsamer Vereinbarungen oder auch Verhandlungen. Die Lösungsmöglichkeiten werden unter den Gesichtspunkten des Interessenausgleichs und der Umsetzbarkeit im Hinblick auf zum Beispiel Wirtschaftlichkeit, soziale Ausgewogenheit, ökologische Verträglichkeit etc. und unter Zuhilfenahme verschiedener Operationalisierungstechniken überprüft (vgl. Hösl, 2002: 143 ff.). Hilfreich ist, wenn jeder die Perspektiven der anderen Beteiligten (die auch deren Aufgaben und Rollen berücksichtigt) einnimmt, um möglichst objektive Beurteilungsmaßstäbe und Abstimmungsverfahren entwickeln zu können. Manchmal kann es sich als günstig erweisen, wenn die Kriterien gesetzlich legitimiert sind, wie beispielsweise bei einem Konflikt mit arbeitsrechtlichem Hintergrund.

3. Systematisierung der Erscheinungsformen von Konflikten

Sobald der Mediator um Hilfestellung in einem Konflikt gebeten wird, beginnt die Konfliktbehandlung. Bei der ersten Orientierung und Einschätzung hilft die von Glasl vorgenommene Systematisierung der Erscheinungsform von Konflikten (Glasl, 1994: 59ff.). Er unterscheidet:

- den Rahmen des Konflikts oder die «Konfliktarena»
- die Reichweite der Bemühungen
- die dominante Äußerungsform des Konflikts.

3.1 Der Konfliktrahmen

Glasl unterscheidet zwischen mikrosozialen, mesosozialen und makrosozialen Konfliktrahmen. Zunächst gilt es zu analysieren, welchen sozialen Systemen die Konfliktbeteiligten angehören und auf welchen sozialen Rahmen sich die Streitpunkte beziehen. Es muss dann weiterhin untersucht werden, wo die Grenzen des Konfliktrahmens liegen. Die Konfliktarena kann sich ausweiten, wenn die Konflikthandlungen auf einen größeren sozialen Rahmen übergehen, oder sie können sich auch zwischen den verschiedenen Rahmen hin- und herbewegen.

Die Direktion einer Klinik teilt mit, dass sie den pflegerischen Teams freistellt, ob sie sich mit ihren Nachnamen ansprechen lassen oder an der Anrede «Schwester plus Vorname» festhalten. Sie wünscht jedoch eine einvernehmliche Regelung in jedem Team. Die jüngeren Mitglieder eines Teams lehnen die tradierte Anrede ab und möchten von Patienten wie Kollegen mit ihrem Nachnamen angesprochen werden. Die Mehrheit der älteren

Beispiel für einen mikrosozialen Konfliktrahmen

Kollegen im Team beharrt darauf, die in der Einrichtung bisher übliche Anrede beizubehalten. Mit der Begründung, dringendere Fragen klären zu müssen, lehnen die älteren Mitarbeiter eine weitere Diskussion des Themas ab. Die Gruppe der jüngeren Mitarbeiter reagiert auf diese Ablehnung mit Rückzug; es kommt zu gegenseitiger Diskreditierung und zur Vermeidung von Kontakten, die Unterstützung und Zusammenarbeit im Team nimmt ab.

Der Konflikt beschränkt sich in diesem Beispiel auf die Gruppe der Teammitglieder. Die Interaktion zwischen den Mitgliedern der Gruppe kann unmittelbar stattfinden (Face-to-face-Interaktion), die Beteiligten stehen in direkter Beziehung zueinander, das Gefüge ist insofern überschaubar.

Beispiel für einen mesosozialen Konfliktrahmen

In einer psychiatrischen Klinik fordern die pflegerischen Mitarbeiter der drei gerontopsychiatrischen Stationen eine Änderung der Therapiezeiten für ihre Patienten in der Beschäftigungstherapie und eine bessere inhaltliche Abstimmung der Behandlung mit den jeweiligen interdisziplinären Stationsteams. Einige Mitarbeiter der Beschäftigungstherapie befürworten ihre Teilnahme an den Fallbesprechungen im Stationsteam. Die pflegerische Abteilungsleitung unterstützt das Anliegen der Stationen und trägt es an den Leiter der Beschäftigungstherapie heran. Dieser lehnt eine Änderung ab und beruft sich auf die Weisungsbefugnis des ärztlichen Leiters für seine Abteilung. Der ärztliche Leiter beauftragt den Abteilungsarzt mit der Klärung des Änderungsanliegens. Zwischen dem Abteilungsarzt, der pflegerischen Abteilungsleitung, dem Leiter der Beschäftigungstherapie, dem Team der Beschäftigungstherapie und zwischen zwei der Stationsteams kommt es zu einem Konflikt über die jeweiligen Aufgaben und Kompetenzen.

Innerhalb des mesosozialen Konfliktrahmens kann der Konflikt nicht mehr unmittelbar zwischen allen Gruppenangehörigen ausgehandelt werden. Während im mikrosozialen Konfliktrahmen Einzelpersonen oder Gruppen in direktem und unmittelbarem Kontakt kommunizieren können, fungieren hier oft Vertreter von Gruppen als Mittelspersonen. Die Dynamik innerhalb der beteiligten Gruppen beziehungsweise ihren jeweiligen Sprechern und zwischen den Gruppen erhöht die Komplexität des Konfliktgeschehens. Beeinflusst wird diese Dynamik zudem durch die verschiedenen Aufgaben und Funktionen, durch die Strukturen sowie die Ziele und Werte der Organisation.

Das Krankenhaus einer Kleinstadt wird aus wirtschaftlichen Gründen von einem Klinikverbund übernommen. Im Zuge der Sanierung werden verschiedene Abteilungen geschlossen. In der Bevölkerung kommt es daraufhin zu massiven Protesten. Die Lokalzeitung berichtet über das abnehmende Versorgungsangebot und erhebt Vorwürfe gegen den Klinikverbund, weil sich seit der Übernahme das Versorgungsangebot für die Bevölkerung verschlechtert habe. Während einige Lokalpolitiker die Übernahme des Krankenhauses durch den Klinikverbund verteidigen, um die ansonsten unvermeidliche Schließung des Krankenhauses zu verhindern, greifen andere die Landespolitik an, sie habe die Reduzierung der Zahl der stationären Betten zu verantworten. Der Klinikverbund engagiert sich in der Öffentlichkeit für eine Versachlichung der Diskussion und wirbt für sein vernetztes Versorgungsangebot in der Nachbarstadt als Ersatz für die vor Ort geschlossenen Abteilungen. In der Konkurrenz mit der Nachbarstadt sieht sich die Kleinstadt von jeher benachteiligt. Im Wahlkampf zu den bevorstehenden Landtagswahlen nutzen die politischen Vertreter mit Unterstützung der Medien die Auseinandersetzung zur eigenen Profilierung.

Beispiel für einen makrosozialen Konfliktrahmen

In makrosozialen Konflikten ist eine noch höhere Komplexität erreicht als im mesosozialen Konfliktrahmen. Die Konflikte sind oft innerhalb unterschiedlicher sozialer Systeme verschachtelt. Die in dem Konflikt agierenden Einzelpersonen können beispielsweise in mehreren Funktionen tätig sein und sich in ihren Aufgaben und Rollen gegenüber verschiedenen sozialen Systemen oder Subsystemen zu verantworten haben. Problematische Verflechtungen und Interessenkollisionen sind häufig die Folge.

Glasl weist darauf hin, dass die Bestimmung des Konfliktrahmens nicht mit dem Wesensmerkmal eines Konflikts gleichgesetzt werden kann. Er bietet jedoch einen ersten Verstehenszugang, um die Ebenen nachfolgender Interventionen ausloten zu können. Während in mikrosozialen Konflikten direkt und unmittelbar mit den Konfliktbeteiligten gearbeitet werden kann, muss im mesosozialen Konfliktrahmen die Tragfähigkeit der Beziehungen zwischen den Gruppenvertretern und den dahinter stehenden Interessenparteien sowie die Mandatsausstattung und die Akzeptanz der Vertreter durch die Gruppen bearbeitet werden. In makrosozialen Konflikten ist die Behandlung zunächst oft auf die außerpersönlichen Faktoren zu richten.

3.2 Die Reichweite der Bemühungen

Reibungskonflikte

Die Reichweite der Bemühungen in einem sozialen Konflikt erschließt sich aus den Streitfragen, die von den Konfliktparteien formuliert werden. Werden in dem Konflikt die bestehenden Positionen im sozialen System akzeptiert und die bestehenden Rechte und Pflichten grundsätzlich anerkannt, wird von Friktionen oder von Reibungskonflikten gesprochen.

Beispiel

Vor dem Hintergrund unzureichender Möglichkeiten der Einbeziehung der Dauernachtwachen in die fachlichen und betrieblichen Weiterentwicklungen und angesichts aktuell anstehender Änderungsanforderungen leitet die Pflegedirektion die Integration der Dauernachtwachen in die pflegerischen Stationsteams ein. Im rotierenden Einsatz sollen diese Teams die 24-stündige pflegerische Versorgung abdecken. Ein Teil der pflegerischen Mitarbeiter im Tagdienst und die bisherigen Dauernachtwachen erheben massive Einwände gegen dieses Vorhaben und unterbreiten ihrerseits Vorschläge zu Informations- und Fortbildungsveranstaltungen für den Nachtdienst. Die grundsätzlichen Positionen in der Klinik werden durch den Konflikt nicht in Zweifel gestellt. Dass die Pflegedirektion für die Realisierung der fachlichen und betrieblichen Änderungsanforderungen Sorge tragen muss, wird ebenfalls nicht bezweifelt. Über die Umsetzungsmodalitäten wird dagegen hart gestritten.

Positionskämpfe

Streitpunkte, die eine Änderung der Positionsverhältnisse zum Inhalt haben, weisen auf einen Positionskampf hin, von dem sowohl eine Gruppe als auch einzelne Personen betroffen sein können. Positionskämpfe stellen jedoch nicht zwangsläufig den Gesamtrahmen in Frage, sondern können auch eine Veränderung der Entscheidungs- und Einflussbereiche zum Ziel haben.

Beispiel

Die stellvertretende Leiterin fordert von dem Leiter, in der Entscheidungsfindung zu wichtigen Leitungsfragen zu Rate gezogen zu werden. Ist der Konflikt nur zwischen den beiden Leitungskräften relevant, handelt es sich um einen Positionskampf auf der mikrosozialen Ebene. Beziehen sich die Streitpunkte aber auf eine Erweiterung der eigenen Entscheidungsbefugnisse, die einen größeren sozialen Rahmen berühren, kann es sich um einen Positionskampf auf der mesosozialen Ebene handeln.

Auch Systemveränderungskonflikte können sich sowohl im mikrosozialen als auch im meso- und makrosozialen Konfliktrahmen ereignen. Sie beziehen sich immer auf das gesamte soziale System beziehungsweise Subsystem.

Systemveränderungskonflikte

Mit der Zusammenlegung zweier benachbarter Kliniken plant der Träger eine umfassende Reorganisation, mit der die Schließung bisheriger die Eröffnung neuer Fachabteilungen sowie Veränderungen der Führungsstrukturen verbunden sind. Die Reorganisation wird von breiten Teilen der Mitarbeiterschaft und auch von den Führungskräften massiv bekämpft. Hier geht es also um einen Systemveränderungskonflikt in einem makrosozialen Konfliktrahmen.

Beispiel

3.3 Die dominante Äußerungsform des Konflikts

In formeller Hinsicht wird zwischen formgebundenen und formlosen Konflikten unterschieden. In einem formgebundenen Konflikt greifen die Konfliktparteien auf anerkannte Regeln zurück. Dies gilt beispielsweise für die Schlichtungsverhandlungen in einem Tarifkonflikt. In einem institutionalisierten Verfahren, das den Konfliktparteien mit einer bestimmten Verfahrensweise hilft oder ihnen ein vereinbartes Vorgehen abverlangt, ist zu prüfen, ob die gegebenen Regelungsverfahren den Konfliktbedingungen angemessen sind, das heißt, ob sie eine Lösung begünstigen oder eher verhindern. Im Gegensatz zu einem formgebundenen Konflikt ist ein formloser Konflikt entweder nicht an institutionalisierte Verfahrensschritte gebunden, oder die Beteiligten können sie unberücksichtigt lassen.

Formgebundene und formlose Konflikte

Eine weitere Unterscheidungskategorie zur dominanten Äußerungsform des Konflikts stellt die emotionale Atmosphäre beziehungsweise das Klima der Interaktionen zwischen den Konfliktparteien dar. Glasl (1994: 69ff.) unterscheidet hier zwischen «kalten» und «heißen» Konflikten.

Heiße Konflikte In heißen Konflikten herrscht eine Atmosphäre der Überempfindlichkeit. Die Parteien ereifern sich für ihre Ideale und Ziele, sie wollen die Gegenpartei unbedingt überzeugen und für die Realisierung ihres Anliegens gewinnen. Die Triebfeder des Konflikts liegt in der Idealisierung der eigenen Motive, und eine Konfrontation scheint unumgänglich, wenn sich die Gegenseite nicht anschließen will. Das Selbstbild der Konfliktparteien ist überwiegend positiv, der Aktivitätspegel ist hoch und leidenschaftlich. In heißen Konflikten entwickelt sich eine Zentrierung auf einen Führer.

Kalte Konflikte In kalten Konflikten haben die Akteure aufgehört, die Gegenpartei überzeugen zu wollen. Die direkte Kommunikation zwischen den Konfliktparteien nimmt ab oder kommt ganz zum Erliegen, Begegnungen werden vermieden, und es findet ein Rückzug auf Regeln, Dienstvorschriften und formalisierte Prozeduren statt. Es bestehen tiefe Aversionen gegeneinander. Der Glaube herrscht vor, dass Änderungen von außen, von anderen, vorgenommen werden müssen. Die Konfliktparteien erleben sich als ohnmächtig, und die Hoffnung, den Konflikt miteinander klären zu können, ist verloren gegangen. Die Aktivität kommt dennoch nicht zum Erliegen. Die Parteien agieren nur verdeckter und oft mit dem Ziel, die gegnerische Partei zu behindern beziehungsweise zurückzudrängen. Sich selbst sehen die Parteien jedoch nur als Reagierende auf die Situation. Sie äußern sich sarkastisch oder zynisch. Es kommt zu sozialen Isolierungen. Hinsichtlich der eigenen Motive des destruktiven Handelns besteht kein Zweifel, und das Selbstbild der Parteien ist negativ.

Das emotionale Klima der Interaktionen kann sich im Konfliktverlauf ändern. Während zu Beginn eines Konflikts in der Regel ein warmes bis heißes Klima besteht, kann dieses Klima im Verlauf umschlagen. Durch eskalierende Umstände ist auch ein Wechsel von einer kalten zu einer heißen Äußerungsform möglich. In Organisationen können dabei in verschiedenen Subsystemen gleichzeitig heiße und kalte Formen des Konflikts bestehen. **Tabelle I-1** zeigt noch einmal in der Zusammenschau die Systematisierung der Erscheinungsformen von Konflikten.

Analyse des Konfliktgeschehens Während der soziale Konfliktrahmen, die Reichweite der Bemühungen und die dominante Äußerungsform eines Konflikts eine erste Orientierung für die Gestaltung der Konfliktbearbeitung geben, geht es bei der darauf folgenden Analyse des Kon-

Tabelle I-1: Übersicht zur diagnose- und interventionsorientierten Konflikttypologie (n. Glasl, 1994: 59ff.)

Dimension:	mikrosoziale Konflikte	mesosoziale Konflikte	makrosoziale Konflikte
	zwischen Individuen und innerhalb kleiner Gruppen	innerhalb einer Organisation, zwischen Gruppen und größeren organisatorischen Untereinheiten	innerhalb und zwischen Bevölkerungsgruppen oder sozialen Kategorien, Interessengruppen mit gesellschaftlichem Status
Intention:	*Reibungskonflikte*	*Positionskonflikte*	*Systemveränderungskonflikte*
	Positionsverhältnisse und Gesamtsystem werden akzeptiert	Bestrebungen, die Positionsverhältnisse zu verändern	Bestrebungen, das Gesamtsystem zu verändern
Phänomen:	*formgebundene Konflikte*	*formlose Konflikte*	*heiße und kalte Konflikte*

fliktgeschehens darum, die Konstellationen, die den Konflikt fortbestehen lassen oder eine Lösungsentwicklung behindern, so weit wie möglich zu ergründen. Wie bereits verdeutlicht, sind die Entstehungshintergründe für Konflikte nicht auf linear kausale Wirkungszusammenhänge zurückzuführen, denen durch triviale Handlungskonzepte zu begegnen wäre. Obwohl die vielfachen Wechselwirkungen zwischen verschiedenen Einflussfaktoren bei einem Konflikt als Ganzes erfasst werden müssen, ist es für die Komplexitätsreduktion hilfreich, eine Klärung von Teilaspekten vorzunehmen. Die Analyse zielt dabei auf die Zergliederung eines Ganzen in seine Teile, auf eine genaue Untersuchung der Einzelheiten. Hier wird also ein Verstehenszugang durch Wissenserweiterung über die Einzelteile gesucht. Da im Prozessgeschehen eine Verkettung von Ursachen und Wirkungen angenommen wird, kann dies nur ein Verstehenszugang sein. Auf der anderen Seite ist eine Zusammenführung, eine integrative Sicht, erforderlich, um die Funktion und Bedeutung der Einzelteile in ihrem Zusammenwirken zu erkennen beziehungsweise den Sinnzusammenhang im Ganzen zu erfassen und zu verstehen. Das «integrierende Denken durch Analyse und Synthese» (Haeske, 2003: 39f.) bezieht dabei sowohl die Objekt- als auch die Subjektsphäre ein. Während im Bereich der Objektsphäre die Strukturen, Rahmenbedingungen und äußeren Anforderungen an das soziale System untersucht werden (z. B. Aufbau- und Ablaufstruktur einer Organisation, Aufgaben und formale Rollen auf unterschiedlichen Ebenen), sind im Bereich der Subjektsphäre eher das berufliche Selbst- und Aufgabenverständnis, die Deutungsmuster, die Kommunikation und Interaktion, die Regeln und Normen zwischen und innerhalb der Konfliktparteien usw. zu ergründen.

Teilaspekte der Problembeschreibung nach Zuordnung zu der Subjekt- und Objektsphäre können unter verschiedenen «Inhaltszonen» oder Streitgegenständen auftauchen. Folgende Unterscheidungen können hier vorgenommen werden:

- Strukturkonflikte: Streitgegenstände zum Beispiel Konflikte um betriebliche Abläufe, Zuständigkeiten
- Beziehungskonflikte: Streitgegenstände zum Beispiel Nähe und Distanz, Kommunikationsform, Stereotype
- Rollenkonflikte: Streitgegenstände zum Beispiel berufliche und private Rollenanforderungen
- Ziel- und Wertekonflikte: Streitgegenstände zum Beispiel Sinnfragen, Moral, Verantwortung und Ethik
- Verteilungskonflikte: Streitgegenstände zum Beispiel Macht, Ressourcen, Chancen
- Methodenkonflikte: Streitgegenstände zum Beispiel Bewertung von Ziel-Mittel-Folgerichtigkeit
- Interessenkonflikte: Streitgegenstände zum Beispiel unterschiedliche Bedürfnisse und Interessen.

Abschließend sei noch einmal zusammengefasst, dass erste Erhebungen zum Konfliktgeschehen die Erscheinungsform des Konflikts betreffen. Aus den Bestimmungen zum sozialen Rahmen, der Reichweite der Bemühungen und der dominanten Äußerungsform lassen sich erste Hypothesen zum Untersuchungsbereich ableiten. In der Bearbeitung ergeben sich dann über das integrierende Denken durch Analyse und Synthese Klärungshilfen für die Beteiligten. Mit der Betrachtung des Konflikts aus unterschiedlichen Perspektiven wird einer Polarisierung entgegengewirkt.

4. Vergleichende Darstellung ausgewählter Konfliktlösungsansätze

Neben der Mediation gibt es eine Vielzahl weiterer Verfahren zur Lösung von Konflikten. Manche dieser Verfahren ähneln der Mediation, andere unterscheiden sich von ihr. Je nach Konfliktart, den spezifischen Einflussbedingungen und den persönlichen Interessen der Konfliktbeteiligten muss entschieden werden, welches Verfahren am besten geeignet ist. Im Folgenden werden verschiedene Konfliktlösungsansätze kurz dargestellt und im Hinblick auf zentrale Kriterien verglichen.

4.1 Konfliktbehandlung mit Entscheidungskompetenz durch Dritte

Bei diesem Konfliktlösungsansatz wird durch die Hinzuziehung von Drittparteien mit Entscheidungskompetenz, die nicht unmittelbar am Konfliktgeschehen beteiligt sind, eine Lösung oder Entscheidung von Konflikten angestrebt. Unterschieden werden können hier neben verschiedenen Formen der administrativen Entscheidung vor allem das Gerichtsverfahren und das Schieds- und Schlichtungsverfahren.

Eines der zentralen Verfahren zur Regulierung von Konflikten ist das gerichtliche Entscheidungsverfahren. Hier wird über die Streitpunkte der Konfliktparteien nach vorgegebenen gesetzlichen Verfahrensregelungen durch eine Drittpartei entschieden. Die Konfliktbeteiligten können über die Akzeptanz der Drittpartei nicht frei entscheiden. Das gerichtliche Verfahren führt häufig zu Win-lose-Konstellationen. Nach langwierigen und häufig als zermürbend erlebten Auseinandersetzungen kann nur

Gerichtsverfahren

eine der Konfliktparteien einen Gewinn für sich ausmachen. Ein Ausgleich oder eine «Entschuldung» findet nicht statt.

Schieds- und Schlichtungsverfahren

Bei dem Schieds- und Schlichtungsverfahren wird nach der Informationserhebung und der Positionsdarlegung durch die beteiligten Konfliktparteien von einer Drittpartei ein Lösungsvorschlag unterbreitet, der nach festgelegten oder zwischen den Parteien ausgehandelten Regeln entwickelt wird. Beispiele für dieses Verfahren sind die branchengebundenen Schiedsverfahren und Schiedsstellen der Berufsorgane, die durch privatrechtliche Vereinbarungen beziehungsweise berufsrechtliche Bestimmungen (z. B. Schlichtungsstellen für ärztliche Behandlungen bei den Ärztekammern) geregelt sind. In den branchengebundenen Schiedsverfahren und in den Schiedsverfahren der Berufsorgane wird zur Entwicklung eines Lösungsangebotes häufig ein (Sachverständigen- beziehungsweise fachwissenschaftliches) Schiedsgutachten erstellt. Je nach Vereinbarung kann der Schiedsspruch eine bindende Entscheidung oder ein Angebot mit Wahlentscheidung sein. Durch die Definitions- und Entscheidungsmacht der Schlichtungsstellen, die die Gutachten erstellen oder veranlassen, eröffnet sich den Konfliktparteien oft kein echter Verhandlungsraum für die Entwicklung konsensorientierter Lösungen. Die Autorität für die Entscheidung wird an Sachverständige delegiert, für die Beteiligten ist eine Wahlentscheidung häufig faktisch nicht gegeben.

Vorinstanzliche Verfahren

Angesichts der Überlastung der Gerichte sind in bestimmten Fällen vorinstanzliche Verfahren vorgesehen, das heißt, es wird vor Eröffnung eines gerichtlichen Verfahrens eine Einigung über eine Schlichtung angestrebt. Die Ausführungsbestimmungen sind durch die Justizgesetze der Länder geregelt. Die hier tätigen Schlichtungsstellen müssen nach den Landesjustizgesetzen anerkannt sein. Zum Teil werden von diesen Schlichtungsstellen Lösungsvorschläge unterbreitet und auch Möglichkeiten zur Erarbeitung eigener Lösungen angeboten. Die rechtliche Problematik kann mit diesen Schiedsstellen erörtert werden. Getroffene Schlichtungsvereinbarungen können vollstreckbar erklärt und durchgesetzt werden. Neben diesen Schlichtungsstellen existieren nebenamtliche Schiedsstellen, die unter der Aufsicht der Amtsgerichte arbeiten. Als Leitgedanke in diesen Schiedsverfahren steht der Interessenausgleich.

4.2 Beratungsverfahren

Eine allgemein anerkannte Theorie und Definition der Beratung existiert nicht. Die vielfältigen theoretischen Ansätze und Konzepte, die überwiegend aus der Psychologie, der Pädagogik und den Sozialwissenschaften stammen, können im Rahmen dieser Ausführungen nicht im Einzelnen erörtert werden. Es werden hier lediglich die unterschiedlichen Formen der Beratung (vgl. dazu auch Kap. II) sowie die verschiedenen Beratungsgegenstände skizziert.

Die gesellschaftlichen Veränderungsprozesse gehen mit wachsenden Anforderungen an das Individuum einher und erfordern unter anderem eine rasche Erschließung und Verarbeitung von Informationen und Wissen, ein erhöhtes Differenzierungs- und Reflexionsvermögen sowie eine ausgeprägte Entscheidungsfähigkeit. Vor diesem Hintergrund kann eine Zunahme von Beratungsbedarfen mit entsprechenden Angebotsentwicklungen beobachtet werden. Die Beratungsangebote beziehen sich dabei zum einen auf sachliche Informationen. Beispiele aus dem Gesundheitsbereich sind etwa Beratungsanliegen zu Fragen der Altersvorsorge, Pflegeversicherung, Hilfsmittelversorgung oder Ernährung. Beratungen dieser Schwerpunktausrichtung werden überwiegend von Experten für bestimmte Sachgebiete angeboten und sind in der Regel von kurzer Dauer. Diese Form der Beratung wird mit dem Begriff der Expertenberatung umschrieben. Dem steht die Prozessberatung gegenüber, die im psychosozialen Bereich eingesetzt wird und auf die Entwicklung und Stärkung von Selbsthilfepotenzialen ausgerichtet ist. Hier geht es unter anderem um Beratungsanliegen zu Fragen über Partnerschaft, Familie, Erziehung und spezielle gesundheitliche Problemstellungen (z. B. psychosoziale Krebsnachsorge, Aids- und Suchtberatung). Die zu Beratenden werden in komplexen, multifaktoriell beeinflussten Problemsituationen in der eigenen Lösungsentwicklung gestärkt und unterstützt, wobei diese Form der Beratung im Vergleich zur Expertenberatung in der Regel einen längeren Zeitraum in Anspruch nimmt. Problematiken, die psychotherapeutischer Behandlungen bedürfen, bewegen sich an der Grenze zu diesen prozessorientierten Beratungsangeboten.

Experten- versus Prozessberatung

Neben der Beratung von Einzelpersonen und Familien greifen Beratungsangebote auch auf der institutionellen Ebene beziehungsweise in Organisationen. Der Schwerpunkt kann sich hier entweder auf die Objektsphäre oder auf die Subjektsphäre beziehen. Auf die Objektsphäre gerichtet sind zum Beispiel Angebote der Unternehmensberatung, die unter anderem die Bereiche der strategischen Planung, der Wirtschaftlichkeit, der elektronischen Datenerfassung und -verarbeitung etc. umfassen. Organisationen fragen hier Berater häufig in ihrer Expertenkompetenz an mit dem Ziel, für spezifische betriebliche Problemstellungen Konzepte und Lösungsangebote zu erhalten. In der Subjektsphäre finden schwerpunktmäßig Beratungen, zum Beispiel im Bereich des organisationalen Lernens und der Team- und Personalentwicklung, statt. Hier werden die Berater in ihrer Kompetenz als Prozessbegleiter für anstehende Lern- und Entwicklungsprozesse im Personalbereich aufgesucht. Für beide Schwerpunkte ergibt sich in der Regel ein großer Schnittmengenbereich, da individuelle und organisationale Lernprozesse ineinander greifen beziehungsweise strukturelle, prozessbezogene und personale Bedingungen sich gegenseitig beeinflussen.

Unterschied zwischen Beratung und Mediation

Diese Ausführungen dürften deutlich gemacht haben, dass sich die Expertenberatung von der Mediation unterscheidet, während die Prozessberatung in vielen Punkten mit dem Mediationsverfahren in Deckung zu bringen ist. So wird auch in der Prozessberatung das Ziel verfolgt, die Selbsthilfepotenziale von Einzelpersonen, Teams oder Organisationen zu stärken. Ein Unterschied besteht darin, dass Beratung sich nicht explizit auf die Lösung eines Konflikts zwischen Konfliktparteien bezieht. Sie setzt sehr viel allgemeiner an dem persönlichen oder organisationalen Entwicklungsbedarf an. Da Mediation – wie auch die im Folgenden dargestellten Verfahren der Supervision und des Coaching – eine beratende Tätigkeit ist, kann der Begriff Beratung jedoch als Überbegriff verwendet werden.

4.3 Supervision

Die Deutsche Gesellschaft für soziale Supervision umreißt die Funktion und die Aufgaben der supervisorischen Tätigkeit wie folgt:

Was leistet Supervision?

Sie dient als Beratungsinstrument für alle beruflichen Tätigkeiten im Spannungsfeld Person – Rolle – Organisation/Arbeitsfeld – Klienten-/Kundensystem. Insbesondere dient Supervision

- der Steigerung von Professionalität durch Reflexion,
- als Bearbeitung und Lösung von aktuellen Konflikten,
- zur Entwicklung von Rollen-, Aufgaben- und Zielklarheit im Rahmen beruflicher Sozialisations- und Veränderungsprozesse,
- zur Unterstützung von Projektarbeit und bei individuellen Veränderungen oder Veränderungsprozessen in Organisationen.

Konzeptionell kann der Supervisor/die Supervisorin als eine dritte, unabhängige Kraft verstanden werden, die nicht in die Abläufe verwickelt ist, sondern von außen auf die zu beratende berufliche Szene blickt: auf ein Arbeitsteam und die Organisation, in der dieses Team arbeitet, auf Helfer und KlientInnen, auf die Führung und die MitarbeiterInnen. (Deutsche Gesellschaft für soziale Supervision 2/14: Berufsbild Supervisor/-in DGSv)

Supervision wird von Einzelpersonen, Führungs- und Leitungskräften, von Gruppen und Teams in Anspruch genommen. Die Anlässe sind vielfältig. So geht es oft um als problematisch empfundene Interaktionen im beruflichen Arbeitsfeld, um Konflikte im Team, Kooperationsprobleme, um die Übernahme neuer Aufgaben oder veränderte Rollenanforderungen. Konflikte erwachsen dabei nicht selten aus übermäßigen psychischen oder physischen Belastungen, ungeklärten Aufgaben- und Entscheidungskompetenzen und einem selbstüberfordernden Berufs- und Aufgabenverständnis. Die Anfrage erfordert von dem Supervisor eine spezifische Auftragsanalyse, bei der das genaue Anliegen, der Arbeitsauftrag, die Zielsetzung, der Auftraggeber, die Gegenstandsthemen der Supervision und die Teilnehmer zu klären sind. Wenn als Ergebnis einer gemeinsamen Klärung Supervision als Beratungsform angezeigt ist und es zu einer Auftragsübernahme durch den Supervisor kommt, ist eine Auftragsvereinbarung zu treffen. Wenn der Auftraggeber nicht identisch ist mit den Supervisionsteilnehmenden, so ist der Kontrakt als so genannter Dreieckskontrakt zwischen den Supervisanden, dem Auftraggeber und dem Supervisor zu schließen. Hierbei ist besonders darauf zu achten, dass Vereinbarungen zu den Rückkopplungsprozessen mit der Leitungsebene präzise formuliert werden, um Irritationen und Widerstände gegen Veränderungen zu minimieren.

Die Supervision kann insgesamt als ein spezifisches Beratungsformat für berufliches Handeln bezeichnet werden. Hierin unterscheidet sie sich von der Mediation, die eine breitere Zielgruppe anspricht. Entsprechend ihres Handlungsfeldes geht es bei der Supervision nicht nur um die Bearbeitung von Konflikten, wie in der Mediation, sondern auch um Konfliktprävention

Unterschied zwischen Supervision und Mediation

durch die Entwicklung von vorhandenen Potenzialen, wobei hier nicht immer mit Konfliktparteien gearbeitet wird. Übereinstimmung findet sich dagegen in der übergeordneten Zielsetzung, Ratsuchende bei der Entwicklung eigener Problemlösungen im Sinne einer Gestaltung des Prozesses als Hilfe zur Selbsthilfe zu unterstützen.

4.4 Coaching

Was leistet Coaching?

Unter Coaching wird eine Sonderform der Beratung für Führungs- und Leitungspersonen verstanden, die Managementaufgaben zu erfüllen haben. Coaching wird in Form von Einzelberatung oder auch als Beratung von Kleingruppen durchgeführt, so zum Beispiel für Leitungen auf der mittleren Managementebene. Schreyögg benennt als Funktion von Coaching «die Förderung der beruflichen Selbstgestaltungspotenziale, also des Selbstmanagements von Führungskräften und Freiberuflern» und die «Unterstützung für Freud und Leid im Beruf» (Schreyögg, 2003: 13). Die Einsatzfelder von Coaching und Supervision überschneiden sich in der Praxis häufig. Beide Verfahren haben jedoch unterschiedliche Entstehungsorte, die die jeweilige konzeptionelle Orientierung geprägt haben. Während Supervision primär dem psychosozialen Handlungsfeld entstammt, hat sich Coaching im Bereich der Wirtschaft entwickelt. Schreyögg betont die daraus folgende Schwerpunktausrichtung, nach der Supervision eher die «Entwicklung des Menschen und Coaching die Entwicklung des Funktionsträgers akzentuiert» (Schreyögg, 2002: 27). Sie weist jedoch gleichzeitig auch darauf hin, dass «jede Personalarbeit neben dem Funktionsträger auch den Menschen im Berufstätigen ansprechen [muss]» (Schreyögg, 2002: 27).

Eine beratende Tätigkeit im Führungs- und im Leitungsbereich – dies gilt sowohl für die Supervision als auch für das Coaching – verlangt entsprechende Beratungskompetenzen, die ein feldspezifisches Wissen, die Kenntnisse der organisationstheoretischen Ansätze und Managementkonzepte sowie psychosoziales Wissen und Können einschließen. Coaching scheint in einigen Feldern eher «anschlussfähig» und zum Teil auch mit einem Statusgewinn für das Unternehmen verbunden zu sein. Dies ist besonders dann der Fall, wenn Coaching eine Weiterentwicklung der Managementkompetenzen begünstigt, die personale und soziale Kompetenzen einschließen und mit der Führungskräfte befähigt werden, Konfliktpotenziale in konstruktive Gestaltungsoptionen zu transformieren.

Wie für die Supervision gilt auch für das Coaching, dass das Verfahren vor allem dort Gemeinsamkeiten mit der Mediation aufweist, wo es um die Freiwilligkeit der Teilnahme der Konfliktbeteiligten sowie um die Verantwortungsübernahme für die Lösungsentwicklung geht. Unterschiede können hingegen bei der Zielgruppe und bei der Bandbreite der zu behandelnden Konflikte markiert werden. Coaching wird als Beratung insbesondere für Leitungskräfte durchgeführt, und der Gegenstand der Beratung ist auf Problemstellungen in der Gestaltung des Arbeits- und Funktionsbereiches gerichtet. Mediation hingegen wird von verschiedensten Zielgruppen und mindestens zwei Konfliktparteien in Anspruch genommen, wobei die Bandbreite der Konflikte von privaten über berufliche bis hin zu Konflikten in und zwischen verschiedenen gesellschaftlichen Organisationen und Systemen reicht.

Unterschied zwischen Coaching und Mediation

4.5 Synoptische Darstellung der ausgewählten Konfliktlösungsansätze

Für die synoptische Darstellung der ausgewählten Konfliktlösungsverfahren in **Tabelle I-2** wurden folgende zentrale Kriterien herangezogen:

- Zielgruppe/Einsatzfelder
- Konflikt-/Beratungsgegenstand
- Freiwilligkeit
- Auswahl des Vermittlers
- Einflussnahme durch die Drittpartei
- Ergebnisorientierung.

Tabelle I-2: Synoptischer Vergleich von ausgewählten Konfliktlösungsverfahren

Verfahren, Kriterien	Gerichts-, Schieds- bzw. Schlichtungsverfahren	Beratung	Supervision	Coaching	Mediation
Zielgruppe/ Einsatzfelder:	• Privatpersonen • soziale Systeme	• Einzelpersonen, Familien etc. • Non-Profit- und Profit-Organisationen	Mitarbeiter, Teams, Führungskräfte, insbesondere aus sozialen Einrichtungen	Führungs- und Leitungskräfte insbesondere aus der Wirtschaft	• ein oder mehrere private Konfliktparteien • Gruppen • Organisationen • Völker, Staaten
Konflikt-/ Beratungsgegenstand:	Konflikte im privaten und öffentlichen Bereich	personeller und/oder organisationaler Entwicklungsbedarf	• Reflexion professionellen Handelns • Klärung berufl. Rollen, Aufgaben und Ziele • Unterstützung von Veränderungsprozessen in der Organisation	• Weiterentwicklung von Managementkompetenzen • Klärung persönlicher und beruflicher Ziele	Konflikte: • in der Familie • in der Schule • im Wirtschaftsbereich • in der Politik • im sozialen Bereich; • Umweltkonflikte • Täter-Opfer-Ausgleich
Freiwilligkeit:	nicht freiwillig	freiwillig	freiwillig	freiwillig	freiwillig
Auswahl des Vermittlers:	keine Wahlmöglichkeit	Klientensystem sucht Beratersystem aus	Klientensystem sucht Beratersystem aus	Klientensystem sucht Beratersystem aus	Konfliktparteien einigen sich gemeinsam auf einen Mediator
Einflussnahme durch die Drittpartei:	Definitions- und Entscheidungsmacht auf der Grundlage von: • gesetzlichen Regelungen • Schiedsgutachten	Expertenberatung: • Konzeptionen • Lösungsvorschläge Prozessberatung: • Förderung der Selbsthilfepotenziale	Unterstützung der Ratsuchenden bei der eigenen Problemlösungsentwicklung	Förderung beruflicher Selbstgestaltungspotenziale	Unterstützung der Konfliktparteien bei der Bearbeitung des Konflikts und bei der Suche nach Lösungen
Ergebnisorientierung:	Win-lose-Konstellation	keine inhaltliche Entscheidungsbefugnis; Hilfe zur Selbsthilfe	keine inhaltliche Entscheidungsbefugnis; Hilfe zur Selbsthilfe	keine inhaltliche Entscheidungsbefugnis; Hilfe zur Selbsthilfe	Win-win-Konstellation, Interessenausgleich

5. Zusammenfassung

Die Mediation hat sich zunächst in den USA und seit den Achtzigerjahren des vorigen Jahrhunderts auch in Deutschland zu einem außergerichtlichen Konfliktregelungsverfahren entwickelt, das die am Konflikt Beteiligten bei einer eigenständigen und konstruktiven Lösungsentwicklung unterstützt. In verschiedenen Anwendungsfeldern der Mediation haben sich inzwischen Fachverbände etabliert, die sich die Entwicklung von Ausbildungsstandards und die Sicherung der Qualität professionell geleiteter Mediationsverfahren zur Aufgabe gemacht haben. Mediation unterstützt die Lösungsentwicklung von Konflikten zwischen Individuen, in und zwischen Gruppen und größeren sozialen Gebilden. Entsprechend sind soziale Konflikte der zentrale Gegenstand von Mediation. Soziale Konflikte werden von den intrapersonellen Konflikten unterschieden, obgleich innere Konflikte in dem Bearbeitungsprozess von Konflikten häufig eine Rolle spielen und auch einbezogen werden. Der Fokus im Mediationsverfahren ist jedoch auf das interpersonelle Konfliktgeschehen gerichtet. Der Definition Glasls folgend wird von einem sozialen Konflikt dann gesprochen, wenn bestimmte Merkmale erfüllt sind: Zentral ist dabei das Auftreten einer Unvereinbarkeit zwischen mindestens zwei Personen im Denken, Fühlen oder Wollen, die eine Beeinträchtigung des Handelns zur Folge hat.

Durch die Betrachtung von Konfliktphänomenen aus unterschiedlichen Perspektiven können Konflikte klassifiziert werden. Für die Konfliktbehandlung kann die integrative Sicht, die sich von monokausalen Denkweisen löst und stattdessen eine Verkettung von Ursachen und Wirkungen annimmt, als weiterführend angesehen werden. Die integrative Sicht bezieht auch die von sozialen Konflikten abgrenzbaren intrapersonellen Konflikte ein und gelangt damit zu einer holistischen Perspektive. Ein weiterer Zugang zum Verständnis von Konflikten kann über die Betrachtung der menschlichen Umgangsweisen mit Konflikten und den daraus resultierenden Wirkungen erschlossen werden. Zwischenmenschliche Konflikte gelten als soziale Stressoren, die Reaktionen und Verarbeitungsprozesse zur Verminderung der Ist-Soll-Diskrepanz auslösen. Die mit der Konfliktbewältigung verbundenen Bewertungsprozesse werden in Abhängigkeit und vor dem Hintergrund von Persönlichkeitsmerkmalen, den eigenen lern- und lebensgeschichtlichen Erfahrungen und externen Hilfs- und Unterstützungsmöglichkeiten vorgenommen. Lang anhaltende Stressreaktionen, die auf der emotionalen, physischen und kognitiven Ebene wirken, führen auf der individuellen Ebene zu akuten und chronischen Erkrankungen. Auf der sozialen Ebene tragen die Reaktionen auf anhaltende Stressoren zu einer Eskalation des Konflikts bei, der dann wieder sowohl auf der individuellen als auch auf der sozialen Ebene zerstörerische Auswirkungen haben kann.

Die Mediation unterstützt konstruktive Konfliktlösungen und vermittelt gleichzeitig Lernerfahrungen, die zukünftige Bewertungsprozesse positiv beeinflussen können. Diese Lernerfahrungen basieren auf dem sachbezogenen Verhandlungsmodell nach dem Harvard-Verhandlungskonzept, das auf eine Win-win-Konstellation und einen Interessenausgleich ausgerichtet ist. Für die Einleitung eines Mediationsverfahrens ist es hilfreich, nach Glasl eine Systematisierung der Erscheinungsformen von Konflikten vorzunehmen; diese umfasst den Rahmen des Konflikts, die Reichweite der Bemühungen und die dominante Äußerungsform des Konflikts. Auf Grund der Verkettung von Ursachen und Wirkungen im Konfliktgeschehen sind weitere Verstehenszugänge über das Verbinden und Ineinanderfügen der Informationsgewinnung durch analytische und synthetische Betrachtungen im Bearbeitungsprozess zu erschließen. Diesen Blickwinkel einzunehmen und die Beteiligten zur Übernahme unterschiedlicher Perspektiven einzuladen, ist Teil des Bearbeitungsprozesses im Mediationsverfahren.

Neben der Mediation gibt es verschiedene Verfahren zur Konfliktbehandlung, in denen unterschiedlich legitimierte Drittparteien Konfliktlösungen anregen oder entscheiden. Dazu zählen Gerichtsverfahren, Schieds- und Schlichtungsverfahren, Beratungen, die Supervision und das Coaching. Die Kenntnis dieser Verfahren ist von Vorteil, um entscheiden zu können, welches Vorgehen zur Lösung eines Konflikts am besten geeignet ist.

Literatur

Besemer, C.: Mediation – Vermittlung in Konflikten. Stiftung Gewaltfreies Leben, Baden 2002

Bischof, L. J.: Persönlichkeitstheorien: Darstellungen und Interpretationen. Paderborn 1983

Bock-Rosenthal, E.: Soziale Ungleichheiten. In: Biermann, B. et al.: Soziologie: gesellschaftliche Probleme und sozialberufliches Handeln. Reinhardt Verlag, München 2000

Brücker, H.: Sozialer Stress, defensives Coping und Erosion der Kontrollüberzeugung: eine empirische Studie zu Störfaktoren des gesundheitlichen Wohlbefindens von Erwachsenen. Münster/New York 1994

Cohn, R. C.: Von der Psychoanalyse zur themenzentrierten Interaktion: von der Behandlung einzelner zu einer Pädagogik für alle. Klett-Cotta, Stuttgart 1994

Deutsche Gesellschaft für soziale Supervision (DGSv): Berufsbild Supervisor/-in DGSv. http://www.dgsv.de/down/berufsbi.pdf (Download am 10.04.04)

Fisher, R.; Ury, W.; Patton, B.: Das Harvard-Konzept: der Klassiker der Verhandlungstechnik. Campus, Frankfurt/Main, New York 2004

Glasl, F.: Konfliktmanagement: Ein Handbuch zur Diagnose und Behandlung von Konflikten für Organisationen und ihre Berater. Haupt Verlag, Bern 1994

Glasl, F.: Selbsthilfe in Konflikten: Konzepte – Übungen – praktische Methoden. Haupt Verlag, Bern 2002

Haeske, U.: Konflikte im Arbeitsleben: mit Mediation und Coaching zur Lösungsfindung. Kösel, München 2003

Hösl, G. G.: Mediation – die erfolgreiche Konfliktlösung: Grundlagen und praktische Anwendung. Kösel, München 2002

Krech, D.; Crutchfield, R. S.: Grundlagen der Psychologie. BELZ, Weinheim/Basel 1994

Michal-Misak, S.: Politische Mediation – ihre Grenzen und Möglichkeiten. In: Mehta, G.; Rückert, K. (Hrsg.): Mediation und Demokratie. Heidelberg 2003 (http://www.politeia.at/POLITEIA/artikel.htm, Download am 03.02.04)

Pühl, H. (Hrsg.): Mediation in Organisationen – Neue Wege des Konfliktmanagements: Grundlagen und Praxis. Ulrich Leutner Verlag, Berlin 2003

Rappe-Giesecke, K.: Supervision: Theorie und Praxis der Gruppen- und Teamsupervision. Springer, Berlin 1994

Regnet, E.: Konflikte in Organisationen: Formen, Funktionen und Bewältigung. Beiträge zur Organisationspsychologie, Bd. 12. Hogrefe, Göttingen/Stuttgart 1992

Schreyögg, A.: Konfliktcoaching: Anleitung für den Coach. Campus, Frankfurt/Main, New York 2002

Schreyögg, A.: Coaching: eine Einführung für Praxis und Ausbildung. 6. Aufl. Campus, Frankfurt/Main, New York 2003

Weigand, W.: Die Analyse des Auftrags in der Teamsupervision und Organisationsberatung. In: Fatzer, G. (Hrsg.): Supervision und Beratung: ein Handbuch. EHP Edition Humanistische Psychologie, Köln 1990

http://www.umweltmediation.info/brosch2.pdf (Download am 19.1.04)

http://www.umweltmediation.info/standards.htm (Download am 3.2.04)

II
Struktur und theoretischer Hintergrund der Mediation

Nachdem in Kapitel I die Grundlagen des Mediationsverfahrens vorgestellt sowie konflikttheoretische Grundkenntnisse vermittelt worden sind, sollen in diesem Kapitel zunächst die Merkmale beziehungsweise Prinzipien der Mediation weiter spezifiziert sowie die Phasen ihres Ablaufs dargestellt werden. Die Prinzipien weisen einen engen Bezug zu der Grundhaltung des Mediators auf und können als ein entscheidendes Charakteristikum dieses Konfliktlösungsverfahrens begriffen werden. Die Phasen der Mediation beschreiben den Weg der Lösungsfindung in sechs Verfahrensschritten, wobei die Prinzipien jeder einzelnen Phase zu Grunde liegen.

Im zweiten Schwerpunkt dieses Kapitels wird die Entwicklung eines übergreifenden theoretischen Ansatzes, auf den die Mediation gründen kann, dargelegt. Dieser Ansatz kann auch als Handlungsmodell bezeichnet werden, das für den Mediator die gedankliche Basis zur Gestaltung des Konfliktlösungsprozesses sowie für die Beschreibung und Begründung seines Vorgehens gegenüber seinen Klienten schafft. In Anlehnung an Schreyögg (2001) soll für ein mögliches Handlungsmodell der Mediation eine Wissensstruktur entwickelt werden, in der erkenntnistheoretische Prämissen, Theorien, Konzepte und Methoden aufeinander bezogen und abgestimmt sind.

1. Prinzipien und Phasenverlauf der Mediation

Von Mediation beziehungsweise von der Mediationstauglichkeit eines Konflikts kann dann gesprochen werden, wenn folgende Prinzipien erfüllt sind (vgl. auch **Abb. II-1**):

Prinzipien der Mediation

1. Der Mediator ist grundsätzlich nicht an dem Konfliktgeschehen beteiligt oder davon betroffen, und er ist auch in Bezug auf die Konfliktbeteiligten nicht weisungsbefugt. Er begleitet den Prozess der Konfliktlösung, löst klärende Diskussionen aus, fördert Verstehensprozesse, regt lösungsorientiertes Vorgehen an, gibt Impulse für Innovationen etc. Seine Position als externer Dritter schafft die notwendige Vertrauensbasis in der Zusammenarbeit von allen Beteiligten. Als externer Dritter ist der Mediator indes nicht neutral. Vielmehr versucht er, sich auf der Basis der Allparteilichkeit in die Standpunkte,

Externer Dritter und Allparteilichkeit

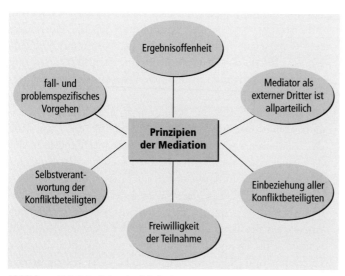

Abbildung II-1: Prinzipien der Mediation

Sichtweisen und Interessen der einzelnen Beteiligten gleichberechtigt einzudenken und einzufühlen mit dem Ziel, den Konflikt einer Klärung und Lösung zuzuführen, die für alle Beteiligten akzeptabel ist.

Einbeziehung aller Konfliktbeteiligten

2. Der Mediator sorgt dafür, dass alle an dem Konfliktgeschehen Beteiligten in den Klärungsprozess einbezogen werden. Die Frage, wer Konfliktbeteiligter ist, definieren in einem ersten Schritt sicher immer die Personen, die einen Mediationsprozess anstreben. Nach einem oder mehreren klärenden Vorgesprächen liegt es allerdings auch in der Verantwortung des Mediators, die Angaben der Klienten gemeinsam mit ihnen zu reflektieren und gegebenenfalls auf die Existenz weiterer Betroffener an dem Konflikt hinzuweisen und deren Einbeziehung vorzuschlagen. Ein Konflikt kann nur dann erfolgreich gelöst werden, wenn alle wechselwirkenden Zusammenhänge erfasst und die Kompetenzen der in diesen Zusammenhängen kommunizierenden Personen für den Lösungsprozess systematisch nutzbar gemacht werden.

Freiwilligkeit der Teilnahme

3. Die Einbeziehung aller Konfliktbeteiligten in die Mediation basiert auf dem Prinzip der Freiwilligkeit. Dieses Prinzip greift in jeder Phase der Mediation. So hat der Mediator zunächst zu Anfang des Klärungsprozesses sicherzustellen, dass die Beteiligten die Bereitschaft zur Mitarbeit mitbringen. Dies gilt insbesondere für den Fall, dass der Auftrag von dritter Seite formuliert wird – etwa durch eine Leitungskraft eines Unternehmens bei einem Konflikt zwischen Mitarbeitern. Für die darauf folgenden Phasen der Konfliktbearbeitung gilt ebenfalls, dass bei den Konfliktparteien die Motivation und Bereitschaft vorhanden sein muss. Formuliert eine Partei, dass für sie die Grundlage für eine Konfliktbearbeitung nicht mehr vorhanden ist, kann von dieser Seite aus die Mediation beendet werden.

Eigenverantwortung der Konfliktbeteiligten

4. Mit der Freiwilligkeit der Teilnahme an der Mediation ist zugleich auch die Eigenverantwortlichkeit für die Ergebnisse der Mediation verbunden. Der Mediator ist Experte in der Anleitung eines Konfliktlösungsprozesses, für den Konfliktgegenstand beziehungsweise für das Thema, um das es geht, ist er es nicht. Hier ist das Wissen jedes Einzelnen von Bedeutung, im Mittelpunkt der Betrachtung stehen die eigenen Antworten der Beteiligten. Sie sind der Ausgangspunkt für weitere Überlegungen im Hinblick auf dahinter liegende Interessen und deren Konsensfähigkeit. Der Klient ist also Experte für sein eigenes Anliegen. Der Mediator gibt die

Unterstützung für einen strukturierten und systematischen Lösungsprozess, in dem die Teilnehmer zur Selbstreflexion und zum Dialog angeleitet werden.

5. Jeder Konflikt in einer Mediation hat unitären Charakter, ebenso die darauf bezogene Lösung. Im Unterschied zu anderen Konfliktlösungsverfahren – etwa Gerichtsverfahren – versucht die Mediation nicht, die Frage nach der Schuld zu klären und auf Rechtsnormen basierende Lösungsansätze heranzuziehen. Vielmehr ist das Verfahren fall- und problemspezifisch ausgerichtet, wodurch eine Verallgemeinerung von Lösungen ausgeschlossen ist. Im Vordergrund steht das subjektive Konflikterleben der Beteiligten. Dieses wird in seiner Unterschiedlichkeit akzeptiert, um vor diesem Hintergrund einen Konfliktlösungsprozess zu initiieren, in dem Haltungen, Standpunkte und Interessen sich angleichen beziehungsweise konsensfähig werden. *Fall- und problemspezifisches Vorgehen*

6. Da in der Mediation die Sichtweisen und Interessen der Konfliktparteien grundsätzlich akzeptiert werden, muss zwangsläufig von einem Mindestmaß an Ergebnisoffenheit des Mediationsprozesses ausgegangen werden. Ergebnisoffenheit und Interessenoffenheit sind zwei Seiten einer Medaille. Die Bandbreite der in der Mediation formulierten Interessen kann von der Vermeidung oder gegenseitigen Blockade über den Versuch der Interessendurchsetzung bei einseitigem Nutzengewinn bis hin zu einem Kompromiss reichen, in dem beide Seiten von ihren ursprünglichen Interessen erhebliche Abstriche machen müssen. Zielperspektive in dem Konfliktlösungsprozess durch Mediation ist die Kooperation, auch als Win-win-Situation bezeichnet. Da die Kooperation ein Gelingen der Kommunikation voraussetzt, ist sie die anspruchsvollste Lösung und gewinnt in dem Maße an Qualität, wie die Beteiligten sich aufeinander einlassen können und wollen. *Ergebnisoffenheit*

Wie aus der Darstellung der grundlegenden Prinzipien der Mediation deutlich geworden sein dürfte, besitzt der Mediator keine eigene Entscheidungskompetenz. Seine Kompetenz liegt vielmehr in der Anleitung und Begleitung von Konfliktparteien bei der Suche nach Konfliktlösungen, wobei die Eigenverantwortung der am Konflikt Beteiligten im Vordergrund steht. Die Prozesssteuerung durch den Mediator ist dabei eine wesentliche Voraussetzung für die Ermöglichung von Lösungsfindungen. Sie folgt idealtypisch einem aufeinander aufbauenden strukturier- *Prozesssteuerung*

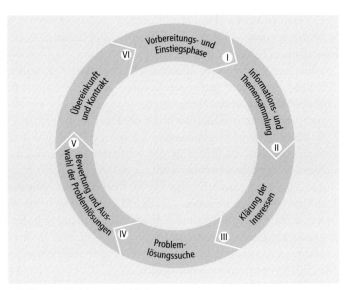

Abbildung II-2: Phasen der Mediation

ten Ablauf, in dem verschiedene Phasen unterschieden werden. In der Literatur finden sich fünf- oder sechsphasige Modelle, in denen die einzelnen Phasen oder Schritte unterschiedlich genannt werden, aber ähnliche Inhalte aufweisen (Besemer, 1998; Faller, 1998; Redlich/Elling, 2000; Hösl, 2002; Haeske, 2003). Im Folgenden soll ein Sechs-Phasen-Modell beschrieben werden (vgl. **Abb. II-2**).

1.1 Phase I

Vorbereitungs- und Einstiegsphase

In der Vorbereitungs- und Einstiegsphase geht es zunächst darum, erste Informationen über das Konfliktthema, die Konfliktbeteiligten sowie den bisherigen Konfliktverlauf zu sammeln. Je nach der Komplexität des Anliegens kann eine solche Datensammlung ein oder mehrere Vorgespräche erfordern. In dieser Vorphase klären grundsätzlich beide Seiten – der Mediator wie die Konfliktparteien – für sich ab, ob sie einen längerfristigen Arbeitsprozess miteinander eingehen wollen. Der Mediator prüft dies insbesondere im Hinblick auf die Eignung des Konflikts und der Konfliktkontrahenten für eine Mediation. Hierbei spielen die Motivation der Ratsuchenden sowie die Sachkompetenz des Mediators im Hinblick auf den Konfliktgegenstand eine große Rolle. Haeske (2003) weist in diesem Zusammenhang auf die Notwendigkeit der Eigensupervision hin, die gegebenenfalls noch durch eine kollegiale Supervision zu ergänzen ist. Im Mittelpunkt steht dabei die Überprüfung der inhaltlichen und der emotionalen Handlungsfähigkeit. Erstere umfasst die Sachanalyse des Konflikts, letztere eine Exploration der inneren Bilder und Gefühle (Haeske, 2003: 171f.).

Die Konfliktparteien überprüfen ihre Bereitschaft zur Zusammenarbeit insbesondere mit Hilfe ausführlicher Informationen über die Ziele, Verfahren und Grundregeln der Mediation sowie die Rolle des Mediators. Fällt von beiden Seiten eine positive Entscheidung, folgt die sorgfältige Gestaltung des Auftrages, bei der die Ziele, die Prinzipien und die voraussichtliche Dauer der Mediation fixiert werden. Die Unterzeichnung eines Mediationsvertrages hat neben dem Aspekt der Verbindlichkeit eine motivationsstärkende Funktion, da durch konkrete Zielformulierungen der vorherrschenden Problemperspektive eine Lösungsperspektive entgegengestellt wird und Gemeinsamkeiten hervorgehoben werden. Konkret sollte der Mediationsvertrag folgende Punkte enthalten:

Mediationsvertrag

- Einigkeitserklärung über die Durchführung einer Mediation mit Nennung der Konfliktparteien sowie des Mediators.
- Erläuterung des Verfahrens der Mediation als außergerichtliche, fall- und problemspezifische Konfliktlösung zum Vorteil aller Beteiligten, in dem die Entscheidungsbefugnis bei den Teilnehmern liegt.
- Vereinbarung der Konfliktteilnehmer zur konstruktiven Problem- und Konfliktlösung unter Einhaltung der besprochenen Spielregeln; gegebenenfalls Begleitung der Konfliktparteien durch weitere Personen ihres Vertrauens.
- Unterlassungsverpflichtung im Hinblick auf gerichtliche Schritte (hiervon ausgenommen sind Fristwahrungen).
- Entbindung des Mediators von jedweder rechtlicher Haftung und Verantwortlichkeit; die Teilnehmer entscheiden eigenverantwortlich, was die Überprüfung von in der Mediation getroffenen Vereinbarungen durch Dritte einschließt.
- voraussichtlicher Umfang und Frequenz der Sitzungen; Festlegungen über die Beendigung des Mediationsverfahrens einschließlich vorzeitiger Beendigung.
- Vertraulichkeitserklärung in Bezug auf die Inhalte der Mediationsgespräche.

1.2 Phase II

Informations- und Themensammlung

Die Aufgaben in der zweiten Phase umfassen das Herausarbeiten von klärungsbedürftigen Themen aller Konfliktbeteiligten und die Priorisierung der Reihenfolge, in der die Probleme bearbeitet werden sollen. Ziel ist es dabei, einen Überblick über alle Anliegen zu bekommen und dadurch zu vermeiden, dass die Kontrahenten sich gleich an einem Teilthema «festbeißen» oder einen «Nebenschauplatz» eröffnen. Unterstützend wirken hier die verschiedensten Visualisierungs- und Strukturierungstechniken. Möglich ist dabei auch eine Aufforderung an die Teilnehmer, ihre Anliegen in einer Zeichnung darzustellen, die in einem ersten Ausdruck noch Verfremdungen enthalten kann. Die Teilnehmer können dadurch gerade zu Beginn noch den Grad der Offenheit entscheiden, mit dem sie ihr Thema vortragen wollen. Um Eskalationen und Feindseligkeiten vorzubeugen, hilft der Mediator, die vorgetragene Kritik und die Beschwerden in Wünsche, Bedürfnisse und Anliegen umzuformulieren. Dieser Prozess stellt große Anforderungen an die soziale und sprachliche Kompetenz des Mediators, da sich zum einen die Betreffenden darin wiedererkennen müssen und zum anderen die Gegenpartei sich nicht angegriffen fühlen darf. Hösl empfiehlt hier eine Unterscheidung in der Themensammlung zwischen Positionen, Themen und Interessen (Hösl, 2002: 94f.).

Positionen, Themen und Interessen

Themen kennzeichnen, worum es geht, und sie bilden ab, was für die Teilnehmer bedeutsam ist. Die Position beinhaltet die Haltung und die Ansprüche gegenüber dem anderen und wird häufig in Reizwörtern, wie «Du musst» oder «Ich will», formuliert. Das Interesse zeigt an, was die Beteiligten für sich erreichen wollen und steht im Mittelpunkt der dritten Phase. Bei der Umformulierung der Kritik und der Beschwerden geht es also vor allem um die Identifizierung dahinter liegender Positionen und ihre neutrale, positive (als Wunsch), verständliche und lösungsoffene Umformulierung in ein Thema. Gelingt dieser Schritt, so ist eine gute Grundlage für die wachsende Selbsterkenntnis wie auch für die Akzeptanz des Standpunktes des anderen gelegt.

1.3 Phase III

Klärung der Interessen

Die Klärung der Interessen stellt den Kern der Mediation dar, hier beginnt die eigentliche Konfliktbearbeitung. Dabei geht es vor allem darum, die hinter den Interessen liegenden tieferen

Motive und Gefühle zu erschließen, die den Beteiligten mehr
Klarheit über ihre inneren Beweggründe verschaffen können.
Die Vertretung eigener Interessen hat dabei grundsätzlich mit
dem Bedürfnis nach Autonomie und Separierung zu tun, das
wiederum einen Spannungspol bildet zu dem Bedürfnis nach
Bindung. Das Ausbalancieren beider Bedürfnisse stellt einen
grundsätzlichen Konflikt dar. In einem langen, komplizierten
Individuierungs- und Separierungsprozess zentriert sich dieser
Konflikt jeweils auf verschiedenen Reifungsniveaus. Vertrauen
und Misstrauen, Festhalten und Loslassen, Nehmen und Geben
kennzeichnen dabei Konfliktpole, die die Entwicklung und
Auseinandersetzung lebenslang bestimmen. Autonomes Handeln im Sinne der Vertretung eigener Interessen kann in diesem
Prozess erst dann an Qualität und Reife gewinnen, wenn es bezogen ist auf soziale Beziehungen und in ihnen eingebettet
bleibt. In der Konsequenz erfordert dies eine klare Formulierung von Wünschen und Bedürfnissen, ein Zu-mir-selbst-Stehen und Bei-mir-selbst-Bleiben. Sie bilden die Grundlage
für die Selbstakzeptanz, die zugleich erst die Möglichkeit für die
Akzeptanz des anderen schafft.

Innere Beweggründe

Für den Mediator stellt sich in dieser Phase die anspruchsvolle
Aufgabe, die Konfliktparteien auf dem Weg der Erforschung
ihrer inneren Beweggründe und Gefühle zu begleiten beziehungsweise diesen Weg anzuregen. Hilfreich dabei ist das Erinnern an wichtige Kommunikationsregeln, wie zum Beispiel das
Sprechen in Ich-Botschaften beziehungsweise das Umformulieren von Du-Botschaften, Schuldzuweisungen und wertenden
Aussagen in nichtbewertende und nichtangreifende neutrale
Aussagen. Es gilt den Blick und die Wahrnehmung der Beteiligten für Feindseligkeiten und Angriffe, für emotionale Blockierungen und für ein einseitiges Haben- und Nehmen-Wollen zu
schärfen. Gleichzeitig muss die Bereitschaft zur Offenlegung
des eigenen Interesses gefördert und als Fähigkeit der Willensstärke und eigenen Zielverfolgung gewürdigt werden. Spiegelungen und Paraphrasierungen durch den Mediator fördern
dabei den wechselseitigen Verstehensprozess.

Kommunikationsregeln

Wenn alle Interessen und Sichtweisen ausführlich dargestellt
worden sind, fasst der Mediator schließlich das Ergebnis zusammen. Er sollte dabei zunächst die Gemeinsamkeiten zwischen
den Standpunkten herausarbeiten. Den Konfliktparteien kann
dadurch deutlich gemacht werden, dass nicht alle Facetten der

Gemeinsamkeiten und Differenzen

eigenen Vorstellungen dissent sind. Anschließend werden die Differenzen benannt. Es ist hilfreich, das Ergebnis zu visualisieren, wobei den einzelnen Konfliktaspekten beziehungsweise -themen die Interessen der beteiligten Kontrahenten zugeordnet werden. Wenn die Konfliktparteien nach dieser Phase ihre Interessen weniger als Konkurrenzkampf denn als gemeinsames Problem sehen können, ist ein wichtiges Teilziel in der Mediation erreicht worden.

1.4 Phase IV

Problemlösungssuche

Auf der Grundlage der identifizierten Themen und unterschiedlichen Interessen geht es in dieser Phase um die Sammlung von Ideen, die mögliche Problemlösungen enthalten beziehungsweise neue Umgehensweisen aufzeigen. Methodisch ist es dabei vielleicht erforderlich, die Themen in Teilprobleme zu zerlegen, das heißt, die Komplexität zu reduzieren und mit den weniger schwierigen Problemen zu beginnen, um erste Erfolgserlebnisse zu erzielen und die Kreativität und den Willen zur Problemlösung zu fördern. Der Mediator initiiert und unterstützt dabei den Ansatz des systemischen Denkens, das im Gegensatz zu den immer noch vorherrschenden monokausalen und linearen Denkmustern die Wechselwirkungszusammenhänge und Rückkopplungseffekte in den Mittelpunkt der Betrachtung stellt. In dem Prozess der Problemlösung achtet der Mediator konkret darauf, dass die verschiedenen Standpunkte der Beteiligten Berücksichtigung finden und regt Perspektivenwechsel an. Er leitet analytische Prozesse zur Erfassung von Interaktionen und Kreisläufen an und stellt Fragen zu zukünftigen Handlungsmöglichkeiten sowie deren Schwächen, Stärken und Chancen der Realisierung.

Systemisches Denken

Für die Problemlösungssuche bietet sich eine Reihe von einschlägigen Methoden und Techniken an, auf die zum Teil in Kapitel III weiter eingegangen wird. Grundsätzlich sollten die Lösungen von den Teilnehmern selbst erarbeitet werden. Allerdings können im Einzelfall auch von dem Mediator Ideen mit in den Lösungsprozess eingebracht werden, wenn deutlich geworden ist, dass nahe liegende oder wichtige Lösungsansätze von den Konfliktparteien nicht gesehen werden. Hier gilt allerdings eine «einladende Zurückhaltung» im Sinne eines Abklärens der Bedeutung und Brauchbarkeit dieser Ideen für die Teilnehmer.

1.5 Phase V

Im Vordergrund dieser Phase steht die Bewertung der angedachten Problemlösungen im Sinne ihrer Tauglichkeit, Machbarkeit und Akzeptanz von allen Beteiligten sowie die sich daran anschließende Auswahl für den konkreten Prozess der Umsetzung. Mit dem Kriterium der Tauglichkeit wird grundsätzlich erfasst, ob die genannten Probleme mit den erarbeiteten Ideen umfassend und langfristig gelöst werden können und ob keine neuen Probleme in der Folge entstehen. Das Kriterium der Machbarkeit zielt ab auf einen Realitätstest, in dem die praktische Umsetzung überprüft wird. Soweit dies möglich ist, sollten die Teilnehmer den Realitätstest eigenverantwortlich durchführen. Ein solcher «Innen-Check» kann zum Beispiel finanzielle und soziale Aspekte umfassen. Für den Fall, dass rechtliche Fragen oder Fragen, die in die Entscheidungskompetenz Dritter fallen, geklärt werden müssen, muss ein «Außen-Check» erfolgen.

Bewertung und Auswahl der Problemlösungen

Realitätstest

Die Bewertung und Auswahl der verschiedenen Lösungsoptionen kann mit Hilfe einschlägiger Methoden und Techniken erfolgen. Bewährt hat sich hier unter anderem die Erarbeitung einer Entscheidungsmatrix, für die zunächst gemeinsam nach Kriterien gesucht wird, auf die sich alle Beteiligten einigen können und die dann hierarchisiert werden. Die einzelnen Lösungsvorschläge werden anschließend im Hinblick auf diese Kriterien differenziert bewertet. Für den Fall, dass sich der Prozess des Aushandelns insgesamt sehr schwierig gestaltet, regt Besemer an, in einem ersten Schritt grundsätzlich die Reichweite beziehungsweise den Wirkungsgrad der vorgeschlagenen Lösungen festzulegen (Besemer, 1998: 77). In Anlehnung an Fisher und Ury können folgende Alternativen aufgebaut werden:

Entscheidungsmatrix

- sachliche Einigung – Einigung über das Verfahren
- dauerhafte Einigung – vorläufige Einigung
- umfassende Einigung – partielle Einigung
- Einigung im Detail – prinzipielle Einigung
- bedingungslose Einigung – bedingte Einigung
- bindende Einigung – nichtbindende Einigung
- erstrangige Einigung – nachrangige Einigung
(Fisher/Ury, 1991; n. Besemer, 1998: 77).

1.6 Phase VI

Übereinkunft und Kontrakt

Die in Phase V ausgewählten Lösungen bilden die Grundlage für die abschließende Mediationsvereinbarung. Diese arbeitet der Mediator aus, wobei er sich möglichst an die Sprache und die Begriffe der Konfliktparteien anlehnt und Formulierungen immer wieder rückkoppelt. Sobald die Übereinkunft verschriftlicht ist, wird für alle Beteiligten noch einmal verdeutlicht und überprüft, ob die gefundenen Lösungen wirklich konsensfähig sind und ob sie für alle Beteiligten neben den Kompromissen, die mit Abstrichen verbunden sind, auch Vorteile enthalten. Dabei ist es wichtig, dass die getroffenen Vereinbarungen so präzise und genau wie irgend möglich im Hinblick auf konkrete Verpflichtungen, Versprechungen und Verantwortlichkeiten der einzelnen Teilnehmer ausgearbeitet werden. Hier gilt es auch zu berücksichtigen, dass die Einhaltung des Kontrakts *Überprüfbarkeit* überprüfbar wird und bleibt. Für eine solche Umsetzungs- oder Erfolgskontrolle kann ein Nachfolgetreffen zwischen den Konfliktparteien und dem Mediator vereinbart werden. Werden hier gravierende Probleme deutlich, kann ein Termin für eine Nachverhandlung vereinbart werden.

Der Kontrakt wird besiegelt durch die Unterschrift aller Teilnehmer, die alle jeweils ein Exemplar erhalten; ein weiteres Exemplar verbleibt bei dem Mediator. Wird von den Beteiligten eine rechtlich bindende Form des Vertrages gewünscht, ist es notwendig, den Vertrag durch einen Notar oder Rechtsanwalt in die entsprechende Form zu bringen.

Der Mediator sorgt am Ende des Mediationsprozesses für einen guten Abschluss. Hier kann zum Beispiel noch einmal das Engagement der Teilnehmer in der Zusammenarbeit und bei der Konfliktlösung gewürdigt und ein Blick in die Zukunft angeregt werden.

Wie bereits dargestellt wurde, setzt die Erarbeitung von Problem- und Konfliktlösungen in der Mediation bei den Beteiligten die Bereitschaft zur Auseinandersetzung mit sich selbst und mit den eigenen Interessen und Motiven sowie mit denen der anderen am Konflikt Beteiligten voraus. Die damit verbundene Fähigkeit zur Selbstwahrnehmung sowie die Fähigkeit, einen offenen Dialog zu führen, wird während der Zusammenarbeit durch den Mediator initiiert und unterstützt. Aus dieser Perspektive betrachtet ist der Mediationsprozess zugleich auch ein Lernprozess für die Beteiligten untereinander und für jeden Einzelnen. Um diesen Lernprozess gezielt fördern zu können, ist es hilfreich, sich mit einigen didaktischen Überlegungen vertraut zu machen.

Mediation als Lernprozess

Didaktische Ansätze befassen sich mit Prinzipien, Formen und Verfahren von Lehren und Lernen. Im Mittelpunkt steht dabei die Planung des Lernprozesses, die auf ein bestimmtes Ziel bezogen ist. Die Planung des Lernprozesses folgt bestimmten Phasen und stellt die Grundstruktur einer Lernsituation dar, die immer den klassischen Dreischritt Einstieg, Erarbeitung und Sicherung/Abschluss umfasst. Dem Einstieg kommt die didaktische Funktion zu, den geplanten Anfang des angestrebten Lernprozesses zu sichern. Die Teilnehmer sollen orientiert und motiviert werden, wobei an vorhandenes Wissen angeknüpft und eine Konsensfähigkeit in Bezug auf die Lernziele hergestellt wird. Die Phase der Erarbeitung stellt den Kern der gemeinsamen Arbeit dar, wobei die didaktischen Funktionen auf das Anregen, Unterstützen und Lenken von Lernprozessen gerichtet sind. In der dritten Phase erfolgen dann die Festigung des Erlernten sowie die Aus- und Bewertung des Lernprozesses, wobei auch Fragen nach anschließenden Lernprozessen zur Diskussion stehen. **Abbildung II-3** verdeutlicht diese Verlaufsform einschließlich der didaktischen Funktionen in den einzelnen Phasen.

Phasen der Planung des Lernprozesses

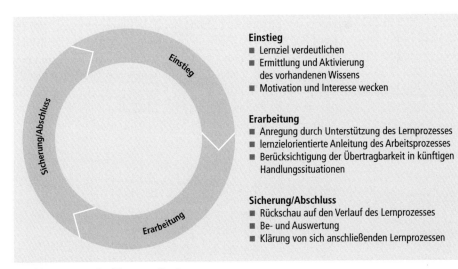

Abbildung II-3: Verlaufsform von Seminaren

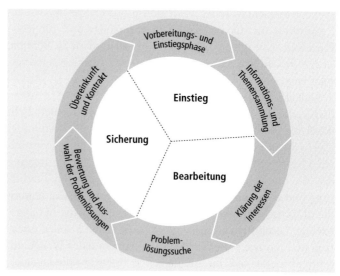

Abbildung II-4: Vernetzung der Phasenmodelle

1.7 Modellvernetzung

Vernetzung der Phasenmodelle

Ein Vergleich der Grundstruktur von Lernsituationen mit den Phasen der Mediation zeigt nun deutlich Verbindungen und Gemeinsamkeiten, die es erlauben, eine Vernetzung beider Verlaufs- beziehungsweise Phasenmodelle vorzunehmen (vgl. **Abb. II-4**). Diese Vernetzung hat für die praktische Arbeit den Vorteil, neben der inhaltlichen Ebene der Konfliktexploration und der Konfliktlösung den Aufbau und die Gestaltung der Lernsituation einschließlich der damit verbundenen unterstützenden, anregenden und lenkenden Funktionen des Mediators detailliert planen zu können. In den folgenden Ausführungen zum theoretischen Rahmenkonzept der Mediation soll die Ebene des Aufbaus und der Gestaltung der Lernsituation weiter konkretisiert werden.

2. Theoretisches Rahmenkonzept der Mediation

Um die dargestellten Prinzipien der Mediation – insbesondere die Förderung der Eigenverantwortung – dem Klienten gegenüber begründen zu können, ist es von großem Vorteil, wenn der Mediator über ein theoretisches Rahmenkonzept verfügt, das mittels theoretischer und methodischer Pluralität geeignet ist, der Vielfalt der fall- und problemorientierten Vorgehensweise gerecht zu werden. Je nachdem, wo der Mediator theoretisch «beheimatet» ist, können die Rahmenkonzepte, innerhalb derer die Anschlussfähigkeit der einzelnen verwendeten Theorien, Methoden und Konzepte zu prüfen ist, variieren. Wir gehen damit davon aus, dass es kein einheitliches Konzept für die Mediation geben kann, dass aber die einzelnen Elemente des Konzepts schlüssig aufeinander abgestimmt sein müssen, um Inkompatibilitäten mit möglicherweise irritierenden Folgen für den Prozess zu vermeiden.

Schlüssigkeit des Rahmenkonzepts

Für die Entwicklung eines Rahmenkonzepts kann in Anlehnung an Schreyögg auf die Struktur eines Handlungsmodells zurückgegriffen werden, das vier Ebenen umfasst (Schreyögg, 2001: 132ff.; vgl. **Abb. II-5**). Die oberste Ebene in dieser Struktur bilden grundlegende anthropologische und erkenntnistheoretische Prämissen und Aussagen. Sie stellen die Grundlage für die Auswahl an anschlussfähige Theorien dar, mittels derer die Praxis reflektiert und strukturiert wird. Diese Auswahl an Theorien kennzeichnet die zweite Ebene der Struktur. Auf der dritten Ebene werden theoretische Anweisungen zur Methodenanwendung getroffen, und auf der vierten Ebene findet sich schließlich das gesamte Setting von Methoden und Techniken, mit denen gearbeitet wird. Dadurch, dass jede Ebene auf die andere bezogen ist beziehungsweise die Ebenen aneinander anschließen, ist das Handlungsmodell in sich konsistent und schlüssig und vermittelt dem Klienten einen differenzierten

Struktur eines Handlungsmodells

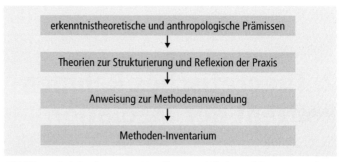

Abbildung II-5: Struktur eines Handlungsmodells (in Anlehnung an Schreyögg, 2001: 134)

Eindruck von dem, was ihn in dem Konfliktlösungsprozess erwartet.

Vier Ebenen des Handlungsmodells

Im Folgenden wird es darum gehen, die verschiedenen Ebenen der Struktur eines Handlungsmodells für die Mediation zu konkretisieren. Für die Formulierung einiger zentraler, übergeordneter erkenntnistheoretischer und anthropologischer Grundannahmen wird dabei auf den Konstruktivismus und die Systemtheorie zurückgegriffen (z. B. Maturana/Varela, 1987; Bateson, 2000; Luhmann, 1994). Anschlussfähig daran sind verschiedene ausgewählte Kommunikationstheorien für die Reflexion des Mediationsprozesses, die von der These ausgehen, dass die Wahrnehmung von Wirklichkeit immer subjektiv und objektives Verstehen demnach nicht möglich ist (vgl. Schulz von Thun, 1998, 1999). Für die dritte Ebene der Anweisung zur Methodenanwendung sollen zwei Beratungsansätze dargestellt werden. Der erste Beratungsansatz nach Rogers (1999, 2002) steht in der Tradition der humanistischen Psychologie und betont stark das Selbstbestimmungsrecht, die Autonomie und die Selbstverwirklichung der einzelnen Person. Die in diesem Ansatz noch vernachlässigte Dimension des Sozialen beziehungsweise der Umwelt sowie deren Wechselwirkung mit der Person werden in dem Beratungsansatz von Bamberger (1999) aufgegriffen, der exemplarisch für die systemtheoretischen und lösungsorientierten Konzepte steht. Spezifische, aus diesen beiden Beratungsansätzen abgeleitete Techniken und Methoden – die vierte Ebene der Struktur des Handlungsmodells – werden exemplarisch mit vorgestellt werden. Im folgenden Kapitel III, in dem eine konkrete Fallbearbeitung im Vordergrund steht, wird diese vierte Ebene im Sinne einer

Zuordnung der Methoden und Techniken zu den einzelnen Phasen des Moderationsprozesses dann noch weiter ausdifferenziert werden.

2.1 Konstruktivistische und systemtheoretische Grundannahmen

Die auf der obersten Ebene des Handlungsmodells zu spezifizierenden anthropologischen und erkenntnistheoretischen Grundaussagen kreisen um die zentralen, miteinander zusammenhängenden Fragen: «Wie ist der Mensch und wodurch ist menschliches Handeln bestimmt?» und «Wie funktioniert die Welt, in der der Mensch lebt?» Sehr grob lassen sich die vielen Erklärungsansätze und theoretischen Modelle zwei Richtungen zuordnen. In der ersten gilt menschliches Handeln als konstitutiv für das Soziale. Personen beziehungsweise Individuen stehen im Vordergrund der Betrachtung, und die Diskussion ist durch die Fragestellung angeleitet, ob und wie das Handeln von Menschen – und damit auch sozialen Strukturen – beeinflussbar ist. Die Ableitung aller sozialen Phänomene beziehungsweise der Entstehung sozialer Systeme aus menschlichem Verhalten wird in einer zweiten Richtung in Frage gestellt und die Position dagegengesetzt, dass soziale Systeme eine eigenständige Realität erzeugen, die unabhängig von den Eigenschaften oder den Handlungen der Menschen existiert. Für die Theorien soll der konstruktivistische Denkansatz vorgestellt werden, da hier menschliches Handeln erkenntnistheoretisch radikal anders begründet wird als in den meisten anderen Theorien dieser Richtung (Maturana/Varela, 1987; Förster, 1998; Glaserfeld, 1998; Roth, 1999). Gegenüber den Auffassungen von objektiver Erfassbarkeit und Beschreibbarkeit menschlichen Handelns und sozialer Phänomene sowie einer möglichen äußeren Einflussnahme lautet die Hauptthese des Konstruktivismus, dass die Wahrnehmung und Vorstellung von Welt nicht unabhängig von den darin existierenden Menschen gedeutet werden kann beziehungsweise dass Wirklichkeit immer subjektiv konstruiert und interpretiert ist. Unter Rückgriff auf neurobiologische Forschungsergebnisse fußt der Konstruktivismus auf biologischen Grundlagen des systemischen Denkens. Diese werden konsequent für die Erforschung sozialer Systeme erweitert und begründen die zweite darzustellende Position, den systemtheoretischen Ansatz, in dem die Auffassung vertreten wird, dass auch

Individuumzentrierte Theorien

Konstruktivistischer Ansatz

Systemtheoretischer Ansatz

soziale Systeme eine eigene Wirklichkeit erzeugen (Luhmann, 1994; Willke, 1994).

2.1.1 Konstruktivistische Grundannahmen

Erzeugung von Erkenntnis durch das Gehirn

Der konstruktivistische Ansatz basiert wesentlich auf den Arbeiten zur visuellen Wahrnehmung der chilenischen Neurobiologen Maturana und Varela, auf die in der folgenden Darstellung überwiegend Bezug genommen wird (Maturana/Varela, 1987). Beide Autoren schlussfolgerten aus ihrer Forschung, dass die äußere Realität Menschen prinzipiell unzugänglich bleibt, da das Gehirn als zentrales Erkenntnisorgan ein operational geschlossenes System darstellt und eine eigene Wirklichkeit erzeugt. Die Frage, was Erkenntnis ist und wie sie erlangt werden kann, wird damit reformuliert als Frage nach der Erzeugung von Erkenntnis durch unser Gehirn. Varela und Maturana legen in ihren Ausführungen dar, dass jede kognitive Struktur in der biologischen Struktur der Subjekte wurzelt. Das zentrale Instrument des Erkennens, das Auge, ermöglicht durch seine spezielle Konstruktion dabei eine Erfassung von Wirklichkeit, die dem Menschen Orientierung im Sinne evolutionär bedeutsamer biologischer und sozialer Handlungen ermöglicht. Dieselbe Wirklichkeit erscheint zum Beispiel durch das Facettenauge eines Insektes grundsätzlich anders. Das Erkennen und Erfassen der (Um-)Welt, biologisch im Gehirn verankert, wird

Erkennen als aktive Handlung

von den Autoren als aktive Handlung begriffen, die auf das Überleben abzielt und nicht reduziert ist auf einen mechanischen oder rezeptiven Vorgang. Glaserfeld hat hierfür den Begriff der Viabilität geprägt (Glaserfeld, 1998: 22). Viabel kann mit «passend» übersetzt werden und bedeutet, bezogen auf die Prozesse des Erkennens und der Wahrnehmung, eine instrumentelle Auswahl von Nützlichem und Brauchbarem für die eigenen (Über-)Lebensziele. Erkennen und Handlung sind – so eine Kernthese des Konstruktivismus – untrennbar miteinander verbunden: «Jedes Tun ist Erkennen und jedes Erkennen ist Tun.» (Maturana/Varela, 1987: 31).

Autopoietische Systeme

Erkennen als Handlung des Erkennenden wurzelt in dessen Lebendig-Sein. Nach Auffassung von Maturana und Varela ist das Lebendige dadurch charakterisiert, dass es sich ständig selbst neu erzeugt, was sie mit dem Begriff der Autopoiese beschreiben und am Beispiel der Zelle erläutern. Eine Zelle ist insofern ein autopoietisches System, als sie auf molekularer Ebene die Bestandteile zur Aufrechterhaltung ihrer Organisation – Proteine, Lipide, Metabolite, Glykoside, Nukleinsäuren – ständig selbst erzeugt. Die einzelnen Bestandteile interagieren und operieren dabei in einer Weise, die das gesamte Netzwerk, durch das sie hervorgebracht werden, aufrechterhält.

Autopoietische Systeme sind gegenüber der Umwelt grundsätzlich abgegrenzt, aber sie sind auch in einem gewissen Maße offen. So interagiert die Zelle beispielsweise über einen Austausch von Energie und Materie mit der Umwelt. Entscheidend ist dabei, dass dieser Austauschprozess mit der Umwelt von Seiten des autopoietischen Systems gesteuert wird: Es nimmt nur das von der Umwelt auf, was es zu seiner Selbsterzeugung und Selbsterhaltung benötigt. Maturana und Varela bezeichnen diesen spezifischen Austauschprozess als strukturelle Kopplung von Organismus und Umwelt beziehungsweise Einheit und Milieu. Solange beide Seiten miteinander kompatibel sind, werden sie in diesem Prozess wechselseitige Zustandsveränderungen auslösen und erfahren. Das Fortbestehen und die Weiterentwicklung von Organismen ist so eng gebunden an ihre strukturelle Verträglichkeit mit der Umwelt. Die Anpassung des Organismus an das Milieu ist daher als notwendige Folge der strukturellen Kopplung zwischen beiden zu verstehen.

Strukturelle Kopplung von Organismus und Umwelt

Der Autopoiesis-Begriff ist bei Maturana und Varela ausschließlich mit dem selbsterzeugenden und -erhaltenden Charakter lebender Systeme assoziiert. Verschiedene Lebewesen, wie zum Beispiel eine Made, ein Fisch, ein Vogel oder der Mensch, unterscheiden sich dabei durch ihre verschiedenen Strukturen, innerhalb derer die autopoietische Organisation in verschiedener Weise verwirklicht ist. Die einzelnen Bestandteile und Relationen der autopoietischen Organisation operieren dabei immer strukturdeterminiert. Rückbezogen auf die Frage nach dem Erkennen der Wirklichkeit bedeutet dies, dass das menschliche Gehirn zwar als geschlossenes, selbstbezügliches Netzwerk interagierender Neuronen die Realität konstruiert. Als Teil des menschlichen Organismus operiert es jedoch strukturdeterminiert, das heißt, die spezifische Konstruktion von Realität ist eng verbunden mit den (Überlebens-)Zielen des gesamten Organismus. Nach Auffassung von Roth ist dadurch garantiert, «dass die vom Gehirn erzeugten Konstrukte nicht willkürlich sind, auch wenn sie die Welt nicht abbilden [können]» (Roth, 1999: 21).

Koontogenese

Als autopoietisches System benötigt der Mensch zu seiner Selbsterzeugung und zu seinem Überleben ein soziales Umfeld beziehungsweise die Interaktion mit anderen Menschen. Maturana und Varela sprechen in diesem Zusammenhang von einer strukturellen Kopplung dritter Ordnung, die eine Koontogenese bewirkt. Um die Gattung zu erhalten, stellt die sexuelle Reproduktion durch das Aufeinandertreffen der Fortpflanzungszellen eine grundsätzliche Notwendigkeit dar, aber darüber hinaus existiert eine Reihe weiterer Arten von Verhaltenskopplungen. Auf dieser basalen Ebene entstehen nach Auffassung der Autoren zunächst soziale Phänomene, aus denen sich dann soziale Einheiten beziehungsweise Systeme entwickeln und immer weiter ausdifferenzieren. Obgleich Menschen autopoietische, das heißt operational geschlossene Systeme sind, stellt sich Kommunikation beziehungsweise Intersubjektivität durch das gegenseitige Auslösen von Verhaltensweisen in sozialen Systemen her, wobei Maturana und Varela hier die besondere Bedeutung der Sprache hervorheben. Da die Art und Weise der Konstruktion von Wirklichkeit immer eng verbunden ist mit der jeweils besonderen Lebensgeschichte von Individuen einschließlich ihrer Zugehörigkeit zu einem bestimmten Kulturraum mit den dazugehörigen Normen und Werten, werden gemeinsame Erkenntnisprozesse durch ähnliche biografische Erfahrungen, Lebensorientierungen und Sprachcodes ermöglicht. Im umgekehrten Fall von wenig bis gar nicht übereinstimmenden Erfahrungen der sozialen Lebensräume wird die Möglichkeit des gemeinsamen Verstehens sowie der Verständigung hingegen stark eingeschränkt sein.

Ausdifferenzierung sozialer Systeme

Anpassungs- und Veränderungsprozesse

Wenn sich nun Wirklichkeitsauffassungen – individuelle wie kollektiv geteilte – nicht mehr als viabel, als passend erweisen, finden Prozesse des Umlernens statt. Ausgelöst werden diese Prozesse durch Anstöße (Perturbationen) aus der Umwelt, die die Person als Störung wahrnimmt. Das, was neu und umgelernt wird, steuert jedoch das autopoietische System, die Person, selbst. Lernen ist damit an subjektive Verwertbarkeit gebunden und folgt dem Prinzip der Selbstorganisation. Diese Aussage stellt Auffassungen in Frage, nach denen Menschen auf äußere Reize reagieren beziehungsweise Veränderungen des Verhaltens von außen beeinflussbar sind. Der Konstruktivismus betont demgegenüber, dass Menschen aktiv auf der Basis ihrer Wirklichkeitskonstruktionen handeln, wobei das Wissen über die Unmöglichkeit einer objektiven Erkenntnis zur intersubjektiven Verständigung verpflichtet. Nur durch die Fähigkeit zum Zusammenleben und zur Zusammenarbeit können die notwendigen Anpassungs- und Veränderungsprozesse an die Umwelt erfolgreich geleistet werden.

Bevor die Weiterentwicklung des Konstruktivismus durch systemtheoretische Überlegungen dargestellt wird, sollen an dieser Stelle noch einmal stichpunktartig die wichtigsten Gedanken zusammenfassend formuliert werden, die zugleich auch die Relevanz für das Konfliktlösungsverfahren der Mediation verdeutlichen:

Zusammenfassung und Bezug zur Mediation

- Wirklichkeit ist mit Wahrnehmung verknüpft.
- Wahrnehmung und damit auch Erkenntnis sind konstruktive Vorgänge. Das Erkennen und Erfassen der (Um-)Welt ist biologisch im Gehirn verankert, wobei das Gehirn ein operational geschlossenes System bildet.
- Da Gehirne verschieden arbeiten, können die Wahrnehmungen von Menschen und die damit konstruierten Wirklichkeiten sehr verschieden sein. Erkenntnis ist also immer subjektgebunden, eine objektive Wahrheit kann es daher nicht geben.
- Die Bedeutung, die wir unseren Wahrnehmungen und Erkenntnissen zuweisen, sind biografisch und kulturell geprägt. Dabei werden im Verlauf der eigenen individuellen wie auch der kollektiven Geschichte Sichtweisen und Fähigkeiten erlernt, die eine Anpassung an die Umwelt ermöglichen. Wahrnehmung erfolgt damit zielgerichtet und ist durch eine lebenspraktische Orientierung charakterisiert.
- Als autopoietische Systeme können Menschen nur insoweit miteinander kommunizieren, wie ihre Strukturen die Möglichkeit für ein wechselseitiges Reagieren zulassen. Ähnliche biografische Erfahrungen, Lebensorientierungen sowie Sprachcodes erleichtern den Verständigungsprozess. Die Sprache spielt dabei eine besondere Rolle, da verschiedene Deutungsmuster kommuniziert werden und Versuche der gemeinsamen Interpretation einer Situation erfolgen können.
- Durch ihre autopoietische Organisation sind Menschen nur bedingt durch äußere Einflussnahme veränderbar. Lernprozesse im Sinne einer notwendigen Anpassung an die Umwelt sind primär selbst gesteuert. Die Fähigkeit zur Unterscheidung zwischen der Selbstwahrnehmung und der Fremdwahrnehmung (Beobachtungen der I. und der II. Ordnung) ermöglicht dabei die für das Lernen notwendigen Prozesse der Selbstreflexion.

- Selbstreflexion im Sinne der Anerkennung der verschiedenen Wirklichkeitsauffassungen ist eine wesentliche Voraussetzung für intersubjektive Verständigung und ermöglicht ein gemeinsames (Über-)Leben.

Begrenzung des konstruktivistischen Ansatzes

Wie schon ausgeführt wurde, stellt der konstruktivistische Ansatz die Person beziehungsweise die Ebene der intersubjektiven Verständigung in den Vordergrund der Betrachtung. Konfliktphänomene werden also ausschließlich auf der Folie von subjektiven Wirklichkeitskonstruktionen interpretiert. Und darin liegt die Begrenzung dieses Ansatzes. Wenn Probleme und Konflikte jedoch nicht nur ein Problem der Interagierenden sind, sondern weitere Einflussfaktoren, wie zum Beispiel gesellschaftliche Normen, Organisationsregeln etc., eine Rolle spielen sollen, ist ein Erklärungsansatz notwendig, in dem die wechselwirkenden Zusammenhänge zwischen Personen und sozialen Systemen eine größere Berücksichtigung finden. Diese Problemstellung wird in der Systemtheorie aufgegriffen.

2.1.2 Systemtheoretische Annahmen

Als Hauptbegründer der modernen Systemtheorie gilt Ludwig von Bertalanffy (1968), der eine Theorie lebender Systeme entwickelt hatte, die später unter der Beteiligung verschiedenster Wissenschaftsdisziplinen zu einer Theorie der offenen Systeme weiterentwickelt wurde. Die Ausweitung der Systemtheorie auf die unterschiedlichsten Disziplinen führte zwangsläufig zu einer Unschärfe des Systembegriffs (vgl. z. B. Wimmer, 1992: 62).

Dimensionen von Systemen

Eine Unterscheidung der verschiedenen Dimensionen von Systemen sollte Klärungen ermöglichen. Unterschieden werden im Einzelnen:

- offene und geschlossene Systeme
- einfache und komplexe Systeme
- natürliche und künstliche Systeme
- dynamische und statische Systeme sowie
- autopoietische und allopoietische Systeme.

Gegenstandsbereiche von Systemen

Viele Systeme sind jedoch mehrdimensioniert. So gilt zum Beispiel für eine Person, dass sie ein natürliches, dynamisches, offenes, komplexes und autopoietisches System darstellt. Eine Unterscheidung von Systemen nach ihren Gegenstandsbereichen, wie Jensen sie vorschlägt, führt hier weiter (Jensen, 1983: 26). Grob kann danach die Anwendung des Systembegriffs im technischen, biologischen und sozialen Bereich unterschieden werden. Da die Mediation eine Tätigkeit im sozialen Bereich ist, wird im Folgenden der soziale Systembegriff in den Mittelpunkt der Betrachtung gerückt. Hier wird auf den Ansatz von Luhmann zurückgegriffen, auf den in der folgenden Darstellung überwiegend Bezug genommen wird. Er knüpft an die biologischen Grundlagen des systemischen Denkens im konstruktivistischen Modell an und erweitert sie konsequent für die Erforschung komplexer Systeme (Luhmann, 1994).

Sozialer Systembegriff

Soziale Systeme entstehen nach Luhmann durch die grundlegende Unterscheidung von System und Umwelt. Diese Unterscheidung wird immer durch einen Beobachter getroffen, der wiederum auch als System begriffen wird. Das zentrale Unterscheidungskriterium, über das die Abgrenzungsleistung eines sozialen Systems zur Umwelt erfolgt, ist die Identität, die in unmittelbarem Zusammenhang mit Fragen nach dem Sinn steht. Luhmann geht davon aus, dass jedes soziale System eine spezifische Sinnstruktur aufweist, die es von anderen Systemen beziehungsweise von seiner Umwelt unterscheidbar macht. Die systemkonstituierende Differenz erfolgt aus der Beobachterperspektive eines Systems auf sich selbst sowie auf andere Systeme; Unterschiede vom Sinn des eigenen Systems gegenüber dem Sinn anderer Systeme werden deutlich. Dieser Differenzierungsprozess setzt sich auch nach innen, in das eigene System, fort, indem Subsysteme identifiziert werden, wobei für jedes einzelne Subsystem die anderen Subsysteme des sozialen Systems Umwelt bilden.

Unterscheidung von System und Umwelt

Identität und Sinn als Unterscheidungskriterien

Nach Luhmann besteht «Gesellschaft» nicht aus handelnden Menschen, sondern aus sich wechselseitig einschränkenden Systemen. Obwohl es ohne Menschen keine Gesellschaft geben kann, ist der Mensch nicht die Grundeinheit des sozialen Geschehens. Soziale Systeme bestehen nach Luhmann nicht aus Personen, sondern aus Kommunikation beziehungsweise Interaktionen. Personen sind für das soziale System Umwelt wie umgekehrt, wobei die Person selbst kein System darstellt, sondern aus einer Vielzahl von eigenständigen Systemen wie etwa dem neurobiologischen, dem Immunsystem und dem psychischen System besteht. Das psychische System nimmt dabei eine Sonderstellung ein. Es ist dadurch charakterisiert, dass es einen bewussten Selbstbezug und eine Beziehung zur Umwelt ausbildet. Luhmann bezeichnet die psychischen Systeme auch als Bewusstseinssysteme, da der Selbstbezug als Selbstbeobachtung

Psychisches System

Elemente von Bewusstseinssystemen — Bewusstheit schafft. Die spezifischen Elemente von Bewusstseinssystemen sind Gedanken, Vorstellungen und Ideen. Da diese immer nur kurzlebig sind, hat das System mit dem fortdauernden Zerfall dieser Elemente zu tun, die es immer wieder erneuern muss. Zu den Systembildungsprozessen tragen sowohl das System als auch die Umwelt ihren Teil bei. So kann zum Beispiel kein Gedanke ohne Umweltkontakt gefasst werden. Zur Umwelt des psychischen Systems gehören sowohl die materielle Umwelt als auch der Körper und das Gehirn. Für die Erzeugung von Gedanken ist die Gehirntätigkeit von besonderer Bedeutung, sodass das psychische System und das Gehirn eng aneinander gekoppelt sind. Dennoch arbeiten sie völlig überschneidungsfrei und bleiben füreinander Umwelt.

Generalisierung des Systembegriffs — Es wird deutlich, dass Luhmann hier an das Konzept der Autopoiesis von Maturana und Varela anknüpft. Während bei Maturana und Varela der Autopoiesis-Begriff jedoch ausschließlich mit dem Lebendigen verknüpft ist, nimmt Luhmann eine Generalisierung vor und überträgt den Begriff auch auf psychische und soziale Systeme: Biologische Systeme operieren durch Leben, psychische Systeme operieren durch Bewusstseinsprozesse, und soziale Systeme operieren durch Kommunikation. Alle drei Systeme stellen geschlossene Systeme dar, das heißt, ihre Dynamik ist auf sich selbst gerichtet – was mit dem Begriff der Selbstreferenzialität bezeichnet wird –, und sie sind durch das Prinzip der Selbsterzeugung und Selbsterhaltung charakterisiert. Ihre Dynamik erschöpft sich dabei nicht in einer einfachen zirkulären Bewegung, sondern sie differenziert sich durch neue Komponenten und Beziehungen immer weiter aus. Im psychischen System ist diese Ausdifferenzierung auf Aspekte des Erkennens im Sinne des bewussten Wahrnehmens, Denkens und Fühlens gerichtet, im sozialen System auf Kommunikation in den verschiedensten Formen, wie zum Beispiel Sprache, Regeln, Rituale, Normen, Erwartungen, Verträge etc.

Kommunikation als spezifische Operationsform sozialer Systeme — Kommunikation ist also nach Luhmann nicht das Ergebnis menschlichen Handelns, sondern die spezifische Operationsform sozialer Systeme, in der sich fortlaufend Kommunikation an Kommunikation in einem rekursiven Prozess anschließt. Allerdings können nur Personen beziehungsweise personale Systeme Kommunikation irritieren und auslösen, und sie sind auch existenzbedingend für ein soziales System. Obgleich auch umgekehrt gilt, dass soziale Systeme Voraussetzung für die psychischen Systeme sind, da für diese das Verhältnis zwischen Individuum und Umwelt zentral ist, realisieren sie getrennt ihren

Prozess der Selbsterzeugung und Selbsterhaltung. Ihr spezifisches Zusammenspiel funktioniert derart, dass die Komplexität des einen Systems für den Aufbau des anderen zur Verfügung gestellt wird und umgekehrt. Für die kleinste Einheit eines sozialen Systems, bestehend aus zwei personalen Systemen, bedeutet dies, dass Vorstellungen, Gedanken und Ideen ausgetauscht werden. Dieser gemeinsame Austausch konstituiert eine soziale Situation, ein soziales System, ohne welches das personale System darin aufgeht. Kneer und Nassehi verdeutlichen diese sehr abstrakten Beschreibungen an ganz alltäglichen Beobachtungen:

> Wer hat nicht schon die Erfahrung gemacht, dass das Gespräch, an dem man sich beteiligt, und das jeweils eigene Denken sehr unterschiedliche Wege gehen können. So kann mein Bewusstsein während einer Kommunikation, etwa während einer Seminardiskussion, gedanklich abschweifen: Die Kommunikation kommuniziert über Max Webers Herrschaftssoziologie – und ich denke darüber nach, warum der Professor immer bunte Krawatten trägt. [...] Und im nächsten Moment kann ich mich dann wieder auf die Kommunikation konzentrieren, ich kann den Diskussionsverlauf zu beeinflussen, zu stören, zu reizen, zu irritieren versuchen – und mein Denken wird dabei immer wieder selbst darüber irritiert, in welche Richtung das Kommunikationsgeschehen verläuft. Die Kommunikation erzeugt von Moment zu Moment eine neue Anschlusskommunikation, und die an Kommunikation teilnehmenden Bewusstseinssysteme erzeugen von Moment zu Moment jeweils eigene Nachfolgegedanken, ohne dass die unterschiedlichen Netzwerke parallel verlaufen oder sich überlappen (Kneer/Nassehi, 1997: 72).

Die Generalisierung des Autopoiesis-Konzepts bei Luhmann betont die Differenz zwischen den verschiedenen Systemen, wobei bei der Grenzbildung für psychische und soziale Systeme die Frage nach der Identität («Wer sind wir?», «Wer bin ich?») im Vordergrund steht. Diese Frage ist eng gebunden an eine spezifische Sinnstruktur, die ein System ausbildet und dadurch unterscheidbar macht von einem anderen System. Die Prozessierungsform von Sinn in psychischen Systemen erfolgt durch Gedanken und Vorstellungen, in sozialen Systemen über Kommunikation, die sprachlich-symbolisch vermittelt ist. Die systemkonstituierende Wirkung von Sinn als Unterscheidungskriterium zwischen System und Umwelt differenziert sich systemintern immer weiter aus und erwirkt auf diese Weise Komplexität. Zahlreiche Subsysteme entstehen, die sowohl intern wie extern nur an die Umweltereignisse anschließen, die mit der eigenen Sinnstruktur übereinstimmen. Die notwendige Reduktion der Komplexität erfordert eine Selektion. Die da-

Sinn als Unterscheidungskriterium zwischen System und Umwelt

durch entstehenden nicht genutzten Möglichkeiten und Handlungsalternativen werden als Kontingenz bezeichnet.

Betonung der Autonomie von Personen

An dem Ansatz von Luhmann ist vielfach kritisiert worden, dass der handelnde Mensch als Subjekt nicht mehr in den Blick kommt und Luhmanns Konzept daher insbesondere für Beratungsansätze – hierzu zählt auch die Mediation – wenig geeignet ist. Mit Willke kann diesem Vorwurf entgegnet werden, dass gerade durch die Herausverlagerung des Menschen aus dem sozialen System die Autonomie und Eigenständigkeit von Personen betont wird und dadurch genauer bestimmt werden kann, welchen Anteil Personen an der Wirklichkeitskonstruktion von sozialen Systemen haben und welche Dynamik die Kommunikation in sozialen Systemen erzeugt (Willke, 1994: 157). Diese Differenzierung ermöglicht schließlich auch eine begriffliche Trennschärfe zwischen den Ebenen der individuellen Lernprozesse und den Lernprozessen sozialer Systeme.

Unterscheidung zwischen individuellen Lernprozessen und Lernprozessen sozialer Systeme

Lernprozesse von sozialen Systemen erfolgen durch die Veränderung der in ihr geltenden Regelsysteme, wobei sich dies zentral auf die Regeln für die Herbeiführung und das Verstehen von Entscheidungen, die auf die Bestandssicherung des sozialen Systems zielen, bezieht. Systemspezifische Entscheidungsprämissen strukturieren dabei das Handeln von Personen in Organisationen vor. Sie existieren als Kommunikationsmuster unabhängig von den Personen und werden zum Beispiel in Form von Normen, Erwartungen und schriftlichen Anweisungen überliefert und durch die Sozialisation der neuen Mitglieder des Systems für die verschiedenen Rollen weitergegeben. In den einmal etablierten Regelsystemen und Rollendefinitionen verselbstständigen sich soziale Systeme schließlich und konstruieren ihre eigene Wirklichkeit. Oder anders ausgedrückt: Es sind nicht die Mitglieder des sozialen Systems, die dieses gestalten und lenken, sondern das soziale System bedient sich seiner Mitglieder, um ihr Regelsystem zu gestalten. Diese Aussage kann durch ganz alltägliche Beobachtungen, etwa von öffentlichen Verwaltungen oder aber auch von Gesundheitseinrichtungen wie Krankenhäusern, bestätigt werden. Dennoch gehen die Handlungen der Mitglieder des sozialen Systems nicht vollständig in diesem auf. Denn es sind die Personen in ihren Rollen, die Entscheidungen treffen und damit auch Regeln und Strukturen und in der Folge auch Wirklichkeiten verändern oder neu schaffen können. Ob diese Möglichkeit – die Kontingenz – wahrgenommen werden kann, ist von vielen Faktoren abhängig. Wichtige

Verselbstständigung von sozialen Systemen

Voraussetzungen sind die Fähigkeiten zum Perspektivenwechsel und zum Erkennen von wechselwirkenden Zusammenhängen und Rückkopplungsprozessen sowie Entscheidungskompetenzen.

Im Folgenden werden die wichtigsten Gedanken noch einmal stichpunktartig zusammengefasst, um die Relevanz des systemtheoretischen Ansatzes für die Mediation zu verdeutlichen:

Zusammenfassung und Bezug zur Mediation

- Die Elemente beziehungsweise die kleinste operationale Einheit von sozialen Systemen sind nicht Personen, sondern Kommunikationen in ihren verschiedensten Formen wie Sprache, Normen, Werte, Regeln, Verträge etc.
- Soziale Systeme und personale Systeme sind füreinander Umwelt; dies gilt ebenso für die Subsysteme beider Systeme, die bei dem personalen System zum Beispiel das organische System, das neurophysiologische System, das Immunsystem und das psychische System umfassen. Letzteres ist dadurch charakterisiert, dass eine Person einen bewussten Selbstbezug und eine Beziehung zur Umwelt ausbildet.
- Die autopoietische Organisation von psychischen Systemen begründet sich in der ständigen Hervorbringung von Gedanken und Vorstellungen, die von sozialen Systemen in einem fortlaufenden Anschluss von Kommunikation in einem rekursiven Prozess.
- Personale Systeme sind für soziale System existenzbedingend wie umgekehrt ohne soziale Systeme auch keine psychischen Systeme denkbar wären, da die Bewusstheit auf die Beziehung von Person und Umwelt ausgerichtet ist und jede Erkenntnis auf diesen Unterschied aufbaut.
- Trotz des wechselseitigen Sich-Ermöglichens bleiben das personale System und das soziale System füreinander Umwelt und realisieren den Prozess ihrer Selbsterzeugung und Selbsterhaltung getrennt.
- Die Anerkennung der Selbststeuerung von Systemen hat weit reichende Konsequenzen für Beratungsinterventionen: Die Vorstellung von der Wirksamkeit bestimmter Interventionstechniken beziehungsweise der Beherrschung der Organisationslogik von Systemen muss aufgegeben werden zu Gunsten einer gemeinsamen Suchbewegung mit den Klienten nach Möglichkeiten einer Selbstveränderung.
- Unbedingte Voraussetzung für eine Intervention sind die als nicht mehr tolerierbare Störung wahrgenommenen Anstöße aus der Umwelt, die eine Aufnahme von Informationen für

Lernprozesse im Sinne einer Anpassung an Veränderungen ermöglichen. Die Umweltsensibilität von Systemen ist damit der zentrale Ansatzpunkt von Beratungsinterventionen.
- Durch die Herausverlagerung des personalen Systems aus den sozialen Systemen wird grundsätzlich unterscheidbar, welchen Anteil Personen an der Konstruktion von Wirklichkeit haben und welche Dynamik die Kommunikation von sozialen Systemen erzeugt.
- Das soziale System ist in der Beratung nur über seine Repräsentanten erreichbar. Dies bedeutet, die speziellen Voraussetzungen und Bedingungen des personalen Systems in seiner Mitgliedschaft im sozialen System und damit verbundene Rollenanforderungen in den Blick zu nehmen sowie die Wechselwirkungen mit den jeweiligen Realitätskonstruktionen und den intrapsychischen Prozessen des personalen Systems zu berücksichtigen.

2.2 Ausgewählte Kommunikationsmodelle

Übersicht über Kommunikationsmodelle

Aus den erkenntnistheoretischen Prämissen folgt, dass durch die autopoietische Organisation von Personen keine objektive Kommunikation erfolgen kann, sondern ein Interaktionszusammenhang entsteht, der von den Beteiligten vor dem Hintergrund ihrer spezifischen Wirklichkeitsauffassungen unterschiedlich erlebt und aufgefasst wird. Ausgangspunkt für jede Beschreibung und Betrachtung von Realität ist damit die subjektive Wahrnehmung. Für die Begleitung und Anleitung von Konfliktparteien in der Mediation ist vor diesem Hintergrund die Kenntnis von Kommunikationstheorien von großem Nutzen, die den zirkulären Prozess von subjektiven Realitätskonstrukten und Interaktionsverläufen in den Vordergrund der Betrachtung rücken. Ein grundlegendes Kommunikationsmodell stellt zunächst das Sender-Empfänger-Modell von Schulz von Thun dar (1998). Hier geht es um das Senden und Empfangen einer Nachricht, wobei die empfangene Nachricht immer als ein Konstrukt des Empfängers begriffen wird. Die spezifische Weise der Beteiligten, Kommunikation aufzufassen und zu verarbeiten, gilt dabei ursächlich für die potenzielle Konfliktanfälligkeit von Kommunikationsprozessen. Geht es in dem Sender-Empfänger-Modell um die Analyse von «Äußerungen», dem «Hin und Her» im Interaktionsprozess, so liegt in Schulz von Thuns Modell vom Inneren Team der Schwerpunkt auf den vielfältigen inneren Motiven, Wünschen und Bedürfnissen, die die Kommunikation bestimmen (Schulz von Thun, 1999: 17). Auch das Strukturmodell des Werte- und Entwicklungsquadrats, das anschließend vorgestellt wird, wurde von Schulz von Thun (1998) entwickelt. Hier steht die Analyse und Weiterentwicklung der persönlichen Werte im Vordergrund, die durch innere Motive geprägt sind und die Handlungsorientierung wesentlich beeinflussen. Für die Analyse von Kommunikationsstörungen ist schließlich das Modell der Interaktionszirkel (Schulz von Thun, 1998) hilfreich. Hier werden die Vernetzung bestimmter Reaktionen und Handlungen zwischen Personen beziehungsweise die Zirkelschlüsse, in welche die Kommunikationsbeteiligten eingeschlossen sind, in den Vordergrund der Betrachtung gerückt.

Die Darstellung der einzelnen Modelle soll verdeutlichen, dass diese nicht losgelöst einander gegenüberstehen, sondern als sich ergänzende handlungsleitende Theorien verstanden werden können, die jeweils aus einer anderen Perspektive die Dynamik in Interaktionsprozessen erhellen. Neben den grundsätzlichen Einsichten und Erkenntnissen, die damit verbunden sind, sollen des Weiteren auch die Handlungsorientierung und die Gestaltungsmöglichkeiten des Mediators, die aus den einzelnen Modellen für den Lernprozess der Konfliktbeteiligten ableitbar sind, aufgezeigt werden.

Wechselseitige Ergänzung der Kommunikationstheorien

2.2.1 Das Nachrichtenquadrat

Schulz von Thun knüpft in seinen Arbeiten an die Kommunikationstheorie von Watzlawick an, in welcher der Inhaltsaspekt von dem Beziehungsaspekt unterschieden wird (Watzlawick et al., 1985: 53). In dem Nachrichtenquadrat erweitert Schulz von Thun diese beiden Aspekte um die der Selbstoffenbarung und des Appells, wie **Abbildung II-6** verdeutlicht (Schulz von Thun, 1998: 25 ff.).

Vier Aspekte einer Nachricht

Jede Nachricht enthält eine Sachinformation, einen bestimmten Inhalt. So ist es für den Mediator gerade zu Beginn des Prozesses sehr wichtig, möglichst detaillierte Informationen über das Konfliktgeschehen zu erhalten, um sich ein Bild von der Situation machen zu können. Auch den Konfliktbeteiligten ist es ein Anliegen, die «Sache» zu schildern, wobei die Wahrnehmungen ein und dergleichen Sache höchst unterschiedlich ausfallen können. Wichtig ist es daher, auf eine vollständige

Sachinhalt

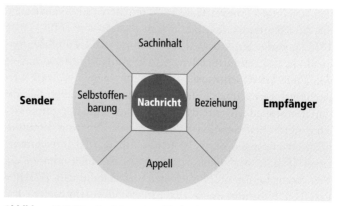

Abbildung II-6: Die vier Seiten einer Nachricht

und nachvollziehbare Informationsdarstellung zu achten und zu Grunde liegende Wertungen und Annahmen konsequent davon zu trennen. Neben den Sachinformationen enthält eine Nachricht immer auch Informationen über die Person des Senders. Schulz von Thun führt hierfür den Begriff der Selbstoffenbarung ein. Die Ebene der Selbstoffenbarung schließt zum einen die bewusste Selbstdarstellung des Senders ein, zum anderen erfolgt aber auch unbewusst oder ungewollt ein Stück Selbstenthüllung, die dem Empfänger die Möglichkeit eines Eindrucks von der «Gefühlswelt» des Senders verschafft (Schulz von Thun, 1998: 27). In der Mediationssituation kommt der Selbstoffenbarungsebene eine wichtige Rolle zu, da es den Konfliktbeteiligten darum gehen wird, Stärke zu demonstrieren und ihr Anliegen als legitim im Sinne einer moralischen Berechtigung darzustellen. Ängste und Gefühle der Unsicherheit hingegen werden in den meisten Fällen so weit wie möglich vermieden, um nicht «an Boden zu verlieren». Eine offene und ehrliche Kommunikation wird dadurch sehr erschwert, und der Mediator ist hier gefordert, wichtige Gefühlsaspekte anzusprechen, um den Verständigungsprozess zu fördern. Eine dritte Ebene bezieht sich auf die Beziehungsseite einer Nachricht. Mit ihr wird deutlich, wie der Sender zum Empfänger steht und was er von ihm hält. Durch Sprach- und Körperausdruck können dem Empfänger gegenüber zum Beispiel Ablehnung oder Abwertung ausgedrückt werden, oder es erfolgen Bevormundungs- und Einschüchterungsversuche. Da die emotionale Ebene, die Beziehung zwischen dem Sender und dem Empfänger, eine tragende Bedeutung für das Aushandeln des Sachkonflikts hat, muss diese Kommunikationsebene immer mitreflektiert werden. Eine Lösung von Konflikten, die sich meist an einer «Sache» festmachen, ist nur denkbar, wenn die emotionale Beziehung geklärt ist. Dies bedeutet nicht, dass die Konfliktbeteiligten sich in Freundschaft verbinden müssen, vielmehr zielt dies auf einen respektvollen Umgang miteinander und eine gegenseitige Akzeptanz bei gleichwohl unterschiedlichen Interessen ab. Schließlich enthält eine Nachricht nach Schulz von Thun auch einen Appellaspekt. Auf dieser Ebene übermittelt der Sender dem Empfänger seine Erwartungen, beziehungsweise er versucht, den Empfänger zu einer bestimmten Handlung zu veranlassen. Zu unterscheiden sind dabei der offene Appell (der Sender fordert den Empfänger definitiv zu einer von ihm gewünschten Handlung auf) und der verdeckte Appell (hier «verpackt» der Sender seine Erwartungen zum Beispiel in moralische Äußerungen). In der Mediationssituation wird der offene Appell überwiegen, da sich die Konfliktbeteiligten jeweils im Recht sehen und erwarten, dass ihr Gegenüber einlenkt.

Appellaspekt

Die Analyse der einzelnen Aspekte einer Nachricht darf sich indes nicht nur auf die gesendete Nachricht beziehungsweise auf die Person des Senders beziehen, sondern muss ebenfalls die empfangene Nachricht beziehungsweise die Person des Empfängers berücksichtigen. Der Empfänger dekodiert die gesendete Nachricht, wobei der Verstehensprozess stark von den subjektiven Erwartungen und Befürchtungen sowie von biografischen Vorerfahrungen des Empfängers abhängig ist. Für den Empfänger sind dabei folgende Fragen relevant:

Empfang einer Nachricht

- Sachaspekt: Worum geht es?
- Selbstoffenbarungsaspekt: Mit wem habe ich es zu tun? Was denkt und fühlt mein Gegenüber?
- Beziehungsaspekt: Wie steht mein Gegenüber zu mir? Welche Art der Beziehung will es aufnehmen?
- Appellaspekt: Was erwartet mein Gegenüber von mir?

Schulz von Thun spricht im Zusammenhang mit dem Dekodierungsprozess von einem «vierohrigen Empfänger» (Schulz von Thun, 1999: 45), der prinzipiell die freie Auswahl hat, auf eine Seite beziehungsweise einen Aspekt der Nachricht zu reagieren. Schulz von Thun stellt dabei die These auf, dass Kommunikation vor allem deshalb so störanfällig ist, weil Sender und Empfänger häufig «auf verschiedenen Wellen funken». Wenn es zum Beispiel einem Sender um die Übermittlung einer Sachinformation geht, die der Empfänger negativ auf der Bezie-

Vierohriger Empfänger

hungsebene «hört», wird sich eine konfliktträchtige Kommunikationssituation entwickeln (vgl. Abb. II-7). Schulz von Thun geht davon aus, dass viele Menschen auf Grund ihrer biografischen Vorerfahrung einseitige Empfangsgewohnheiten ausbilden. Diese zu erkennen und die Konfliktbeteiligten dafür zu sensibilisieren, ist eine wichtige Kompetenz des Mediators, wobei Selbsterfahrung und Selbstreflexion eine wichtige Voraussetzung bilden.

Wechselseitig bedingte Kommunikation

Da die Kommunikationsteilnehmer in dem Prozess der Kommunikation – hier speziell Konfliktklärung – fortlaufend zwischen der Sender- und der Empfängerposition wechseln, entsteht ein Fluss sich wechselseitig bedingender Kommunikationshandlungen. Dies bedeutet, dass das Verhalten nicht individuumspezifisch erklärt werden kann, sondern immer als Ergebnis eines Interaktionsprozesses zu verstehen ist und dass die bipolare Zuordnung von «Opfer» und «Täter» sowie von «richtig» und «falsch» im Sinne moralisierender Wertungen zu Gunsten einer Sichtweise von der gemeinsam erzeugten Situation und der daraus erwachsenden Verantwortung für Kommunikationsstörungen abgelöst wird.

Metakommunikation

Um nicht in wechselseitigen Zuschreibungen und Beschuldigungen «stecken zu bleiben», ist nach Schulz von Thun eine Metakommunikation notwendig (1999: 91). Das heißt, es wird

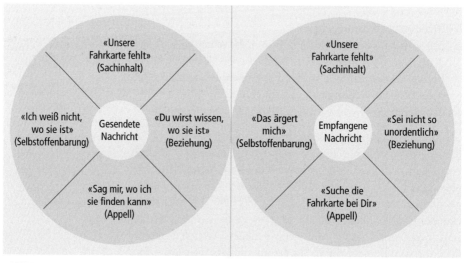

Abbildung II-7: Beispiel einer Kommunikationsstörung

über die Kommunikation kommuniziert, wobei reflektiert wird, wie beide Interaktionspartner miteinander umgehen, was sie als Sender beabsichtigen und was sie als Empfänger verstanden haben, welche Reaktionen – vor allem auch auf der Gefühlsebene – ausgelöst worden sind. Die Voraussetzung für einen solchen offenen Austausch ist die Bereitschaft der Beteiligten, ehrlich und differenziert ein Feed-back zu geben und ein Feed-back annehmen zu können. In dem Prozess der differenzierten Rückkopplung müssen drei verschiedene Vorgänge im Zusammenhang mit den eigenen Gefühlen unterschieden werden:

Feed-back

1. Wahrnehmung: Hierbei geht es um alles, was mit den Sinnen erfassbar und erfahrbar ist.
2. Interpretieren: Den Wahrnehmungsinhalten wird eine Bedeutung zugeschrieben, die sich sinnhaft mit den subjektiven (Vor-)Erfahrungen, den Erwartungen und Bedürfnissen verbindet.
3. Fühlen: Die Wahrnehmungen und die Interpretationen lösen schließlich Gefühle aus, wobei Art und Ausprägung der Gefühle immer abhängig sind von den spezifischen individuellen psychischen Reaktionsmustern.

Schulz von Thun geht davon aus, dass eine Unterscheidung dieses «inneren Dreierschritts» dem Kommunikationsteilnehmer in der Empfängerrolle deutlich macht, «dass seine Reaktion immer *seine* [Hervorhebung im Original, Anm. d. V.] Reaktion ist – mit starken eigenen Anteilen», und dass dies eine wesentliche Voraussetzung in der Verständigung und Annäherung von und in Konfliktsituationen darstellt (Schulz von Thun, 1998: 73). Weitere Voraussetzungen differenziert er jeweils für den Umgang mit den vier Seiten des Nachrichtenquadrats.

Voraussetzungen für Verständigung

So sollen auf der Ebene der Selbstoffenbarung vor allem Kongruenz und Authentizität Beachtung finden. Mit Kongruenz ist die Übereinstimmung des inneren Erlebens mit dem Bewusstsein von diesem Erleben und die Kommunikation darüber gemeint; die Authentizität bezieht sich auf die bewusste Wahrnehmung der eigenen Gefühle, Motivationen und Vorstellungen sowie die Offenlegung der eigenen Wünsche und Interessen.

Kongruenz und Authentizität

Auf der Sachebene geht es um Vollständigkeit, Nachvollziehbarkeit und Verständlichkeit. Die Sachebene sollte analytisch von der Beziehungsebene getrennt werden, obwohl sie mit ihr untrennbar verbunden ist. Die emotionale Seite ist dabei die

Verständlichkeit

tragende Grundlage für das Gelingen der sachbezogenen Kommunikation. Störungen auf der Beziehungsseite müssen deshalb immer zuerst bearbeitet werden.

Beziehungsaussagen treffen

Bei der Beziehungsseite steht die Beziehungsklärung im Vordergrund. Hier geht es vor allem darum, explizite Beziehungsaussagen zu treffen, Ich-Botschaften zu senden, aktiv und aufmerksam seinem Gegenüber zuzuhören, seine Aussagen sinngemäß zusammenzufassen, um Missverständnisse zu minimieren sowie eigene Interessen und Wünsche kenntlich zu machen.

Offenlegung von Interessen

Für die Appellseite ist es von Bedeutung, Wünsche und Interessen offen und direkt zu äußern. Dies setzt voraus, dass der Sender sich seiner Motive und Ziele bewusst ist und diese dem Empfänger nachvollziehbar vermitteln kann. Mit solcherart offenen Appellen ist immer die Wertschätzung der Antwort des Empfängers verbunden, auch wenn diese nicht dem gewünschten Ergebnis entspricht.

Handlungsorientierung in der Mediation

Mit Hilfe der Kenntnis von der Mehrdimensionalität einer Nachricht und den Prozessen der Kodierung (Sender) und Dekodierung (Empfänger) kann der Mediator während des gesamten Prozesses der Mediation als Impulsgeber für die Wahrnehmung und Überprüfung des Kommunikationsgeschehens durch die Konfliktbeteiligten unter den Aspekten der spezifischen Empfangsgewohnheiten der Konfliktbeteiligten, ihrer Bereitschaft zum aktiven Zuhören und ihrer Fähigkeit zur dialogischen Auseinandersetzung fungieren. **Abbildung II-8** verdeutlicht noch einmal die Handlungsorientierung des Mediators in den einzelnen Phasen der Mediation, die durch das Modell des Nachrichtenquadrats herauskristallisiert werden kann.

2.2.2 Das Modell des «Inneren Teams»

Metapher vom Inneren Team

In dem Modell vom «Inneren Team» werden die inneren Stimmen beziehungsweise Strebungen und Motive in den Mittelpunkt der Betrachtung gerückt, wobei das kommunizierende Subjekt eingebettet ist in ein Geflecht systemischer Zusammenhänge (Schulz von Thun, 1998). Schulz von Thun verbindet dabei das Ideal der autonomen, nach Selbstverwirklichung strebenden Persönlichkeit mit der systemtheoretischen Erkenntnis, dass der Mensch Teil eines Ganzen ist und seine Identität sich im Kontext unterschiedlicher (Sub-)Systeme herausbildet. Unabhängig von theoretischen Konstrukten über die psychische

Phasen	Handlungsorientierung in der Mediation
Einstieg:	■ Kommunikationsregeln erarbeiten – aktives Zuhören – Ich-Botschaften senden – … ■ Unterscheidung von Themen, Positionen und Interessen
Bearbeitung:	■ Nachrichtenquadrat als Analysemodell nutzen ■ Unterscheidung von Wahrnehmung, Interpretieren und Fühlen anregen ■ eigene Anteile in der Kommunikation deutlich machen ■ Kongruenz und Authentizität der Selbstoffenbarung fördern ■ Aufforderung, explizite Beziehungsaussagen zu treffen ■ Aufforderung, Wünsche und Interessen offen und direkt zu äußern
Sicherung:	■ offene Kommunikation auf der Beziehungs- und Sachebene, jedoch keine neuen Themen mehr aufgreifen ■ keine neuen Beziehungsthemen aufgreifen ■ kontrollierten Dialog fördern und würdigen

Abbildung II-8: Modell des Nachrichtenquadrats und Handlungsorientierung in den Phasen «Einstieg», «Bearbeitung» und «Sicherung»

Entwicklung des Individuums betrachtet das Modell vom Inneren Team die «seelischen Teilmitglieder» aus einer phänomenologischen Perspektive heraus, das heißt, im Mittelpunkt des Interesses stehen die inneren Stimmen, die eine Person fühlen und wahrnehmen kann. Schulz von Thun gliedert seine Überlegungen in sechs Lehren vom Inneren Team:

1. die Lehre von der inneren Pluralität des Menschen
2. die Lehre von der inneren Führung
3. die Lehre vom inneren Konfliktmanagement
4. die Lehre vom Aufbau der Persönlichkeit
5. die Lehre von der Variation innerer Aufstellungen
6. die Lehre vom Inneren Team und dem Gehalt einer Situation.

Sechs Lehren vom Inneren Team

2.2.2.1 Die Lehre von der inneren Pluralität des Menschen

In vielen Situationen melden sich zwei oder mehrere innere Stimmen zu Wort, die von einer Person insbesondere in Konflikt- und Entscheidungssituationen als Hin- und Hergerissensein empfunden werden und die als uneindeutige Gefühlsreaktion beziehungsweise als ambivalent und schwankende Haltung zum Ausdruck kommen. Schulz von Thun zieht von der inneren Dynamik des Seelenlebens eine Parallele zu der Gruppendynamik in Arbeitsteams und bildet entsprechend zum Begriff des «äußeren Teams» den des «inneren Teams». Gruppendynamische Untersuchungen haben unter anderem zu der Erkenntnis geführt, dass sich in der Arbeit im Team unterschiedliche typische Rollen der Mitglieder herausbilden. Unterschieden werden formelle und informelle Rollen. Den informellen Rollen wird für die Kommunikation eine besondere Bedeutung zugemessen; sie umfassen zum Beispiel die Rollen des Anführers, Wortführers, Kritikers, Mitläufers, des Zurückhaltenden und andere (Neuland, 1999: 86ff.). Das Innere Team weist in der Regel ebenfalls eine Vielfalt von Mitgliedern auf, die mehr oder weniger stark wahrgenommen und berücksichtigt werden. Ein Konfliktbeteiligter in einer Mediation könnte zum Beispiel in der Anfangsphase folgende Mitglieder des Inneren Teams mit entsprechenden Aussagen oder Botschaften empfinden:

- den Misstrauischen: «Ist der Mediator wirklich qualifiziert? Wird mein Gegenüber alles ehrlich auf den Tisch bringen?»
- den Ökonomen: «Stehen finanzieller und zeitlicher Aufwand im Verhältnis zu dem, was ich erreichen kann?»
- den Hartherzigen: «Ich werde keinen Zentimeter von meiner Position abweichen, auch wenn mein Gegenüber auf die Tränendrüse drückt!»
- den Ängstlichen: «Was wird mein Gegenüber wohl an Argumenten vortragen? Bin ich genügend darauf vorbereitet? Sind meine Ansprüche wirklich berechtigt?»
- den Rechthaber: «Der Fall ist ja wohl klar. Wie kann das noch angezweifelt werden?»
- den Verantwortlichen: «Wir müssen im Interesse des weiteren Funktionierens eine Einigung finden.»

Häufig setzt sich nur eine innere Stimme als äußere Botschaft durch, während die anderen lediglich als Unwohlsein empfunden werden. Würde sich etwa in dem oben genannten Beispiel die Stimme des Hartherzigen durchsetzen, wäre das Handeln der Konfliktbeteiligten durch eine kompromisslose Haltung bestimmt, die sich gegen eine Anhörung und Abwägung der Interessen der Gegenpartei sperrt und dadurch die Bemühungen um eine Klärung des Konflikts letztendlich verhindert. Wenn auch die anderen Stimmen «zu Wort» kommen würden, könnte zum Beispiel die Stimme des Verantwortlichen für ein

Gegengewicht sorgen und die eigenen gegenüber den übergeordneten Interessen abwägen. Für das Vorgehen des Mediators in Phase 1 und 2 der Mediation folgt daraus, dass er die Konfliktkontrahenten ausdrücklich zu einer Wahrnehmung ihrer widersprüchlichen Gefühle und Gedanken auffordern sollte. Dabei geht es an dieser Stelle noch nicht um deren Offenlegung, sondern vielmehr um einen beginnenden Lernprozess, in dem die Entweder-oder-Position zu Gunsten einer Sowohl-als-auch-Position aufgegeben wird.

Für Schulz von Thun ist die äußere Teamentwicklung ein «situationsübergreifendes Langzeitprojekt mit all seinen Aspekten wie Zusammenfinden und Zusammenraufen, Kommunikations- und Streitkultur, Wir-Gefühl bei gleichzeitigem Ich-Bewusstsein, Herausbildung von anerkannten Regeln, Normen und Kooperationsstilen» (Schulz von Thun, 1998: 65). Und entsprechend versteht er die innere Teamentwicklung «als situationsübergreifendes Langzeitprojekt für die ‹Persönlichkeitsentwicklung›. Der Begriff des ‹Inneren Teams› versteht sich als Kompasswort, lässt ein Ideal, eine Entwicklungsrichtung anklingen. Real finden wir zunächst oft eine innere Gruppe vor, in der ein Gegeneinander (Rivalität und Feindseligkeit), Durcheinander (Mangel an Struktur), Nebeneinander (Mangel an Kontakt und Koordination) vorherrschend ist» (Schulz von Thun, 1998: 65). Mit der bewussten Wahrnehmung und der Reflexion und Abwägung der einzelnen Stimmen wird jedoch eine positive Entwicklung möglich, in der durch Selbstakzeptanz und durch die Akzeptanz des anderen die Voraussetzung für einen echten Dialog geschaffen wird. Dies leitet zu der Fragestellung über, wie die verschiedenen inneren Teammitglieder zu einem «Wir» im Sinne einer authentischen Reaktion des «Ich» nach außen zusammenwachsen können. Dies ist der zentrale Inhalt der zweiten Lehre vom Inneren Team.

Innere Teamentwicklung als Persönlichkeitsentwicklung

2.2.2.2 Die Lehre von der inneren Führung

Die Aufgaben bei der Entwicklung des Inneren Teams umfassen entsprechend den Aufgaben der Leitung eines äußeren Teams die Einzelaufgaben Selbstkontrolle und Selbstbeherrschung, die Moderation von Teambesprechungen, das Klären von Konflikten und Krisen sowie die Integration der Teammitglieder und die synergetische Zusammenführung von Einzelbeiträgen. Die innere Teamentwicklung verfolgt das übergeordnete Ziel, zu einer wirksamen Selbst-Führung im Sinne einer souveränen

Ziel der inneren Teamentwicklung

Metaposition zu gelangen. Das «Oberhaupt» des Inneren Teams (Schulz von Thun, 1998: 67) berücksichtigt dabei alle inneren Teammitglieder, ohne sich in den Interessenverschiedenheiten zu verlieren oder zu verstricken. Schulz von Thun entwickelt für das konkrete Vorgehen ein Sechs-Schritte-Verfahren (Schulz von Thun, 1998: 92 ff.).

Sechs-Schritte-Verfahren In diesem Verfahren geht es zunächst um die genaue Ermittlung, welche Stimmen mit welchen Botschaften gehört werden können und wie diese Teammitglieder zu benennen sind (Schritt 1). Es folgt die Anhörung eines jeden Teammitgliedes. Die Botschaften sollen ausführlich und differenziert dargelegt werden, wobei die Anerkennung und Akzeptanz von Verschiedenartigkeit und Pluralität eine wichtige Voraussetzung ist (Schritt 2). Erst im 3. Schritt wird die Diskussion zugelassen. Dabei sollte die konflikthafte «Reibung» der verschiedenen Standpunkte, ihr Gegeneinander, möglichst nicht unterbunden werden. Die Integration der Positionen erfolgt erst in Schritt 4. Das Oberhaupt des Inneren Teams fasst nun das Ergebnis der Diskussion zusammen, indem die Hauptlinien der Interessenunterschiede und kontroversen Fragen herauskristallisiert werden. Im 5. Schritt wird darauf bezogen schließlich die Lösungssuche eingeleitet. Sie kann über ein Brainstorming erfolgen, wobei auch Elemente von Vorschlägen herausgefiltert werden sollen, die für eine Gesamtlösung hilfreich sein können. Eine wichtige Strategie richtet sich dabei auf das Erkennen des hinter einer Position stehenden Interesses mit dem Bemühen um (Teil-)Berücksichtigung sowie auf die Erweiterung der kognitiven Struktur durch erweiterte Handlungsspielräume, indem an die Zusage oder an die Absage weitere Bedingungen geknüpft werden. Sind alle Lösungsvorschläge gesichtet und bewertet worden, folgt in einem letzten Schritt die integrierte Stellungnahme. Sie stellt den Versuch dar, den produktiven Kern aller Aussagen der Teammitglieder zu einer Aussage zusammenzufassen. Da eine vollständige Einigkeit fast nie erreicht werden kann, tritt das Oberhaupt des Inneren Teams nun aus seiner Moderatorenrolle heraus und trifft die Entscheidung.

Vorgehen in der Mediation Die dargestellten sechs Schritte, die durch die Führung des Oberhauptes in die Entwicklung einer souveränen Metaposition einmünden, sind in der Mediation insbesondere für die Phasen 3 bis 6 von Bedeutung. Der Mediator kann hier durch gezieltes Nachfragen die Reflexion der Stimme, die sich in der äußeren Reaktion durchgesetzt hat und zum Oberhaupt geworden ist, anregen und nachfassen, inwieweit noch andere Stimmen beziehungsweise Teammitglieder wahrgenommen werden, Anerkennung finden und integrierbar sind. Hilfreich kann es sein, den Prozess der Reflexion zu visualisieren, indem die einzelnen Teammitglieder der Konfliktkontrahenten einen Namen erhalten und ihre Botschaften, Argumente und Lösungsvorschläge notiert werden. Der Versuch einer integrierten Stellungnahme aller eigenen inneren Teammitglieder kann jeweils von den Konfliktkontrahenten selbst unternommen werden, wobei dies einen wichtigen Schritt für eine mögliche Einigung beziehungsweise einen Kompromiss darstellt. An die Konfliktkontrahenten stellt ein solches Vorgehen große Anforderungen, das von Seiten des Mediators durch eine Anleitung zur Entwicklung einer inneren Streitkultur, die in die Fähigkeit zum Aufbau einer äußeren Streitkultur einmünden soll, zu unterstützen ist. Dies leitet über zu der dritten Lehre vom Inneren Team, in der die Rolle des Oberhauptes als Konfliktmanager beleuchtet wird.

2.2.2.3 Die Lehre vom «inneren Konfliktmanagement»

Schulz von Thun betont, dass Uneinigkeit und Teamkonflikte den seelischen Alltag kennzeichnen und es daher von besonderer Wichtigkeit ist, Gegensätze und Spannungen in eine produktive Balance zu bringen, ohne dass zu große Reibungsverluste entstehen. Das Oberhaupt ist hier in der Rolle des «Konfliktmanagers», dessen Aufgabe in dem Aufbau einer inneren Streitkultur besteht. Unter Verweis auf die Parallelität mit Konflikten in äußeren Teams spricht Schulz von Thun in Anlehnung an Glasl (1994) von der Existenz heißer und kalter Konflikte, die das innere Team beherrschen können. Heiße Konflikte werden im inneren Milieu als zermürbender Kampf verschiedener Strebungen erlebt, die kalten Konflikte sind oft unbewusst und rauben Energien oder führen in die Krankheit. Diese Konflikte haben starke Auswirkungen auf das Handeln und können zu den verschiedensten Kommunikationsstörungen bis hin zur Arbeits- und Beziehungsunfähigkeit führen. Zur Lösung solcher Konflikte sind nach Schulz von Thun fünf Phasen der Bearbeitung zu beachten. In einer ersten Phase geht es um die Identifikation der Kontrahenten. Ausgehend von dem jeweiligen Symptom, wie zum Beispiel «sich handlungsunfähig fühlen», werden die zu Grunde liegenden antagonistischen Energieträger identifiziert. In der zweiten Phase werden diese Energieträger benannt und angehört. Hier werden auch alle begleitenden Ge-

Heiße und kalte Konflikte

Fünf Phasen der Konfliktlösung

fühle exploriert. In der dritten Phase geht es um die Auseinandersetzung und das Aneinandergeraten. Die miteinander rivalisierenden oder im Kampf stehenden Mitglieder des inneren Teams bringen sich zu Gehör und verteidigen ihre Existenz. Dabei wird deutlich, dass jedes Mitglied eine Existenzberechtigung hat und wertvolle Seiten verkörpert und ausdrückt. In der vierten Phase wird die Versöhnung und Depolarisierung eingeleitet. Die gegenseitige Verachtung und Erbitterung weicht der Erkenntnis, dass einander ergänzende Fähigkeiten vorhanden sind. Wenn die Depolarisierung gelungen ist, beginnt die fünfte Phase, in der die Teamkonferenz eingeleitet werden kann, wie sie in der Lehre von der inneren Führung beschrieben worden ist.

Inter- und Intrarollenkonflikte

Die grundsätzliche innere Konflikthaftigkeit ist nach Schulz von Thun zum einen anthropologisch, zum anderen gesellschaftlich bedingt. Im ersten Fall sind uneindeutige Grenzsituationen von Bedeutung, in denen zwei oder mehrere Verhaltensweisen konkurrieren (z. B. Egoismus versus Altruismus). Gesellschaftlich geht es vor allem um Rollenkonflikte. Hier werden Inter- und Intrarollenkonflikte unterschieden. Interrollenkonflikte entstehen dadurch, dass ein Mensch zwei oder mehrere Rollen in seinem Leben gleichzeitig innehat, die teilweise unvereinbar scheinen (z. B. Mutterschaft und Berufstätigkeit). Bei einem Intrarollenkonflikt ist das Individuum mit den Erwartungen seiner Rollenpartner beziehungsweise mit dem Druck konfrontiert, den diese vermeintlich oder tatsächlich ausüben. In unserer immer stärker arbeitsteiligen und komplex organisierten Gesellschaft geraten Menschen in eine Vielzahl von solchen Rollenkonflikten, die als innere Konflikte Gestalt annehmen. Der Umgang des Oberhauptes mit den Konflikten beschränkt sich daher nicht nur auf die Depolarisierung, wie sie in den fünf Phasen der Konfliktlösung herausgearbeitet wird, sondern muss darüber hinaus die Gegensätze vereinigen, um Kraft und Energie zu gewinnen.

2.2.2.4 Die Lehre vom Aufbau der Persönlichkeit

Stammspieler und Hauptspieler

Die Lehre vom Aufbau der Persönlichkeit besagt, dass nicht alle inneren Teammitglieder sichtbare Akteure im zwischenmenschlichen Kontakt sind. Schulz von Thun unterscheidet hier zunächst die Stammspieler und die Hauptspieler; erstere stehen für die dominierenden Persönlichkeitsmerkmale, letztere für spezifische Ausprägungen derselben.

Jemand, der überwiegend distanziert und unnahbar im Kontakt ist, kann sich in bestimmten Situationen zu einer ‹Stimmungskanone› entwickeln. Zwei Lerntypen spielen bei der lebensgeschichtlichen Entwicklung von Stamm- und Hauptspielern einer Person eine Rolle. Ein erster Typ begründet sich auf das Lernen am Modell, das heißt, frühe wichtige Bezugspersonen werden zu Mitgliedern des inneren Teams. Der zweite Typ umfasst das Lernen am Erfolg, und zwar in zweierlei Richtungen: einmal als Erfolg nach außen im Sinne geglückter Anpassung an Anforderungen an die Umwelt und zum andern als Erfolg nach innen im Sinne einer erwünschten Abwehr unerträglicher Konflikte. Stammspieler und Hauptspieler sind ‹Überlebenshelfer› im Kampf ums soziale Dasein und Garanten eines zivilisierten Umgangs miteinander» (Schulz von Thun, 1998: 194).

Jedes innere Teammitglied hat jedoch auch einen Antipoden, der den Gegenpol verkörpert. Wenn ausschließlich Stamm- und Hauptspieler die Bühne (den sozialen Kontakt) dominieren, so werden die Antipoden auf die unsichtbare Rückseite der Persönlichkeit verbannt. Schulz von Thun unterscheidet dabei drei Stufen der Verbannung.

Antipoden

Drei Stufen der Verbannung

Die erste Stufe der Verbannung traf Antipoden, die von ihrem ‹Besitzer› prinzipiell als wertvolle Mitglieder der inneren Gesellschaft angesehen werden, aber in einer Situation aus Opportunität oder mangels Angemessenheit zurückgehalten werden. Die zweite Stufe widerfuhr abgelehnten Außenseitern und war durch das Verbot gekennzeichnet: ‹So sollte ich nicht sein!›. Die dritte Stufe trifft verleugnete, nicht wahrgenommene Mitglieder: ‹So bin ich nicht!›» (Schulz von Thun, 1998: 226).

Bleiben die Antipoden verbannt und abgespalten, so führt dies neben vielfachen Kommunikationskonflikten zur Devitalisierung und zur Psychomatisierung. Ihre Reintegration verlangt von dem Oberhaupt als Entwicklungshelfer des Inneren Teams eine Herausforderung, die widersprüchlich ist. Zum einen geht es um eine optimale Anpassung an äußere (Leistungs-)Ansprüche im Sinne unserer Funktionstüchtigkeit in der Gesellschaft. Auf der anderen Seite ist die Entfaltung des ganzen Menschen gefordert, in der das Streben nach Selbstverwirklichung und Lebenssinn seinen Raum bekommt.

Reintegration von Antipoden

Die dominanten Stimmen auf der einen Seite und ihre Gegenpole auf der anderen Seite bilden letztendlich ein untrennbares Ganzes. Sie sind aufeinander bezogen und ergänzen sich jeweils in wichtigen Aspekten. Eine bewusste Wahrnehmung und ein intensiver Selbstklärungsprozess können dazu beitragen, die verschiedenen inneren Stimmen in ihrer Bedeutung zu erkennen und ihnen entsprechend Geltung zu verleihen. Diese Überlegungen sind für die Mediation dort von großer Bedeutung, wo es um das Herauskristalisieren und die Spiegelung von wahrgenommenen Gefühlen bei den Konfliktbeteiligten geht, die von diesen nicht oder nur im Hintergrund zugelassen werden können. Dafür steht eine Reihe von Methoden und Techniken zur Verfügung, von denen hier nur einige beispielhaft aufgezählt werden können:

Vorgehen in der Mediation

- Echo-Antworten: Durch die Wiederholung eines Satzes oder eines Wortes wird die Aufmerksamkeit auf ein noch nicht verstandenes oder beachtetes Problem gerichtet.
- Versprecher aufgreifen: In Versprechern stellen sich häufig die geheimen Ängste und/oder Wünsche dar.
- Gefühle verbalisieren: Der affektive Gehalt einer Sachaussage wird herausgefiltert.
- Konkretisieren lassen: Anwendung der W-Fragen, um eine vertiefende Schilderung anzuregen.
- Symptome aufgreifen: die Botschaft des Körpers ermitteln (z. B. Bauchschmerzen: etwas nicht verdauen können; Rückenschmerzen: große Lasten tragen etc.).
- Sprachfiguren beachten: Bilder, Beispiele und Analogien in der Erzählung aufgreifen und übersetzen.

2.2.2.5 Die Lehre von der Variation innerer Aufstellungen

Mannschaftsaufstellung nach situativen Erfordernissen

In der Lehre vom Aufbau der Persönlichkeit wird die These entwickelt, dass jeder Mensch – gemittelt über biografische Erfahrungen und Lernprozesse – über eine bestimmte Grundausstattung von inneren «Spielern» verfügt, die für ihn charakteristisch ist. Je nach Kontext gibt es verschiedene Möglichkeiten der inneren Aufstellung dieser Spieler. Schulz von Thun bedient sich hier der Metapher der Mannschaftsaufstellung, die je nach Sportart, Spielfeld und Gegner wechselt (Schulz von Thun, 1998: 232). Situative Erfordernisse können nur durch ein flexibles Rollenrepertoire beziehungsweise durch eine rasche Umstellungsfähigkeit der Mitglieder des Inneren Teams bewältigt werden. Schulz von Thun prägt in diesem Zusammenhang die Begriffe «personale Bandbreite» und «Wandelmutigkeit», die insbesondere vor dem Hintergrund der Flexibilität und Mobilität, die im Berufsleben vorausgesetzt werden, ein wichtiges Teilstück sozialer Kompetenz darstellen.

Je nach situativem und personellem Kontext ist eine andere innere Aufstellung von Teammitgliedern gefordert. In solchen wechselnden Ansprachen verbindet sich eine ganz bestimmte Ausstrahlung, mit der innere Teammitglieder des Gegenübers entweder eingeladen oder zurückgewiesen werden. Darauf folgt in der Regel entweder eine reziproke oder eine komplementäre Reaktion. Mit einer reziproken Reaktion wird beim Gegenüber das gleiche Teammitglied aktiviert, die komplementäre Reaktion ruft ein anderes, aber zur «Einladung» passendes Teammitglied hervor. Diese ersten Reaktionen, die durch das Erkennen und Wahrnehmen der «Gestalt» des anderen ausgelöst werden, differenzieren sich im Verlauf der Kommunikation natürlich und können in Abhängigkeit von situativen inneren und äußeren Einflussfaktoren zu völlig anderen Mannschaftsaufstellungen führen, die eher konträr und konfliktgeladen im Verhältnis zu der eingangs wahrgenommenen «Einladung» stehen.

Reziproke und komplementäre Reaktion

Die phänomenologische Vielfalt, die durch die Betrachtung der Variationen der inneren Aufstellung in den Blick genommen wird, ordnet Schulz von Thun zwei grundsätzlichen Dimensionen mit vier Polen zu. Die eine Dimension enthält die Pole Nähe und Distanz, die andere Dimension die Pole Dauer und Wechsel. Diese Dimensionen sind in Anlehnung an die Persönlichkeitstheorie des Psychoanalytikers Fritz Riemann (1987) formuliert, der vier Grundformen unterscheidet, die schizoide, die depressive, die zwanghafte und die hysterische Persönlichkeit. Sie stellen charakteristische Ausprägungen dar, wie sie sich im Zusammenhang mit den verschiedenen Grundängsten der menschlichen Existenz entwickeln. Damit wird noch einmal deutlich, dass Schulz von Thun die Herausbildung von Mitgliedern des Inneren Teams eng in den Zusammenhang mit frühen Sozialisationserfahrungen stellt.

Zwei Dimensionen der Phänomene

Wie schon ausgeführt wurde, ist die Fähigkeit zum Variieren der Aufstellung des Inneren Teams eine soziale Teilkompetenz, die insbesondere im Arbeitsleben wichtig ist. Häufig sind Konflikte, die im Gesundheitsbereich mit Hilfe der Mediation bearbeitet werden, eingebettet in berufliche Rollenbeziehungen. Sie bestimmen den personellen und situativen Kontext, wobei die zu erarbeitende Lösung mit den übergeordneten Interessen der Organisation zur Deckung gebracht werden muss. In dem Prozess der Konfliktbearbeitung hat der Mediator seine Aufmerksamkeit mit darauf zu richten, welche «Passungen» und welche konträren Teamaufstellungen sich aus der Kommunikation beider Konfliktparteien herauslesen lassen. Zu unterscheiden sind

Vorgehen in der Mediation

hier zunächst die sichtbaren Teammitglieder und die Antipoden und dann die Art der Reaktion, die beide bei dem Gegenüber auslösen.

2.2.2.6 Lehre vom Inneren Team und dem Gehalt einer Situation

Die Variationen der inneren Teamaufstellungen stellen eine mehr oder weniger gelungene Entsprechung zur inneren und äußeren Situation dar. Hier bestehen idealtypisch vier Möglichkeiten:

1. In Übereinstimmung mit mir und dem situativen Gehalt (= stimmig)
2. In Übereinstimmung mit mir (authentisch), aber nicht situationsadäquat
3. Mit mir selbst nicht in Übereinstimmung, aber passend zur Situation
4. Weder mit mir selbst noch mit dem Situationsgehalt übereinstimmend» (Schulz von Thun, 1998: 306).

Situativ-systemische Herangehensweise

Um die Kommunikation zu verbessern, muss also zum einen die Stimmigkeit des Inneren Teams und zum anderen eine Übereinstimmung mit der äußeren Situation angestrebt werden. Damit ergibt sich eine situativ-systemische Herangehensweise. Ausgangspunkt bildet die Wahrnehmung des Gesamtkontextes einer Kommunikationssituation, die eine strukturelle (Rollen, Hierarchien, Rahmenbedingungen), eine historische (Vorgeschichte), eine beziehungsdynamische (Wie stehen die Teilnehmer zueinander?) und eine situationslogische Dimension hat. Die situationslogische Dimension weist einen vierfachen Gehalt auf, nämlich die Vorgeschichte als Geflecht der Anlässe für eine Zusammenkunft, die thematische Struktur, die den Sachinhalt umschreibt, die zwischenmenschliche Struktur, die die Frage nach der Teilnehmerzusammensetzung in Übereinstimmung mit dem zu klärenden Sachinhalt in den Mittelpunkt stellt und schließlich die Ziele, die verfolgt werden. Die Wahrnehmung des Gesamtkontextes als Voraussetzung für die Klärung und Entwicklung des inneren Teams stellt natürlich immer einen subjektiven Vorgang dar, das heißt, es handelt sich immer auch um Konstruktionen von Realität. Eine Annäherung an die Vielfalt und Pluralität von Bedeutungsebenen, die neben «harten» Fakten und Zusammenhängen eine Rolle spielen, kann nur im dialogischen Vorgehen erschlossen werden. Um eine Übereinstimmung zwischen den jeweiligen Besonderheiten der Situation und der inneren Aufstellung erreichen zu können, ist es wichtig, die personale Bandbreite auszuloten und eine flexible Umstellung der inneren Mitglieder gemäß der kontextualen Geschehensabläufe zu initiieren. Welche Mitglieder sind für welche Situationen hilfreich? Schulz von Thun schlägt hier in Anlehnung an Becker und Jäger (1994), die einen Leitfaden für Führungskräfte im Umgang mit heiklen Themen in Teambesprechungen entwickelt haben, einen Klärungsprozess in vier Phasen vor.

In der Initialphase werden die Hintergründe der Situation geklärt, und das Thema wird eingeführt. Beteiligt daran sind das Oberhaupt, ein «freundlicher Gastgeber», ein «präziser Situationsklärer» und ein «suggestiver Anstifter». Es folgt die Aktionsphase, in der das Thema kontrovers diskutiert wird. Beteiligt sind hier neben dem Oberhaupt als wertschätzender, aufnehmender und ermutigender Moderator ein «Ordnungshüter», der Regeln überwacht, ein «Besänftiger», der zur Disziplin ermahnt, und ein «Engagierter», der in das Detail geht. Wenn alles Wichtige gesagt ist, beginnt die Integrationsphase, in der das Oberhaupt bilanziert, strukturiert, die Positionen in Beziehung setzt und ein konsensfähiges (Teil-)Ergebnis formuliert. Unterstützt wird dieser Prozess durch eine «ordnende Hand» und einen «Wächter der Disziplin». In der Umsetzungsphase werden schließlich Handlungen geplant. Hier wird ein «strukturgebender Planer» benötigt, der von einem «unerbittlichen Kontrolleur» bei der Überwachung der Einhaltung der Beschlüsse unterstützt wird.

Klärungsprozess in vier Phasen

In der sechsten Lehre vom Inneren Team und dem Gehalt einer Situation ist der Idealzustand formuliert, nämlich die Übereinstimmung mit sich selbst und mit der Situation beziehungsweise dem Umfeld. Die systemische Betrachtungsweise, die den übergeordneten Rahmen für die Mediation darstellt, steht hier im Vordergrund. Die Wechselwirkungen zwischen der Person und dem Gesamtkontext werden zum zentralen Bezugspunkt für die Entwicklung eines produktiven Kommunikationsprozesses. Die einzelnen Lehren des Inneren Teams bilden in den verschiedenen Phasen der Mediation ein wichtiges Hintergrundwissen und eine wichtige Anleitung für Interventionen.

Übereinstimmung mit sich selbst und mit der Situation

Das Modell des Inneren Teams mit seinen sechs Lehren entlastet von der Vorstellung, dass es jeweils für bestimmte Situationen «die richtige Reaktion» geben muss, und sie entlastet damit zugleich von Selbstvorwürfen, Entscheidungen nicht fehlerfrei treffen zu können und ambivalent und schwach zu sein. An die Stelle von Druck und Zweifel tritt die Möglichkeit, die inneren Teammitglieder beziehungsweise die innere Vielstimmigkeit bewusst zur Kenntnis zu nehmen und sich damit auseinander zu setzen, bevor eine Handlungsentscheidung getroffen wird. Dabei wird die handelnde Person zum Teamchef ihrer inneren Teammitglieder und sorgt dafür, dass auch «ungeliebte» oder verbannte Stimmen zum Ausdruck kommen können. Deren Akzeptanz wird durch die bewusste Wahrnehmung von vertrauten und (gesellschaftlich) anerkannten Stimmen, die ein Gegengewicht bilden, begünstigt. Die Wahrnehmung und Anerkennung aller inneren Teammitglieder mündet in eine größere Klarheit der Position ein. Dieser Klarheit liegen Kompromisse – und nicht Ausschlüsse oder Verbannungen innerer Impulse beziehungsweise Stimmen – zu Grunde. Es geht darum, eine innere Balance zwischen vorhandenen Gegenpolen zu finden, indem das jeweilige innere Teammitglied in seinem Gefühl und in seinem Begehren gewürdigt und in der integrierten Gesamtstellungnahme, in die Position, mit integriert wird.

Handlungsorientierung in der Mediation

In der Mediation haben sowohl die beteiligten Konfliktparteien als auch der Mediator mit einem «Inneren Team» zu tun. Der Mediator muss einerseits die eigene Vielstimmigkeit wahrnehmen und abwägen, andererseits den beteiligten Konfliktparteien genügend Raum geben, damit sie ihr Inneres Team erspüren und seinen einzelnen Mitgliedern Ausdruck geben können. Für die einzelnen Phasen der Mediation und des ihnen zu Grunde liegenden Lernprozesses stellt sich die Wahrnehmung der eigenen Vielstimmigkeit und die aktive Auseinandersetzung damit auf einem jeweils anderen Niveau her (vgl. **Abb. II-9**).

2.2.3 Werte- und Entwicklungsquadrat

Tugend bildet sich dialektisch aus zwei fehlerhaften Extremen

Das Modell des Werte- und Entwicklungsquadrats wurde von Schulz von Thun als ein weiteres gedankliches Werkzeug entwickelt, mit dem in der Praxis der Beratung und Konfliktklärung die Zielrichtung von Interventionen sicherer zu bestimmen ist (Schulz von Thun, 1999). Die Grundgedanken des Werte- und Entwicklungsquadrats gehen auf Aristoteles zurück, der von der Vorstellung ausging, dass jede Tugend sich dialektisch aus zwei fehlerhaften Extremen herausbilden lässt. Diese Überlegungen wurden zunächst von Helwig in seinem Werk «Charakterlogie» aufgegriffen und dann von Schulz von Thun für kommunikationspsychologische Analysen weiterentwickelt. Eine zentrale Prämisse von ihm lautet dabei:

2. Theoretisches Rahmenkonzept der Mediation 111

Phasen	Handlungsorientierung in der Mediation
Einstieg:	■ Selbstkundgabe der Teilnehmer ermöglichen ■ Wahrnehmung der inneren und äußeren Teammitglieder ■ Berücksichtigung aller wahrnehmbaren inneren Teammitglieder bei der Formulierung von Regeln ■ eigene innere Teammitglieder wahrnehmen
Bearbeitung:	■ innere Vielfältigkeit thematisieren ■ Gemeinsamkeiten und Unterschiede herausarbeiten ■ Anhörung u. Abwägung der inneren Stimme ermöglichen ■ Auseinandersetzung mit den eigenen inneren Teammitgliedern ■ «Inneres Team» als Analysemodell nutzen
Sicherung:	■ Selbstkundgabe der Teilnehmer ermöglichen ■ Akzeptanz der inneren Vielfältigkeit in den Vordergrund rücken ■ Würdigung der Ergebnisse der inneren Teamkonferenz

Abbildung II-9: Modell des Inneren Teams und Handlungsorientierung in den Phasen «Einstieg», «Bearbeitung» und «Sicherung»

Um den dialektisch strukturierten Daseinsforderungen zu entsprechen, kann jeder Wert (jede Tugend, jedes Leitprinzip, jedes Persönlichkeitsmerkmal) nur dann zu einer konstruktiven Wirkung gelangen, wenn er sich in ausgehaltener Spannung zu einem positiven Gegenwert, einer ‹Schwesterntugend› befindet. Statt von einer ausgehaltenen Spannung lässt sich auch von Balance sprechen. Ohne diese ausgehaltene Spannung (Balance) verkommt ein Wert zu seiner ‹Entartungsform› (Helwig) – oder sagen wir lieber: zu einer entwertenden Übertreibung (Schulz von Thun, 1999: 38).

Schulz von Thun bezeichnet diese Entartungsform in seinen weiteren Ausführungen auch als Unwert. **Abbildung II-10** verdeutlicht die allgemeine Struktur eines Wertequadrats.

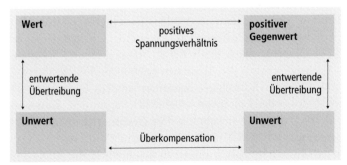

Abbildung II-10: Allgemeine Struktur eines Wertequadrats (Quelle: Schulz von Thun, 1999: 39)

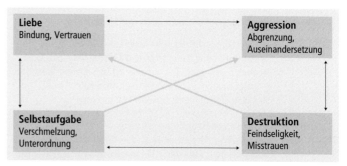

Abbildung II-11: Wertequadrat zu dem Grundwert «Liebe»

Beispiel eines Wertequadrats

Die allgemeine Struktur eines Wertequadrats soll am Beispiel des menschlichen Bedürfnisses nach Liebe beziehungsweise Bindung und Vertrauen verdeutlicht werden. Dieses fundamentale Bedürfnis stellt sich auf den verschiedenen menschlichen Reifungsniveaus jeweils in dem zentralen Konflikt «Abhängigkeit versus Autonomie» dar. Vertrauen und Misstrauen, Festhalten und Loslassen, Nehmen und Geben kennzeichnen dabei die Konfliktpole, die die Entwicklung und Auseinandersetzung lebenslang bestimmen. Von dem Begriff Liebe ausgehend, lässt sich ein Wertequadrat konstruieren, wie es **Abbildung II-11** zeigt.

Während die oberen Werte ein positives Spannungsverhältnis bilden, stellen die unteren Werte eine Überkompensation dar. Die diagonalen Werte kennzeichnen die konträren Positionen. Liebe kann sich zu dem Unwert «Selbstaufgabe» entwickeln, wenn sie nicht in ausgewogener Balance beziehungsweise in einem positiven Spannungsverhältnis zu dem positiven Gegenwert der Aggression steht. Ebenso verkommt Kampf ohne Liebe zu dem Unwert «Destruktion».

Entwicklungsrichtungen im Wertequadrat

Werte wie Unwerte bilden immer eine Gesamtheit. Das heißt, es gibt nicht «nur gute» oder «nur schlechte» Werte, sondern beide durchdringen sich gegenseitig und enthalten im Kern die Möglichkeit des anderen. Schwächen und Schattenseiten im Verhalten von Menschen werden damit nicht als etwas «Böses» oder «Schlechtes» begriffen, sondern sie werden als «Überdosis» einer positiven Möglichkeit verstanden, die es auszuloten und zu entwickeln gilt. Vor diesem gedanklichen Hintergrund wird das Wertequadrat von Schulz von Thun dazu benutzt, Entwicklungsrichtungen zu beschreiben, die auf Grund einer Überkompensierung von Werten wünschenswert sind, wobei die Diagonalen die Richtungen kennzeichnen. Je nach

Selbstanalyse ist entweder die eine oder die andere Entwicklungsrichtung zu beschreiben. Ist in dem Beispiel des Bedürfnisses nach Liebe eine Tendenz zur Selbstaufgabe in einer Liebesbeziehung erkennbar, so kann eine positive Entwicklung diagonal in Richtung des Wertes Aggression eingeleitet werden. Dominieren destruktive Impulse, Feindseligkeit und Misstrauen, so ist die Entwicklung auf den Wert Liebe ausgerichtet.

Das Werte- und Entwicklungsquadrat kann eine gute Hilfestellung sein für die Analyse der eigenen Vorstellungen oder der Vorstellungen in einer Gruppe vom Umgang mit anderen beziehungsweise miteinander. Jeder Mensch entwickelt individuelle Annahmen über seine Mitmenschen und verfolgt Interessen in Beziehungen und in der Kommunikation. Diesen Annahmen und Interessen liegen Menschenbilder und Werte zu Grunde, die geprägt sind durch die biografischen Erfahrungen, durch Sozialisationsprozesse und durch kulturspezifische Einflüsse; sie können sich je nach Ausprägung hemmend oder fördernd auf die Kommunikation auswirken. Insbesondere dort, wo Personen in einer verantwortlichen Position sind, wie zum Beispiel als Lehrer, als Führungskraft oder als Mediator, ist es daher von besonderer Bedeutung, die eigene Grundhaltung zu reflektieren und zu hinterfragen. So kann zum Beispiel ein Lehrer nur dann die Lern- und Entwicklungspotenziale seiner Schüler unterstützen, wenn er in seiner eigenen Grundhaltung davon ausgeht, dass Menschen motiviert sind zu lernen, initiativ und kreativ sind und den Willen zur Eigenverantwortung haben.

Ähnliches gilt für den Mediator und seinen Schwerpunkt der Arbeit, die Konfliktlösung. Für die Anregung von Lern- und Entwicklungsprozessen ist es jedoch nicht nur von Bedeutung, zu ermutigen und Vertrauen in die Fähigkeiten anderer zu haben, sondern es müssen auch die destruktiven Seiten aufgegriffen und «gehändelt» werden. Die humanistische Psychologie geht davon aus, dass Destruktivität eine Realität des Menschen ist, die aber durch eine konstruktive Handhabung und eine humane Ethik begrenzt werden kann. Vertreter der humanistischen Psychologie sind unter anderem R. C. Cohn, V. Satir, C. R. Rogers, F. Perls, J. Moreno und E. Berne. Sie teilen gemeinsam einen anthropologischen Optimismus und gehen von der Möglichkeit der Persönlichkeitsentfaltung und -entwicklung aus. Eine solche Grundhaltung mündet in konkrete Verhaltensweisen ein, die schließlich die Kommunikation und den Umgang mit Menschen positiv beeinflussen sollen. Rogers hat

Vorgehen in der Mediation

Klientenzentrierte Gesprächsführung

in diesem Zusammenhang spezielle Richtlinien für eine klientenzentrierte Gesprächsführung entwickelt, die für alle beratenden Tätigkeiten von Bedeutung sind (Rogers, 2002; vgl. ausführlicher Kap. II-2.3). Sie umfassen:

- die Förderung der Selbstexploration des Klienten durch Verbalisierung von emotionalen Erlebnisinhalten
- die Entwicklung von Empathie für die Gefühle und Sichtweisen des Klienten
- die Akzeptanz und Achtung des Klienten, die nicht an Bedingungen gebunden ist
- die Förderung des dialogischen Prozesses durch die Vermittlung von Echtheit, Kongruenz und Transparenz.

Vor dem Hintergrund der Erkenntnis, dass Werte im zwischenmenschlichen Kontakt nur dann eine konstruktive Wirkung haben, wenn sie sich in ausgewogener Balance zu ihrem Gegenwert befinden, ist es von großer Bedeutung, den komplementären Gegenwert jeweils bestimmen zu können sowie mögliche Überkompensationen in den Blick zu nehmen. In der Zusammenschau aller Werte und Unwerte kann dann eine bewusste Entscheidung getroffen werden, die eigenen Werte zu verändern und eine Entwicklungsrichtung zu beschreiben, die eine erfolgreiche Intervention möglich werden lässt. Im Folgenden sollen für die einzelnen Richtlinien, die Rogers benennt, Werte- und Entwicklungsquadrate beschrieben werden.

Wenn ein Mediator die Förderung der Selbstexploration der Klienten durch häufige Verbalisierung von emotionalen Erlebnisinhalten als wichtigstes Ziel ansieht, so läuft er Gefahr, die Selbstinitiative des Klienten zu sehr einzuschränken, ihm zu viel abzunehmen und damit seine Entwicklungsmöglichkeiten zu verhindern. Eine gute Balance von Fördern und Fordern des Klienten im Sinne der Anregung und Bestätigung der Introspektionsfähigkeit würde diese Möglichkeiten hingegen stärken. Umgekehrt kann ein zu stark forderndes Herangehen eine Überforderungssituation auslösen, in welcher der Klient mit Abwehr reagiert. Das Werte- und Entwicklungsquadrat kann hier wie in **Abbildung II-12** gezeigt dargestellt werden.

Spannungsfeld von Empathie und Distanz

Das Zeigen echter Anteilnahme und die Entwicklung von Empathie, einem «Mitschwingen» mit den Sichtweisen und den inneren Gefühlen des Klienten, kann, wenn nicht gleichzeitig genügend Distanz eingehalten wird, zu einer Verschmelzung im Sinne eines nicht mehr getrennten Mitleidens führen.

2. Theoretisches Rahmenkonzept der Mediation **115**

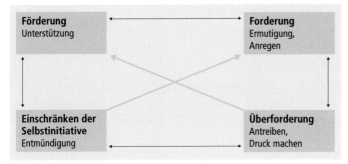

Abbildung II-12: Wertequadrat zu dem Grundwert «Förderung»

Die Betroffenheit des Klienten wird dann durch die Betroffenheit des Beraters überlagert, und der Klient kann sich mit seinen inneren Nöten nicht mehr aufgehoben fühlen. Überwiegt jedoch die Distanz, die eine Aufrechterhaltung der Grenzen zwischen beiden interagierenden Personen garantieren soll, kann es zu einem übermäßigen Rückzug kommen, weil die Distanz vom Klienten als Gleichgültigkeit und Desinteresse wahrgenommen werden kann. Das Werte- und Entwicklungsquadrat stellt sich in diesem Fall wie in **Abbildung II-13** dar.

Das empathische Mitschwingen ergänzt sich mit den Werten der Akzeptanz des Gegenübers, der Wertschätzung und der Achtung der Autonomie des Klienten. An die Wertschätzung und an die Akzeptanz dürfen keine Bedingungen gebunden werden. Wenn sie jedoch ohne den Gegenwert der Konfrontation und Auseinandersetzung praktiziert werden, kann die wertschätzende und akzeptierende Haltung zu einer harmonisierenden Haltung und zu einer Haltung, die Unterschiede negiert, degenerieren. Damit ist im Kern eine konfliktvermeidende Kommunikation angelegt, die es dem Klienten erschwert, Positionen zu konturieren und zu vertreten. Umgekehrt kann

Spannungsfeld von Akzeptanz und Auseinandersetzung

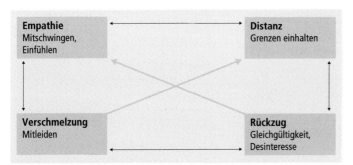

Abbildung II-13: Wertequadrat zu dem Grundwert «Empathie»

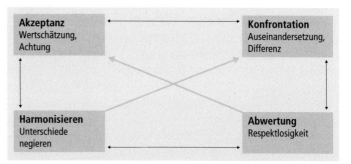

Abbildung II-14: Wertequadrat zu dem Grundwert «Akzeptanz»

eine zu starke Betonung von Konfrontation und Auseinandersetzung in Abwertung und Respektlosigkeit «umkippen». Die positiven Werte und ihre Überkompensationen können wie in **Abbildung II-14** beschrieben werden.

Spannungsfeld von Offenheit und taktischem Verhalten

Die Echtheit und die Kongruenz der Person des Mediators sowie die Offenheit, mit der er sich in die Konfliktberatung einbringt, sind wesentliche Voraussetzungen für die Entwicklung der Lernfähigkeit des Klienten. Diese Werte müssen jedoch in ausgewogener Balance beziehungsweise in einem positiven Spannungsverhältnis zu einer gewissen Diplomatie und einem taktischen Verhalten stehen, wodurch erst die beziehungs- und sachspezifischen Besonderheiten der Situation berücksichtigt werden können. Werden diese missachtet und stehen die Werte von Echtheit, Kongruenz und Offenheit kontextlos für sich, droht eine Überkompensation in Naivität und Undifferenziertheit. Werden hingegen Diplomatie und taktisches Vorgehen zu sehr in den Vordergrund gerückt, kann eine Überkompensation in Richtung Manipulation und Vorsätzlichkeit eintreten. Das Werte- und Entwicklungsquadrat kann hier wie in **Abbildung II-15** gezeigt dargestellt werden.

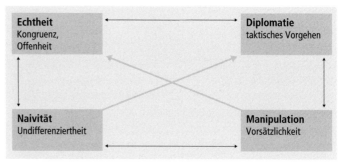

Abbildung II-15: Wertequadrat zu dem Grundwert «Echtheit»

Neben den spezifischen Werten im Zusammenhang mit der Grundhaltung und den Prinzipien für eine klientenzentrierte Gesprächsführung, die für eine Konstruktion darauf bezogener Werte- und Entwicklungsquadrate herangezogen werden können, klassifiziert Schulz von Thun acht verschiedene Kommunikations- und Interaktionsstile, die den verschiedenen Kommunikationshandlungen zu Grunde liegen (Schulz von Thun, 1998: 57ff.). Im Einzelnen sind dies:

1. der helfende Stil
2. der bedürftig-abhängige Stil
3. der selbst-lose Stil
4. der aggressiv-entwertende Stil
5. der sich beweisende Stil
6. der bestimmende-kontrollierende Stil
7. der sich distanzierende Stil
8. der mitteilungsfreudig-dramatische Stil.

Hier sollen im Folgenden vier dieser Stile noch einmal näher beschrieben werden, die in der Praxis der Mediation häufiger auftreten. Sie treten dort zwar nicht in der beschriebenen «Reinform» auf, kennzeichnen aber Themen- und Problemkreise, die in der Auseinandersetzung mit der eigenen Identität und der Rolle des Mediators von Bedeutung sind. Bei der Beschreibung der Stile geht es weniger um die ihnen zu Grunde liegenden psychischen Ursachen als vielmehr um die Erfassung der äußeren Wirkung und um mögliche Richtungen der Veränderung mittels der Werte- und Entwicklungsquadrate. *Kommunikationsstile in der Mediation*

Das Verhalten beim helfenden Stil ist geprägt durch eine übergroße Bereitschaft, dem anderen Sorgen und Lasten abzunehmen, Konflikte von ihm fern zu halten, ihn zu beschützen und zu umsorgen. Aus verschiedenen Entwicklungsrichtungen, die mit Hilfe von Werte- und Entwicklungsquadraten herausgearbeitet werden können, wird hier diejenige herausgegriffen, die den Schwerpunkt auf das Spannungsverhältnis von Behütung und Herausforderung legt (vgl. **Abb. II-16**). *Der helfende Stil*

Der sich beweisende Stil ist durch eine große Anstrengung und ein großes Bemühen geprägt, zu jeder Zeit unfehlbar, kompetent und liebenswert zu sein und zu erscheinen. Hintergründig spielt dabei die Angst, Fehler zu machen, sich eine Blöße geben zu können, als Versager zu gelten, eine große Rolle. Das Verhalten ist durch Ehrgeiz und dem Empfinden von Leistungsdruck *Der sich beweisende Stil*

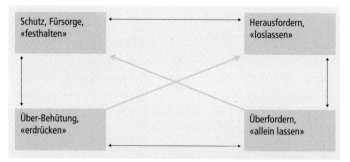

Abbildung II-16: Wertequadrat des helfenden Stils (Schulz von Thun, 1999: 89)

bei fortwährenden Selbstzweifeln dominiert. Die Zielrichtung der Persönlichkeitsentwicklung zeigt das Werte- und Entwicklungsquadrat in **Abbildung II-17**.

Der sich distanzierende Stil

Im Vordergrund des sich distanzierenden Kommunikationsstils steht die Sachorientierung. Die Vermeidung von Nähe, was als professionelle Distanz verstanden wird, dominiert den Kontakt. Verstand und Vernunft stehen im Mittelpunkt von Konfliktlösungen. Die Entwicklungsrichtung, die in diesem Fall aus dem Werte- und Entwicklungsquadrat zu Möglichkeiten einer positiven Öffnung der Kommunikation führt, ist in **Abbildung II-18** dargestellt.

Der mitteilungsfreudig-dramatische Stil

Der mitteilungsfreudig-dramatische Stil ist durch einen intensiven Gefühlsausdruck, durch Kontaktreichtum und expressive Darstellungen charakterisiert. Er bildet damit gewissermaßen ein Gegenstück zu dem sich distanzierenden Stil. An Stelle festgelegter Regeln oder vorgezeichneter Abläufe dominieren ein

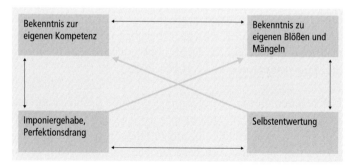

Abbildung II-17: Wertequadrat des sich beweisenden Stils (Schulz von Thun, 1999: 166)

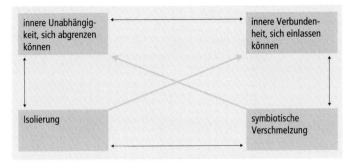

Abbildung II-18: Wertequadrat des sich distanzierenden Stils (Schulz von Thun, 1999: 223)

großer Ideenreichtum und die Fähigkeit zur Improvisation. Lebendigkeit, Spontaneität und Erlebnisintensität sind wesentliche Merkmale. Die Zielrichtung der Entwicklung zeigt das Werte- und Entwicklungsquadrat in **Abbildung II-19**.

Die Konstruktion der Werte- und Entwicklungsquadrate zu den Richtlinien der klientenzentrierten Gesprächsführung nach Rogers sowie zu einigen ausgewählten Kommunikations- und Interaktionsstilen, deren Ausprägung mit dem «Temperament» des Mediators in Zusammenhang steht, verdeutlicht, dass das Modell ein wichtiges Instrument für die Analyse und für die Korrektur der Grundhaltung des Mediators darstellt. Gleichzeitig kann und sollte es jedoch auch als Analysemodell für die Werteorientierungen der Konfliktparteien Anwendung finden. **Abbildung II-20** zeigt noch einmal zusammengefasst die Handlungsorientierung im Lernprozess der Mediation, wie er sich in den verschiedenen Phasen vor dem Hintergrund des Modells von dem Werte- und Entwicklungsquadrat darstellt.

Handlungsorientierung in der Mediation

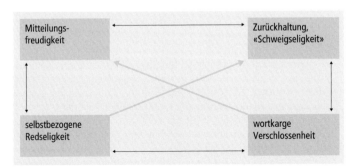

Abbildung II-19: Wertequadrat des mitteilungsfreudig-dramatischen Stils (Quelle: Schulz von Thun, 1999: 240)

Phasen	Handlungsorientierung in der Mediation
Einstieg:	■ Balance halten zwischen Empathie und Distanz ■ Balance halten zwischen Schutz/Fürsorge und Herausforderung ■ Balance halten zwischen Strukturierung und Flexibilität ■ Balance halten zwischen Anleitung und freier Entfaltung
Bearbeitung:	■ Balance halten zwischen Echtheit und Diplomatie ■ Balance halten zwischen Akzeptanz und Konfrontation ■ Balance halten zwischen Fördern und Fordern ■ Balance halten zwischen Autonomie und Bindung
Sicherung:	■ Balance halten zwischen Strukturierung und Flexibilität ■ Entwicklungsrichtung zur Akzeptanz stärken, konfrontative Auseinandersetzung abschließen ■ Entwicklungsrichtung von Autonomie und Selbstverantwortung stärken

Abbildung II-20: Modell des Werte- und Entwicklungsquadrats und Handlungsorientierung in den Phasen «Einstieg», «Bearbeitung» und «Sicherung»

2.2.4 Interaktionszirkel

Analyse von Störungen in der Interaktion

Kann mit den bisher vorgestellten Modellen vor allem die Weiterentwicklung der Persönlichkeit des Einzelnen unterstützt und angeregt werden, so lassen sich mit dem Modell der Interaktionszirkel oder Teufelskreise (Schulz von Thun, 1999: 28 ff.) Störungen und Konflikte in der Interaktion zwischen zwei oder mehreren Personen analysieren und diagnostizieren. Im Vordergrund stehen damit die systemische Betrachtung von Kommunikation sowie die wechselseitige Beeinflussung und gegenseitige Bedingtheit von Aktion und Reaktion der beteiligten Kommunikationspartner. Indem das Kommunikationssystem als Ganzes betrachtet wird, ist eine einseitige Identifizierung von «Problemverursachern» ausgeschlossen.

Betrachtung des ganzen Regelsystems

Die ‹Systemtherapie› geht davon aus, dass die Ursache von Kommunikationsschwierigkeiten nicht (in erster Linie) beim einzelnen Menschen zu suchen ist, sondern im (Fehl-)Funktionieren des ganzen Regelsystems. Keiner ist ‹schuldig›, sondern alle spielen nach den geltenden Regeln, niemand ist ‹krank› oder ‹pathologisch›, ‹unreif› oder ‹bösartig›, sondern der Einzelne zeigt ein Symptom, das für die Erhaltung des Gesamtsystems auf verborgene Weise unentbehrlich ist; unter diesem Blickwinkel ist der Fehler nicht länger beim Einzelnen, sondern im Regelkreis des miteinander Agierens und aufeinander Reagierens zu suchen (Schulz von Thun, 1999: 28).

Die systemische Analyse von Interaktionsproblemen erfolgt durch eine genaue Betrachtung des Kreislaufs der Kommunikation, in dem Aktionen und Reaktionen der Kommunikationsbeteiligten miteinander vernetzt sind. Im Einzelnen können hier vier Stationen unterschieden werden (vgl. **Abb. II-21**):

1. Verhalten und/oder Botschaft der Person A führt
2. zu einer «Innerung» (Gedanken und Gefühle der Person B), die dann
3. zu einer entsprechenden Äußerung und/oder zu einem entsprechenden Verhalten der Person B führt,
4. was wiederum eine «Innerung» bei Person A auslöst, die daraufhin wieder in ihrem Verhalten und/oder ihrer Botschaft reagiert (Einmündung in Position 1).

Systemische Betrachtung des Kreislaufs der Kommunikation

Der Kreislauf soll an einem Konflikt zwischen einer Pflegedienstdirektorin und einem Verwaltungsdirektor exemplarisch verdeutlicht werden. Der Verwaltungsdirektor macht die Vorgabe, ein Qualitätsmanagement in der gesamten Einrichtung durchzuführen und beauftragt für dessen Planung und Umsetzung im Pflegebereich die Pflegedirektorin. Das zur Verfügung stehende Budget ist insgesamt knapp, wobei für den Pflegebereich im Vergleich zum ärztlichen Bereich nur geringe Mittel bereitgestellt werden. Es erfolgen weiterhin Zeit- und Rahmenvorgaben zu dem inhaltlichen Vorgehen. Die Pflegedirektorin, die sich schon seit längerer Zeit für die Qualitätsentwicklung einsetzt und verschiedentlich Vorschläge für eine Umsetzung gemacht hat, die jedoch immer wieder von Seiten des Verwaltungsdirektors «auf die lange Bank» geschoben worden sind,

Beispiel für einen Konfliktkreislauf

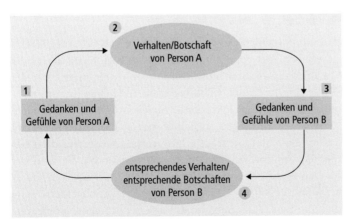

Abbildung II-21: Vier Stationen der Kommunikation

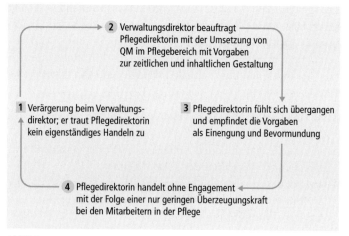

Abbildung II-22: Beispiel eines Teufelskreises

fühlt sich übergangen und nicht ernst genommen. Die Vorgaben erlebt sie im Sinne eines gewünschten Handlungs- und Gestaltungsspielraums als Einengung und Bevormundung. Entsprechend geht sie ohne großes Engagement an die Aufgabe heran. Sie ist davon überzeugt, dass es kein ehrliches Interesse für die Initiierung von Veränderungsprozessen gibt, sondern dass es darum geht, gesetzliche Auflagen zu erfüllen. Mit ihrer Haltung hat sie wenig Überzeugungskraft für ihre Mitarbeiterinnen, sodass der Prozess nur schleppend in Gang kommt. Der Verwaltungsdirektor spürt Verärgerung und sieht sich in seinen Vorurteilen bestätigt, dass der Pflegebereich unter Leitung der Pflegedirektorin nicht in der Lage ist, Verantwortung in dem geplanten Projekt zu übernehmen. Er fühlt sich in seiner Haltung bestätigt, klare Vorgaben für die Umsetzung zu geben und die Pflegedienstleitung in eine engmaschige Kontrolle einzubeziehen. Der Kreislauf ist geschlossen (vgl. **Abb. II-22**).

Vorgehen in der Mediation

Durch die Einbeziehung sowohl der «Innerungen» wie der «Äußerungen» erfolgt eine Integration derjenigen Kommunikationsmodelle, die das Verhalten von Menschen auf ihre inneren Motive und Regungen zurückführen, in die systemische, auf das soziale System gerichtete Betrachtungsweise. Für die Konfliktklärung sind beide Ebenen von Bedeutung. So wird der Mediator bemüht sein, die Selbstklärung anzuregen, indem er die «Innerungen» in den Mittelpunkt der Auseinandersetzung rückt und die «Äußerungen» als Folge der inneren Gefühle, Gedanken und Impulse verständlich macht. Der Kreislauf, in den die Konfliktbeteiligten eingeschlossen sind, kann dann durchbrochen werden, wenn die inneren Reaktionen in das äußere Verhalten einbezogen werden.

Im Zusammenhang mit der Exploration und der Analyse der Interaktionszirkel beziehungsweise Teufelskreisläufe kann die Frage aufschlussreich sein, ob es für die Kommunikationsbeteiligten einen Sekundärgewinn gibt. Der Begriff «Sekundärgewinn» meint dabei Vorteile, die trotz eines beklagten Zirkelschlusses subjektiv von Bedeutung sind. In einem solchen Fall halten die Konfliktparteien häufig an ihren eingespielten konfliktträchtigen Verhaltensmustern fest.

Sekundärgewinn

Ein Beispiel mag dies verdeutlichen: Eine fachlich sehr qualifizierte und an der beruflichen Förderung interessierte Stationsleitung setzt sich engagiert für die Durchführung einer regelmäßigen Pflegevisite bei den Patienten auf ihrer Station ein. Dabei kommt es wiederholt zu heftigen Auseinandersetzungen mit dem Stationsarzt, der sich in seinen Arbeitsabläufen gestört fühlt. Die Pflegedienstleitung ist über die konfrontative Art ihrer Mitarbeiterin alarmiert und beunruhigt. Sie befürchtet eine Ausweitung des Konflikts auf eine höhere Ebene und fordert die Stationsleitung auf, sich stärker anzupassen. Diese fühlt sich ins Unrecht gesetzt, ist wütend und reagiert aus diesem Gefühl heraus mit erneuten Angriffen auf den Arzt. **Abbildung II-23** zeigt den Teufelskreis, der sich hier geschlossen hat.

Beispiel

Während dieser Kreislauf nach der vorhergehenden Faktenermittlung recht schnell geklärt werden kann, ist ein weiterer, nicht offener Kreislauf schwieriger zu erkennen. Dieser könnte

Nicht offener Kreislauf

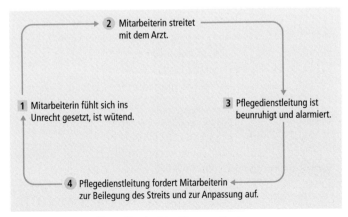

Abbildung II-23: Offener Kreislauf der Kommunikation

auf Seiten der Stationsleitung in dem Wunsch nach Anerkennung beziehungsweise nach beruflicher Förderung durch die Pflegedienstleitung und auf Seiten der Pflegedienstleitung in der Vorstellung, eine wichtige Schutzfunktion für eine engagierte Mitarbeiterin übernehmen zu können, sein Motiv haben. Für beide Konfliktbeteiligten entsteht damit aus der Fortsetzung der Konfliktsituation ein Sekundärgewinn. Die Stationsleitung kann immer wieder die Aufmerksamkeit der Pflegedienstleitung auf sich ziehen, und die Pflegedienstleitung fühlt sich gebraucht und in ihrer Bedeutung als Vorgesetzte bestätigt. **Abbildung II-24** veranschaulicht, wie zu dem offenen Teufelskreislauf noch ein verdeckter hinzukommt.

Handlungsorientierung in der Mediation

Kommunikationsstörungen zwischen den beteiligten Konfliktparteien können in jeder Phase der Mediation auftreten; mit großer Wahrscheinlichkeit kennzeichnen sie aber die Situation zu Beginn des Konfliktklärungsprozesses. Durch die systemische Betrachtung der Kommunikationsstörungen mit Hilfe des Modells der Interaktionszirkel wird der wechselwirkende Zusammenhang von Aktionen und Reaktionen zwischen den beteiligten Personen in der Mediation in den Mittelpunkt der Betrachtung gerückt. Neue Handlungsmöglichkeiten werden eröffnet. Die **Abbildung II-25** veranschaulicht zusammenfassend für das Modell der Interaktionszirkel die Handlungsorientierungen des Mediators in den verschiedenen Phasen der Konfliktlösung beziehungsweise des Lernprozesses.

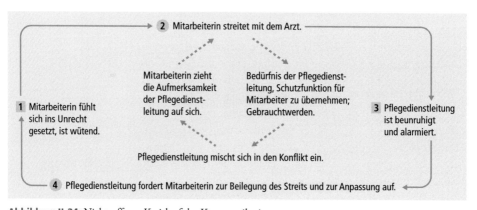

Abbildung II-24: Nicht-offener Kreislauf der Kommunikation

Phasen	Handlungsorientierung in der Mediation
Einstieg:	■ strukturiertes Vorgehen ermöglichen ■ Schutzmechanismen der Teilnehmer respektieren ■ Teilnehmern den Grad der Offenheit selbst bestimmen lassen ■ Kritik und Beschwerden in Wünsche umwandeln ■ lösungsoffene Umformulierung von Konfliktthemen
Bearbeitung:	■ Struktur vorgeben bei gleichzeitigen Gestaltungsfreiheiten für die Teilnehmer ■ Interaktionsmodell als Analysemodell nutzen ■ Sekundärgewinn deutlich machen ■ Interpunktionen in der Kommunikation herausarbeiten
Sicherung:	■ strukturiertes Vorgehen ermöglichen ■ offene Kommunikation auf der Beziehungs- und Sachebene unterstützen ■ keine neuen Themen aufgreifen

Abbildung II-25: Modell des Interaktionszirkels und Handlungsorientierung in den Phasen «Einstieg», «Bearbeitung» und «Sicherung»

2.3 Ausgewählte Beratungskonzepte

Die Mediation kann als eine besondere Form der Beratung in Konfliktsituationen bezeichnet werden, die das Klientensystem nicht allein oder nur unvollständig lösen kann, wobei das übergeordnete Ziel der Beratung auf die «Hilfe zur Selbsthilfe» gerichtet ist (Eck, 1990: 44; König/Volmer, 2000). Ein Klientensystem kann aus einer Person, einer Gruppe oder einer Organisation bestehen. Wird eine Person oder eine Gruppe beraten, wie dies in der Mediation der Fall ist, spricht man von einer personenorientierten Beratung. Diese wird unterschieden von der Organisationsberatung, in der die gesamte Organisation mit ihren Strukturen, Prozessen und in ihr tätigen Mitarbeitern Gegenstand der Betrachtung ist. Neben der Unterscheidung der Arten einer Beratung können des Weiteren grundsätzlich zwei verschiedene Formen der Beratung differenziert werden, die Expertenberatung und die Prozessberatung (Schein, 1969, nach Fatzer, 1990: 62). In der Expertenberatung wird von der Grundannahme ausgegangen, dass das Klientensystem das Problem selbst diagnostiziert hat und einem Berater den Auftrag erteilt, für dieses Problem eine (von außen herangetragene) Lösung zu finden. Eine erfolgreiche Beratung nach diesem Ansatz ist abhängig davon, inwieweit das Problem umfassend und

Unterscheidung verschiedener Beratungsformen

treffend durch das Klientensystem analysiert worden ist. Neben möglichen Problemverschiebungen durch das Klientensystem wird eine treffsichere Bestimmung des Problems vielfach durch seine Komplexität erschwert, wenn nicht gar verhindert, was sich auch auf die Qualität der darauf bezogenen Lösung auswirkt. In der Prozessberatung – wie sie auch in der Mediation zu Grunde liegt – wird dieses Defizit vermieden, indem der Berater gemeinsam mit dem Klientensystem nach Lösungen für das Problem sucht. Das Klientensystem behält im Gegensatz zu der Expertenberatung das Problem während des gesamten Prozesses in seiner Selbstverantwortung. Die Prozessberatung geht dabei von der grundsätzlichen Auffassung aus, dass die Kompetenz des Klientensystems die des Beraters übersteigt. Der Berater unterstützt und leitet gezielt das Klientensystem darin an, seine Sicht der Dinge darzulegen, zu hinterfragen und in Bezug auf die gesetzten Ziele neu zu ordnen, um passende Lösungswege zu finden.

Verschiedene Ansätze der Experten- und Prozessberatung

Die Expertenberatung und die Prozessberatung stützen sich auf verschiedene theoretische Ansätze. Erstere nimmt in der Regel auf das verhaltenstheoretische Modell Bezug, dem die Annahme zu Grunde liegt, dass jegliches Verhalten erlernt worden ist und dass durch eine Konditionierung mittels positiver und/oder negativer Verstärkung Prozesse des Entlernens und Neulernens in Gang gesetzt werden können. Die Prozessberatung geht demgegenüber von theoretischen Positionen aus, in denen die Eigenverantwortlichkeit und das Selbstbestimmungsrecht des Menschen im Vordergrund stehen. In der Systemtheorie wird dabei explizit in Frage gestellt, dass Menschen auf äußere Reize reagieren. Vielmehr handeln sie aktiv auf der Basis ihrer Wirklichkeitskonstruktionen, wobei Anpassungsprozesse an die Umwelt erfolgen. Für den humanistischen Ansatz, für den die Eigenverantwortlichkeit und das Selbstbestimmungsrecht zentral sind, soll im Folgenden das Beratungskonzept von C. R. Rogers dargestellt werden. Für den systemtheoretischen Ansatz wird exemplarisch auf das Beratungskonzept von G. Bamberger zurückgegriffen.

2.3.1 Die nichtdirektive Beratung nach C. R. Rogers

Humanistische Psychologie

Rogers zählt zu den Mitbegründern der humanistischen Psychologie, die durch ein Menschenbild getragen ist, welches um die Werte Autonomie, Selbstverwirklichung, Streben nach Sinnhaftigkeit, Toleranz von «Andersartigkeit» und die Bedürfnisse nach sozialen Beziehungen und der Ganzheitlichkeit von Leib und Seele zentriert ist. Sein nichtdirektiver Beratungsansatz zielt entsprechend auf eine Selbstentfaltung und Selbstverantwortung des Klienten ab, wobei der Berater hier lediglich unterstützende und keine beeinflussende oder lenkende Rolle übernehmen soll. Der Begriff «nichtdirektive Beratung» wurde von Rogers im Verlauf seiner Arbeiten verändert in die Begriffe «klientenzentrierte Gesprächsführung» und «personenbezogene Gesprächsführung», die beide noch deutlicher sein Anliegen zum Ausdruck bringen sollten, dass die Berater-Klient-Beziehung so weit wie möglich hierarchiefrei sein soll. Im Mittelpunkt der Beratung steht der Klient, der durch eine strukturierende und gewährende Haltung des Beraters lernt, sein Problem zu verstehen und schließlich zu lösen. Die Förderung der Selbstexploration und der Selbsthilfepotenziale sowie die Unabhängigkeit des Klienten von dem Berater beziehungsweise die Hilfe zur Selbsthilfe sind damit zentrale Ziele im nichtdirektiven Beratungsansatz. Rogers formuliert dies folgendermaßen:

Zentrale Werte

Hilfe zur Selbsthilfe

> Er [der klientenzentrierte Ansatz, Anm. d. V.] zielt direkt auf die größere Unabhängigkeit und Integration des Individuums ab, statt zu hoffen, dass sich diese Resultate ergeben, wenn der Berater bei der Lösung des Problems hilft. Das Individuum und nicht das Problem steht im Mittelpunkt der Beratung. Das Ziel ist es nicht, ein bestimmtes Problem zu lösen, sondern dem Individuum zu helfen, sich zu entwickeln, so dass es mit dem gegenwärtigen Problem und mit späteren Problemen auf besser integrierte Weise fertig wird. Wenn es genügend Integration gewinnt, um ein Problem unabhängiger, verantwortlicher, weniger gestört und besser organisiert zu bewältigen, dann wird es auch neue Probleme auf diese Weise bewältigen (Rogers, 1999: 44).

Auf Grund wissenschaftlicher Forschungen darüber, was in therapeutischen Gesprächen von den Klienten als hilfreich erfahren wird, benennt Rogers drei wesentliche Prinzipien beziehungsweise Bedingungen für eine förderliche Beziehung zwischen Klient und Berater:

Drei Prinzipien für eine förderliche Beziehung

1. Positive Wertschätzung und ein bedingungsloses Akzeptieren,
2. einfühlendes Verstehen (Empathie)
3. sowie Echtheit und Selbstkongruenz.

Diese drei Gesprächsprinzipien fordern, dass der Berater die von dem Klienten geäußerten emotionalen Erlebnisinhalte aus dessen Sicht aufnehmen soll. Falsche und richtige Reaktionen kann es danach nicht geben, sondern lediglich den Versuch, stets die beste Kompromisslösung in einem Konflikt zur Aufrechterhaltung der inneren Balance zu finden. Durch die positive Wertschätzung und die nicht an Bedingungen geknüpfte Beziehung zwischen Berater und Klient soll dieser die Möglichkeit erhalten, sich mit seinen Wünschen und Bedürfnissen auseinander zu setzen, sie aus unterschiedlichen Perspektiven zu reflektieren und Schritt für Schritt neue Handlungsmöglichkeiten in seinem Konflikt aufzuspüren. Die Akzeptanz der Sichtweisen des Klienten ist getragen von emotionaler Wärme und dem Sichhineinversetzen des Beraters in die Gefühlswelt des Klienten. Eine solche empathische Haltung ermöglicht die Spiegelung von Gefühlen und Empfindungen und trägt damit zu deren bewusster Wahrnehmung wesentlich bei. Neben den Variablen «positive Wertschätzung», «bedingungsloses Akzeptieren» und «einfühlendes Verstehen» spielen schließlich die Echtheit und Selbstkongruenz des Beraters eine große Rolle. Das bedeutet, dass sich der Berater nicht hinter einer professionellen Fassade «versteckt», sondern in seinem Verhalten und seinen Reaktionen erkennbar bleibt. Voraussetzung dafür ist die Fähigkeit, die eigenen Gefühle wahrzunehmen und zwischen den eigenen Impulsen und den Affekten, die durch die Übertragung des Gegenübers ausgelöst werden, zu trennen. Des Weiteren ist ein Hierarchie und Abhängigkeit überwindendes Verhalten notwendig, das nicht Überlegenheit in Szene setzt.

Zuordnung von Gesprächstechniken

Den von Rogers entwickelten Gesprächsprinzipien lassen sich bestimmte Gesprächstechniken und -methoden zuordnen, wie zum Beispiel das aktive Zuhören, das Paraphrasieren und das Verbalisieren emotionaler Erlebnisinhalte. Das aktive Zuhören wird immer wieder auch als die «Kunst des Zuhörens» bezeichnet. Im Vordergrund steht eine aufmerksame, zugewandte Haltung, durch die Interesse bekundet wird und die nicht durch eigene Einfälle oder Meinungsbekundungen unterbrochen wird. Nonverbale Ausdrücke, wie Kopfnicken und Blickkontakt, oder bestätigende Ausdrücke, wie «Aha», «Hm» oder «Ja», unterstreichen die Aufmerksamkeit des Zuhörers und schaffen eine Atmosphäre des Vertrauens und des Sich-angenommen-Fühlens für den Klienten; gleichzeitig schafft der Berater ausreichend Raum für das eigene Verstehen.

Aktives Zuhören

Paraphrasieren

Neben dem aktiven Zuhören fördert auch das Paraphrasieren das Gespräch auf Seiten des Klienten. Hierbei geht es darum, dem Klienten die Bestätigung zu vermitteln, ihn verstanden zu haben und ihm die Möglichkeit einzuräumen, falsch Aufgefasstes zu korrigieren. Die Paraphrasierung erfolgt dabei in einer sinngemäßen Zusammenfassung der Aussagen des Klienten, die zum Beispiel mit den Worten eingeleitet werden kann: «Wenn ich Sie richtig verstanden habe, meinten Sie, dass...» oder: «Ich möchte kurz noch einmal Ihre Erzählung zusammenfassen, um auch sicher zu sein, dass ich Sie richtig verstanden habe».

Bei der Verbalisierung von emotionalen Erlebnisinhalten geht es schließlich um die Spiegelung von Gefühlen, die hinter den Aussagen des Klienten für den Berater wahrnehmbar sind. Dies ist dann von besonderer Wichtigkeit, wenn bestimmte Affekte dem Klienten nicht voll bewusst sind, zum Beispiel die Abwehr von Traurigkeit durch Aggression. Die Spiegelung von abgewehrten oder nicht wahrgenommenen Gefühlen kann dem Klienten helfen, die Vielfalt seiner Gefühle wahrzunehmen und zu differenzieren, wie die Gefühle miteinander in Verbindung stehen. Unbedingte Voraussetzung für das Annehmen von nicht akzeptierten Affekten ist eine grundsätzlich wertschätzende, einfühlende und annehmende Haltung des Beraters. Durch die Identifikation damit wird dem Klienten eine neue Bewertung oder Umwertung der vormals abgelehnten oder auch verdrängten Gefühlsaspekte möglich.

Spiegelung von Gefühlen

Die Gesprächstechniken des aktiven Zuhörens, Paraphrasierens und Verbalisierens von emotionalen Erlebnisinhalten kommen während des gesamten nichtdirektiven Beratungsprozesses zum Tragen. Dieser Beratungsprozess umfasst im Einzelnen zwölf Schritte (Rogers, 1999: 38 ff.):

Zwölf Schritte des nichtdirektiven Beratungsprozesses

Schritt 1: Dieser Schritt umfasst die einleitende Situation einer Beratung, die dadurch gekennzeichnet ist, dass der Klient für sich und sein Problem die Verantwortung übernimmt und bereit ist, an der Lösung seines Problems aktiv zu arbeiten.

Der Klient will Hilfe

Schritt 2: In diesem Schritt geht es vorrangig um eine Abklärung der Rollen und Aufgaben, die der Klient und der Berater übernehmen. Für den Klienten muss dabei deutlich werden, dass der Berater vor allem Hilfe zur Selbsthilfe leistet und nicht für die Lösung des Problems verantwortlich ist.

Die Situation ist definiert

Schritt 3: Dieser Schritt ist durch den Aufbau der Vertrauensbeziehung zwischen Klient und Berater gekennzeichnet; in ihm soll die Bereitschaft des Klienten gestärkt und gesichert werden, seine Gefühle und Empfindungen offen zu legen.

Die Ermutigung zum freien Ausdruck

Schritt 4: Die Darstellung des Problems wird jetzt im Hinblick auf positive und negative Gefühle des Klienten gesichtet, wobei

Der Berater akzeptiert und klärt

der Berater eine grundsätzliche Akzeptanz und Wertschätzung ausdrückt.

Der stufenweise fortschreitende Ausdruck positiver Gefühle

Schritt 5: Um die Veränderungskraft positiver Gefühle nutzen zu können, muss vorher genügend Raum für den Ausdruck der negativen Gefühle bereitgestellt worden sein. Es gilt dann, die positiven Gefühlsaspekte herauszuheben und sich in ihrer Wirkung entfalten zu lassen.

Das Erkennen positiver Impulse

Schritt 6: Mit den positiven Gefühlen sind in der Regel erste Ansätze von progressiven, lösungsorientierten Äußerungen verbunden. Diese werden durch den Berater bekräftigt, wobei er darauf zu achten hat, dass der Klient die Aktivität beziehungsweise die «Interpretationshoheit» behält.

Die Entwicklung von Einsicht

Schritt 7: Die Selbstexploration und die damit verbundene Einsicht in die eigene Gefühlswelt ermöglicht eine Integration miteinander in Konflikt liegender Gefühlsaspekte. Dem Klienten wird zugänglich, dass aktive Schritte der Veränderung neue (Handlungs-)Möglichkeiten eröffnen.

Die Klärung der zur Wahl stehenden Möglichkeiten

Schritt 8: Im Fortgang der Konfliktklärung wird die Frage zunehmend konkret, welche Konsequenzen im Sinne von Entscheidungen sich im Einzelnen aus den Einsichten ergeben. Rogers weist darauf hin, dass in dieser Phase oft ein Stagnieren zu beobachten ist, wobei der Klient dazu neigt, an alten Gewohnheiten festzuhalten.

Positive Handlungen

Schritt 9: Erste, möglicherweise noch sehr kleine, von dem Klienten initiierte Veränderungsschritte zeichnen sich ab. Der Berater unterstützt den Klienten in seinen spezifischen Bewältigungsstrategien und ermutigt ihn zu weiteren Schritten.

Wachsende Einsicht

Schritt 10: Die Umsetzung der ersten Veränderungsschritte stärkt das Vertrauen des Klienten zu sich selbst und verschafft ihm ein Gefühl wachsender Sicherheit. Die anfänglich noch zögerlich verlaufende Umsetzung wird von dem Berater wohlwollend und zugewandt unterstützt.

Gesteigerte Unabhängigkeit

Schritt 11: Das Selbstvertrauen des Klienten in seine Entscheidungs- und Handlungsfähigkeit wächst weiter an. Die unterstützende Funktion des Beraters beginnt zu Gunsten der Selbstorganisation und des autonomen Handelns des Klienten an Gewicht zu verlieren.

Das nachlassende Hilfsbedürfnis

Schritt 12: Der eingeleitete Prozess der Unabhängigkeit vom Berater mündet in die Auflösung des Beratungsprozesses ein.

2. Theoretisches Rahmenkonzept der Mediation 131

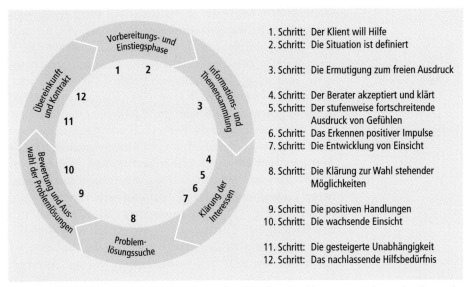

1. Schritt: Der Klient will Hilfe
2. Schritt: Die Situation ist definiert
3. Schritt: Die Ermutigung zum freien Ausdruck
4. Schritt: Der Berater akzeptiert und klärt
5. Schritt: Der stufenweise fortschreitende Ausdruck von Gefühlen
6. Schritt: Das Erkennen positiver Impulse
7. Schritt: Die Entwicklung von Einsicht
8. Schritt: Die Klärung zur Wahl stehender Möglichkeiten
9. Schritt: Die positiven Handlungen
10. Schritt: Die wachsende Einsicht
11. Schritt: Die gesteigerte Unabhängigkeit
12. Schritt: Das nachlassende Hilfsbedürfnis

Abbildung II-26: Vernetzung der Prozessschritte der nichtdirektiven Beratung mit den sechs Phasen der Mediation

Der Klient benötigt die Hilfe des Beraters nicht mehr und sieht sich nun in der Lage, ohne fremde Hilfe seinen Weg zu gehen.

Die Prozessschritte der nichtdirektiven Beratung lassen sich sehr gut mit den sechs Phasen der Mediation in Einklang bringen, wie **Abbildung II-26** veranschaulicht.

2.3.2 Der lösungsorientierte Beratungsansatz nach G. Bamberger

Der lösungsorientierte Beratungsansatz nach Bamberger (1999) ist ebenfalls auf ein humanistisches Menschenbild gegründet und knüpft mit dessen Auffassung vom Menschen als einem aktiven, eigenverantwortlich und kompetent handelnden Wesen an das Beratungskonzept von Rogers an. Anders als dort steht jedoch bei Bamberger nicht der Klient im Mittelpunkt der Beratung, sondern das Problem, das es zu lösen gilt. In Anlehnung an die von Steven de Shazer (2003) entwickelte These, dass bereits kleinste Veränderungen im Denken und Handeln zu einer tief greifenden Neuorganisation des Menschen führen, ist der Fokus der Beratung bei Bamberger weniger auf die Ursachen als auf die Lösung des Problems gerichtet. Aus systemtheoretischer Perspektive wird dabei der Mensch als persönlichkeitsspezi-

Lösungsfokussierung

fisches System betrachtet, das zugleich Teil eines Beziehungssystems ist. De Shazers systemtheoretisch fundiertes Konzept der Kurzzeittherapie knüpft im Gegensatz zu anderen Therapieansätzen, in denen mehr die Fehlentwicklungen beziehungsweise Pathologien im Vordergrund stehen, an die (Wachstums-)Möglichkeiten des Klienten an. Bamberger überträgt dieses Vorgehen auf die Beratung und formuliert Vorstellungen, nach denen der Berater die Ressourcen und Kompetenzen des Klienten aktiviert und mit ihm gemeinsam herausarbeitet. Der Klient wird als der Experte für seine Lösungen gesehen, seine Autonomie wird akzeptiert, und das Wissen um klientenimmanente Entwicklungspotenziale im Sinne der eigenen Beeinflussung ist gegeben. Das übergeordnete Ziel ist, den Klienten zu seinem eigenen Therapeuten zu machen und seine «Self-efficacy» (Selbstwirksamkeit, Selbstvertrauen) in die Möglichkeiten von selbst herbeigeführten Veränderungen und der Eigenregulierung zu stärken.

Aktivierung von Ressourcen und Kompetenzen

Das Beratungskonzept von Bamberger gründet sich auf vier zentrale Prinzipien:

Vier Prinzipien

1. Ressourcenorientierung
2. Lösungen konstruieren statt Probleme analysieren
3. nur anstehende Probleme lösen
4. alternative Verhaltensmöglichkeiten aktivieren.

Bei der Ressourcenorientierung stehen die Förderung und das Herausarbeiten der verschiedenen Kompetenzen, die zum Beispiel Wissen, Erfahrungen, Begabungen oder habituelle Gewohnheiten umfassen können, im Vordergrund (Bamberger, 1999: 21). Durch Sondierung, Bewusstmachung und Verstärkung der lösungsorientierten Kompetenzen durch den Berater soll bei dem Klienten ein positiver Rückkopplungseffekt erzeugt werden. Der Klient wird ermutigt, auf diese Ressourcen aufzubauen und sie in den Mittelpunkt seines Denkens und Handelns zu rücken.

An den Ressourcen orientieren

Mit dem Prinzip «Lösungen konstruieren statt Probleme analysieren», das auf de Shazer zurückgeht, soll nach Bamberger zum Ausdruck kommen, dass «man eine Problemlösung am schnellsten und sichersten dadurch erreicht, […] [indem, Anm. d. V.] man sich von Anfang an auf die Lösung und nicht auf das Problem konzentriert» (Bamberger, 1999: 12). Die Wirksamkeit dieses Prinzips ist dadurch begründet, dass auch kleinste Veränderungen eines Teilsystems immer Auswirkungen auf das

Lösungen konstruieren statt Probleme analysieren

Gesamtsystem haben, die wiederum auf das Teilsystem beziehungsweise die Teilsysteme zurückwirken. Bei kleinsten Veränderungen kann es sich zum Beispiel um Wahrnehmungen oder Gedanken handeln.

Die Konstruktion von Lösungen soll nach diesem Prinzip nur auf die Probleme gerichtet werden, die von dem Klienten selbst als solche wahrgenommen und identifiziert werden. Das heißt, der Klient ist Experte auch für die Problembenennung und nicht der Berater, auch wenn dieser andere oder weitere Probleme entdeckt.

Nur anstehende Probleme lösen

Für ein Problem stehen in der Regel mehrere Lösungsstrategien zur Verfügung. Damit der Klient sich nicht auf nur einen Lösungsentwurf festlegt, sollen im Beratungsprozess alternative Verhaltensmöglichkeiten einander gegenübergestellt werden, die sich aus den Kompetenzen des Klienten ableiten lassen und ihn in die Lage versetzen, die Vorzüge und Nachteile verschiedener Problemlösungswege für sich abzuwägen.

Alternative Verhaltensmöglichkeiten aktivieren

Um die Ressourcen des Klienten zu fördern und freizulegen, werden in der systemischen Beratung spezifische Gesprächstechniken und -methoden verwendet, von denen im Folgenden die Methoden «Zirkuläres Fragen», «Paradoxe Intervention» und «Reframing» kurz vorgestellt werden sollen. Die Technik des zirkulären Fragens geht von der Annahme aus, dass Menschen dazu neigen, sich selbst in den Mittelpunkt jeglichen Handelns zu stellen und eigene Bedeutungsmuster für Situationen konstruieren, in denen sie sich befinden. Der damit verbundene «eingeschränkte Blickwinkel» stellt eine ganzheitliche Lösung eines komplexen Problems grundsätzlich in Frage. Die Strategie des zirkulären Fragens – ursprünglich in dem familientherapeutischen Ansatz der Mailänder Schule entwickelt (Palazzoli et al., 1992) – zielt darauf ab, Fragen so zu formulieren, dass auch mögliche Wahrnehmungs- und Bedeutungsmuster anderer Personen, die in das Problem involviert sind, in das Blickfeld der Aufmerksamkeit rücken können. Die Wirkung der Technik des zirkulären Fragens gewinnt dabei durch den Umstand an Effizienz, dass der Klient in seinem Gesprächsfluss nicht durch die Interpretationen des Beraters gestört wird, sondern mittels fragender Aufforderung die eigene Sichtweise über beteiligte Personen darlegen kann, wodurch der Klient selbst hypothetisch deren Wirklichkeitskonstrukte und Kommunikationsmuster deutet.

Zirkuläres Fragen

Paradoxe Interventionen Die Gesprächsmethode der paradoxen Intervention findet in Beratungssituationen Anwendung, in denen sich der Widerstand des Klienten gegen beratende Interventionen verstärkt hat und einen kompensatorischen Rückkopplungseffekt auslöst, der das Erarbeiten von Lösungsstrategien erschwert oder sogar blockiert. Barthelmeß bezeichnet die paradoxe Intervention als Maßnahme, durch die der Berater seine Richtung ändert und «das vorgestellte Problem in einer Weise interpretiert, dass es auf der Grundlage dieser Erklärung nicht mehr als problematisch und negativ gesehen werden kann» (Barthelmeß, 1999: 122). Effektiv ist ein Sich-Verbünden des Beraters mit dem Widerstand des Klienten, indem er zum Beispiel sagt: «Ich glaube auch, dass das Problem unlösbar ist». Der Klient ist nun vor die Situation gestellt, entweder die gesamte Beratung in Frage zu stellen oder aber in selbstbestimmter Richtung, in selbstbestimmtem Ausmaß und mit selbstbestimmtem Tempo eine Änderung seines verhärteten Standpunktes vorzunehmen, was ihm erlaubt, weiterhin Widerstand zu leisten, ohne sein Gesicht zu verlieren.

Reframing Die Technik des Reframing («Umdeuten») zielt weniger auf eine Veränderung der spezifischen Problemstellung oder Sachlage ab als vielmehr auf die Ebene der Bedeutungszuweisungen. Der Berater übernimmt bei dieser Technik den aktiven Part, indem er Wirklichkeitskonstruktionen in Frage stellt und beim Klienten andere Möglichkeiten der Zuordnung und damit Neuorientierungen in den Bedeutungen anregt. Die Intervention zielt so darauf ab, das Problem aus seinem symptomatischen Zusammenhang zu lösen. «Eine negativ gesehene und bewertete Situation kann plötzlich (auch) positiv gesehen werden, denn es wird davon ausgegangen, dass jede Grundsituation, die von den Beteiligten als ‹Problem› gedeutet wird, einen positiven Aspekt beinhaltet, welcher Inhalt der Umdeutung sein kann.» (Barthelmeß, 1999: 119). Reframing stellt damit die Dinge in einen anderen Zusammenhang oder betrachtet sie aus einer anderen Perspektive.

Die vorgestellten Gesprächstechniken und -methoden kommen während des gesamten Beratungsprozesses zum Einsatz. Nach Bamberger lassen sich im Einzelnen folgende Phasen unterscheiden:

Beratungsphase 1 Synchronisation 1. Synchronisation (Problemanalyse): In der ersten Phase geht es um die Herstellung eines «Gleichlaufs» (Synchronisation) zwischen Klient und Berater; dem Klienten werden die Grundlagen und die Vorgehensweise der Beratung vermittelt, und der Berater entwickelt Verständnis und Akzeptanz für das Problem des Klienten. Obgleich es dabei nicht in der üblichen Weise um eine Problemanalyse geht, findet dieser Begriff hier insofern Verwendung, als der Klient sein Problem darstellt und der Berater Eingrenzungsversuche mit Hilfe von Fragen nach problembelastenden und problemunbelasteten Bereichen vornimmt. Der Grad der Synchronisation zwischen Berater und Klient entscheidet im weiteren Fortgang wesentlich über den Erfolg des Beratungsprozesses.

2. Ressourcenfokussierung (Lösungsversuche): In dieser Phase leiten lösungsorientierte Fragen des Beraters den Klienten dazu an, einen zukünftigen Zustand, eine Vision zu imaginieren, in der das Problem weniger oder gar nicht auftritt oder positive Auswirkungen hat. Bamberger spricht in diesem Zusammenhang von einer «Los-Lösung» des Problems und einem beginnenden Verständnis dafür, dass das Problem nicht immer existiert beziehungsweise in einer anderen Perspektive der Betrachtung auch positive Aspekte enthält (Bamberger, 1999: 45). Zirkuläres Fragen, Wunderfragen nach dem Muster «So-tun-als-ob» und das Reframing spielen in dieser Phase eine besonders wichtige Rolle. *(Beratungsphase 2 Ressourcenfokussierung)*

3. Lösungsbeschreibung (Lösung): Die Imaginationen und die gedankliche Neueinstellung bereiten die Grundlage für die innere Bereitschaft zu konkreten Verhaltensänderungen. Der Berater unterstützt und fördert die Bereitschaft des Klienten zur Umsetzung von Lösungen durch positive Konnotation und durch einen intensiven Rapport (Rückkopplung). *(Beratungsphase 3 Lösungsbeschreibung)*

4. Evaluative Beratung (Lösungsverstärkung): In dieser Phase wird eine systematische Überprüfung aller Veränderungen vorgenommen, die sich im Verlauf der gesamten Beratung ergeben haben. Positive Rückkopplung durch den Berater und die Anregung des Klienten zur weiteren Nutzung lösungsorientierter Ressourcen begleiten den Prozess der Evaluation und festigen das Vertrauen des Klienten in die Selbsthilfe. Die Beratung wird beendet, wenn der Klient für sich die Möglichkeit sieht, die bestehenden Probleme zu lösen und sich auch neuen Konfliktsituationen gewachsen fühlt. Erscheinen die bislang erarbeiteten Lösungsvarianten hingegen als noch nicht ausreichend, werden die Beratungsphasen 2 und 3 noch einmal durchlaufen. *(Beratungsphase 4 Evaluative Beratung)*

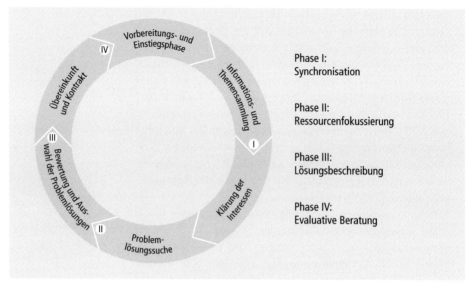

Abbildung II-27: Vernetzung der Phasen des lösungsorientierten Beratungsansatzes mit den sechs Phasen der Mediation

Wie für den nichtdirektiven Beratungsansatz von Rogers gilt auch für den lösungsorientierten Ansatz von Bamberger, dass die einzelnen Phasen sinnvoll mit dem Phasenmodell der Mediation vernetzt werden können, was **Abbildung II-27** noch einmal illustriert.

2.4 Zusammenfassung

Von Mediation beziehungsweise der Mediationstauglichkeit eines Konflikts kann dann gesprochen werden, wenn folgende grundlegende Prinzipien und Merkmale gegeben sind:

- der Mediator als externer Dritter, seine Allparteilichkeit
- die Einbeziehung aller Konfliktbeteiligten
- die Freiwilligkeit der Teilnahme
- die Eigenverantwortung der Konfliktbeteiligten
- ein fall- und problemspezifisches Vorgehen
- Ergebnisoffenheit.

Die gesamte Prozesssteuerung durch den Mediator folgt dabei einem strukturierten Ablauf, in dem sechs Phasen unterschieden werden können. Der Ablauf beginnt mit einer Vorbereitungs- und Einstiegsphase, gefolgt von der Informations- und

Themensammlung in der zweiten Phase. In Phase 3 als der Kernphase des Mediationsprozesses steht die Klärung der Interessen im Mittelpunkt, auf die mit der vierten und der fünften Phase die Suche nach Problemlösungen und die Bewertung und Auswahl der Problemlösungen folgen. In der abschließenden Phase 6 erfolgen die Übereinkunft und die Kontraktbildung.

Um eine gedankliche Basis für die Gestaltung des Konfliktlösungsprozesses zu haben und um dem Klienten das Vorgehen der Mediation transparent und nachvollziehbar machen zu können, benötigt der Mediator ein Handlungsmodell beziehungsweise einen theoretischen Ansatz. In einem solchen Handlungsmodell wird eine Wissensstruktur entwickelt, in der auf einer übergeordneten Ebene erkenntnistheoretische Positionen formuliert werden, an die sich die Ebenen der theoretischen Modelle und der handlungsleitenden Konzepte sowie schließlich die Ebene der Methoden anschließen. Auf Grund verschiedener theoretischer Orientierungen der Mediatoren kann es kein einheitliches Rahmenkonzept für die Mediation geben. Es ist jedoch von entscheidender Bedeutung, die jeweilige Anschlussfähigkeit der unterschiedlichen Ebenen der Wissensstruktur zu sichern, um ein eklektisches Vorgehen und möglicherweise daraus folgende Irritationen bei dem Klienten zu vermeiden. In den vorangegangenen Ausführungen wurde für die erkenntnistheoretische Position auf grundlegende Annahmen des Konstruktivismus und der Systemtheorie zurückgegriffen. Es folgte eine Darstellung ausgewählter Kommunikationsmodelle von Schulz von Thun, die auf konstruktivistischen und systemtheoretischen Grundannahmen aufbauen. Anschlussfähig an diese Grundannahmen sind ebenfalls die Beratungskonzepte nach Rogers und Bamberger, die exemplarisch für die dritte Ebene vorgestellt wurden. Aus diesen Beratungsansätzen sind Methoden und Techniken abgeleitet worden, die auf der vierten Ebene der Wissensstruktur des Handlungskonzeptes verortet werden können.

Literatur

Bamberger, G. G.: Lösungsorientierte Beratung. Psychologie-Verlagsunion, Weinheim 1999
Barthelmeß, M.: Systemische Beratung: eine Einführung für psychosoziale Berufe. Psychologie-Verlagsunion, Weinheim 1999
Bateson, G.: Geist und Natur. 5. Aufl. Suhrkamp, Frankfurt/Main 2000

Becker, H.; Jäger, K.: Teams müssen sich zusammenraufen. In: Harvard Business Manager. Hamburg IV/1994

Bertalanffy, L. v.: General System Theory – Foundations, Development, Applications. Braziller, New York 1968

Besemer, C.: Mediation – Vermittlung in Konflikten. 5. Aufl. Stiftung Gewaltfreies Leben, Königsfeld 1998

Eck, C. D.: Elemente einer Rahmentheorie der Beratung und Supervision. In: Fatzer, G.; Eck, C. D. (Hrsg.): Supervision und Beratung – ein Handbuch. Edition Humanistische Psychologie, Köln 1990

Faller, K.: Mediation in der pädagogischen Arbeit. Verlag an der Ruhr, Mülheim an der Ruhr 1998

Fatzer, G.: Phasendynamik und Zielsetzung der Supervision und Organisationsentwicklung. In: Supervision und Beratung – ein Handbuch. Edition Humanistische Psychologie, Köln 1990

Förster, H. v.: Entdecken oder Erfinden: wie lässt sich Verstehen verstehen? In: Gumin, H.; Meier, H. (Hrsg.): Einführung in den Konstruktivismus. 4. Aufl. Piper, München 1998

Glaserfeld, E. v.: Konstruktion der Wirklichkeit und des Begriffs der Objektivität. In: Gumin, H.; Meier, H. (Hrsg.): Einführung in den Konstruktivismus. 4. Aufl. Piper, München 1998

Glasl, F.: Konfliktmanagement: ein Handbuch zur Diagnose und Behandlung von Konflikten für Organisationen und ihre Berater. 4. Aufl. Verlag Freies Geistesleben, Bern 1994

Haeske, U.: Konflikte im Arbeitsleben: mit Mediation und Coaching zur Lösungsfindung. Kösel, München 2003

Hösl, G. G.: Mediation – die erfolgreiche Konfliktlösung: Grundlagen und praktische Anwendung. Kösel, München 2002

Jensen, S.: Systemtheorie. Kohlhammer, Stuttgart u. a. 1983

Jensen, S.: Erkenntnis – Konstruktivismus – Systemtheorie: Einführung in die Philosophie der konstruktivistischen Wissenschaft. Westdeutscher Verlag, Opladen/Wiesbaden 1999

Kneer, G.; Nassehi, A.: Niklas Luhmanns Theorie sozialer Systeme: eine Einführung. 3. Aufl. UTB, München 1997.

König, E.; Volmer, G.: Systemische Organisationsberatung: Grundlagen und Methoden. 7. Aufl. Deutscher Studien-Verlag, Weinheim 2000

Luhmann, N.: Soziale Systeme: Grundriß einer allgemeinen Theorie. 5. Aufl. Suhrkamp, Frankfurt/Main 1994

Maturana, H. R.; Varela, F. J.: Der Baum der Erkenntnis: die biologischen Wurzeln menschlichen Erkennens. Goldmann, München 1987

Neuland, M.: Neuland-Moderation. 3. Aufl. Neuland, Künzel 1999

Palazzoli, M.: Die psychotischen Spiele in der Familie. Klett-Cotta, Stuttgart 1992

Redlich, A.; Elling, J. R.: Potenzial: Konflikte. Ein Seminarkonzept zur KonfliktModeration und Mediation für Trainer und Lerngruppen. Windmühle GmbH, Hamburg 2000

Riemann, F.: Grundformen der Angst: eine tiefenpsychologische Studie. E. Reinhardt, München/Basel 1987

Rogers, C. R.: Die nicht-direktive Beratung. 9. Aufl. Fischer TB, Frankfurt/Main 1999

Rogers, C. R.: Die klientenzentrierte Gesprächspsychotherapie. 15. Aufl. Fischer TB, Frankfurt/Main 2002

Roth, G.: Das Gehirn und seine Wirklichkeit: kognitive Neurobiologie und ihre philosophischen Konsequenzen. 3. Aufl. Suhrkamp, Frankfurt/Main 1999

Schreyögg, A.: Coaching: eine Einführung für Praxis und Ausbildung. 5. Aufl. Campus, Frankfurt/Main, New York 2001

Schulz von Thun, F.: Miteinander reden. 1. Störungen und Klärungen / 2. Stile, Werte und Persönlichkeitsentwicklung. Sonderausgabe. Rowohlt, Reinbek 1998

Schulz von Thun, F.: Miteinander reden. 3. Das «Innere Team» und situationsgerechte Kommunikation. Rowohlt, Reinbek 1999

Shazer, S. de: Wege der erfolgreichen Kurztherapie. 8. Aufl. Klett-Cotta, Stuttgart 2003

Watzlawick, P.; Beavin, J. H.; Jackson, D. D.: Menschliche Kommunikation: Formen, Störungen, Paradoxien. 7. Aufl. Huber, Bern u. a. 1985

Willke, H.: Systemtheorie II: Interventionstheorie. UTB, Stuttgart/Jena 1994

Wimmer, R. (Hrsg.): Organisationsberatung: neue Wege und Konzepte. Gabler, Wiesbaden 1992

III
Praxis der Mediation

In diesem Kapitel werden die theoretischen Ausführungen aus den vorhergehenden Kapiteln weiter gehend operationalisiert und konkretisiert. Im Vordergrund steht die Darstellung der exemplarischen Bearbeitung eines Konflikts aus dem Bereich der Altenpflege mit Hilfe der Mediation. Hierbei werden die sechs Phasen der Mediation durchlaufen. Bei dem Konflikt handelt es sich um einen Leitungskonflikt zwischen zwei Führungsmitarbeiterinnen in einer Einrichtung der stationären Altenhilfe. Der Prozess der Konfliktbearbeitung wird in seinen einzelnen Phasen ausschnittsweise nachgezeichnet und orientiert sich an den in Kapitel II beschriebenen theoretischen Grundlagen.

Bei den Methoden und Techniken, die für die Bearbeitung von Konflikten in der Mediation herangezogen werden, kann vielfach ein Rückgriff auf spezielle Moderationsmethoden erfolgen. Zum besseren Verständnis wird daher zunächst der Moderationszyklus kurz dargestellt und seine Vernetzung mit den Phasen der Mediation erläutert. In Kapitel III-2 wird dann die Bearbeitung des konkreten Konfliktfalles entlang den sechs Phasen der Mediation ausführlich dargelegt.

1. Vernetzung des Moderationszyklus mit den Mediationsphasen

Die Moderationsmethode wurde in den Sechzigerjahren entwickelt, als insbesondere von den Hochschulen, aber auch vielen anderen Institutionen der Gesellschaft mehr Beteiligung an Entscheidungsprozessen und eine größere Orientierung an den Wünschen und Bedürfnissen der Betroffenen gefordert wurde (Klebert et al., 1987: 7). Hierarchische Strukturen, Stellvertreterprinzipien und direktive Formen der Gesprächsführung waren Anlass für vielerlei Kritik und damit verbundenen Versuchen, interaktionelles Arbeiten und Lernen methodisch neu zu begründen. Dabei wurde die Moderation nicht auf technische Methoden reduziert, sondern sie erhielt ein Fundament, eine Philosophie als tragende Grundlage. Diese Philosophie geht in Anlehnung an die humanistische Psychologie von einem Menschenbild aus, nach dem Individuen nach Sinnerfüllung und ständiger Weiterentwicklung streben. Menschen haben nach dieser Grundauffassung auch die Fähigkeit zur Eigenverantwortung sowie zur Toleranz von «Andersartigkeit», und sie sind motiviert, zu lernen und sich für ihre eigenen Belange selbst einzusetzen. Entsprechend ist die Rolle des Moderators durch eine demokratische Grundhaltung gekennzeichnet. Er versteht sich vor allem als Methodenexperte, Prozessbegleiter und Dienstleister mit dem Ziel, die Gruppe zu unterstützen, damit diese eigenverantwortlich arbeiten und zu Ergebnissen kommen kann.

Um den Prozess der gemeinsamen Arbeit in dieser förderlichen Weise unterstützen zu können, sieht die Moderation eine Strukturierung des Ablaufs in sechs Phasen vor, die den Phasen in der Mediation ähneln:

1. In der ersten Phase des Moderationsprozesses wird die Sitzung eröffnet, wobei den Teilnehmern Zeit zum «Ankommen» gegeben wird. Der Moderator sorgt dafür, dass eine gegenseitige Vorstellung, ein Kennenlernen erfolgen kann und dass Erwartungen, Wünsche und Befürchtungen zur Sprache kommen. Gemeinsame Regeln für die Zusammenarbeit werden festgelegt und organisatorische Dinge geklärt. Schließlich gibt der Moderator eine Einführung in die Thematik, die eine erste inhaltliche Orientierung ermöglicht. Die Formulierung von Erwartungen, Wünschen und Befürchtungen spielt auch in der ersten Phase der Mediation eine wichtige Rolle; die vorläufige inhaltliche Orientierung erfolgt über die ersten Informationen zu dem Konfliktthema. Es geht also auch hier um einen Einstieg in die gemeinsame Arbeit, für die die Moderation verschiedene Methoden, wie zum Beispiel das Visualisieren, das Zielplakat (Klebert et al., 1987: 119ff.), Gesprächsregeln (Neuland, 1999: 72ff.), die Erwartungsanalyse (Seifert/Pattay, 1989: 96) etc. vorsieht und die auch für die Mediation geeignet sind. Darüber hinaus sind natürlich verschiedene Fragetechniken im Rahmen eines Erstgesprächs relevant, die den Konfliktgegenstand erhellen und ressourcenorientiertes Denken fördern. Sie umfassen unter anderem Fragen zum Auftrags- und Problemkontext, Fragen zur Möglichkeitskonstruktion (Verbesserungsfragen, Verschlimmerungsfragen, Kombination von lösungs- und problemorientierten Fragen), Fragen, die Unterschiede verdeutlichen sowie Anfangs- und Abschlussfragen. Diese verschiedenen Fragetypen finden in allen Phasen der Mediation Anwendung.

2. In der zweiten Phase des Moderationsprozesses, der Themensammlung, werden alle Ideen, Vorschläge und Problemnennungen notiert, die sich auf das übergeordnete Thema beziehen. Hierzu kann der Moderator konkrete Fragestellungen formulieren (geschlossene Fragen wie die Alternativfrage und die Mehrfachauswahl-Frage, W-Fragen als offene Fragen, Funktionsfragen wie zum Beispiel die Informationsfrage, die weiterführende Frage und Fragen, die neue Voraussetzungen schaffen) oder aber zu einem offenen Problemkomplex Einfälle sammeln. Geeignete Techniken dafür sind zum Beispiel das Brainstorming, die Kartenabfrage (Seifert/Pattay, 1989: 96), Themen- und Problemlisten und Mehrpunktabfragen (Neuland, 1999: 144, 137ff.). Diese Techniken können auch in der zweiten Phase der Mediation angewendet werden, da

es auch hier ganz zentral um das Herausarbeiten von klärungsbedürftigen Themen geht, also um die Sammlung von Problemen.
3. Die visualisierten Ideen, Vorschläge und Problemnennungen werden in der dritten Phase der Moderation, der Themenauswahl und der Themenanalyse, zunächst nach inhaltlichen Schwerpunkten sortiert. Es folgt dann die Erstellung einer Rangordnung der Themen, die in einen Themenspeicher (Seifert/Pattay, 1989: 104) eingetragen und nacheinander bearbeitet werden. Bei der Analyse der Probleme beziehungsweise Themen werden alle wichtigen Einflussfaktoren ermittelt und anschließend sowohl die Defizite wie auch die Stärken herausgearbeitet. Effektive Methoden sind dabei zum Beispiel das Ursache-Wirkungs-Diagramm, das Netzbild, das Fadenkreuz und der Kreisel (Seifert/Pattay, 1989: 110 ff.). In der dritten Phase der Mediation geht es zentral um die Klärung der Interessen. Auch hier ist es notwendig, bei der Analyse die verschiedensten Einflussfaktoren zu berücksichtigen und Defizite wie positive Anknüpfungspunkte herauszuarbeiten, sodass die aufgeführten Methoden auch in der Mediation sinnvoll angewendet werden können. Da es jedoch hier in der dritten Phase vor allem auch darum geht, die hinter den Interessen liegenden tieferen Motive und Gefühle zu erschließen, muss auch auf andere Methoden – wie etwa die Nutzung der Kommunikationsmodelle «Nachrichtenquadrat», «Inneres Team» und «Interaktionszirkel» als Analysemodelle; vgl. Kap. II-2.2 – zurückgegriffen werden.
4. In der vierten Phase der Moderation werden Lösungsmöglichkeiten erarbeitet, die sich auf die Ergebnisse der Problemanalyse der vorangegangenen Phase beziehen. Hier erfolgt zunächst eine breite Sammlung möglicher Veränderungsschritte, die dann in einem zweiten Durchgang unter dem Gesichtspunkt von Machbarkeit und Akzeptanz einer zweiten Prüfung unterzogen werden. In der Mediation erfolgt die Problemlösungssuche und ihre Bewertung in zwei Phasen: In der vierten Phase geht es um die Sammlung möglichst vieler Handlungsalternativen und neuer Umgehensweisen, wobei die einzelnen Themen häufig noch einmal in Teilprobleme zerlegt werden, um die Komplexität zu reduzieren. In Phase V wird dann eine Bewertung der Lösung vorgenommen, die auf Übereinkunft abzielt. Dabei kann auch wieder auf das Methodenrepertoire der Moderation zurückgegriffen wer-

den, das zum Beispiel das Brainstorming bzw. Brainwriting, das Mind-Map (Neuland, 1999: 190), die Methode 635 (Malorny et al., 1997), die Analogietechnik und die Entscheidungsmatrix (Adriani et al., 1989: 58, 79) umfasst.

5. In der fünften Phase der Moderation werden die ausgewählten Lösungsentwürfe («Maßnahmen») in einen konkreten Handlungsplan überführt, der neben dem «Was» auch die Zuständigkeiten sowie die zeitliche Planung festhält. Dieser Schritt erfolgt in der Mediation in der sechsten Phase in Form einer Moderationsvereinbarung. Die Vereinbarung wird von dem Moderator schriftlich entworfen. Um alle Elemente der Vereinbarungen so präzise und genau wie möglich zu erfassen, hat sich die vorgeschaltete Erarbeitung eines Maßnahmenplans oder eines Tätigkeitskatalogs (Seifert/Pattay, 1989: 120) bewährt, wobei auch damit wieder auf das Methodenrepertoire der Moderation zurückgegriffen wird.

6. Im sechsten Schritt der Moderation («Abschluss, Feed-back») wird die Auswertung des gemeinsamen Arbeitsprozesses vorgenommen. Die kritische Rückschau auf die verschiedenen Aspekte der inhaltlichen Zusammenarbeit, die Adäquatheit der verwendeten Methoden sowie die Interaktions- und Kommunikationsqualität der Teilnehmer untereinander rückt in den Mittelpunkt der Aufmerksamkeit. Häufig verwendete Methoden sind hierbei das Blitzlicht, das Stimmungsbarometer (Seifert/Pattay, 1989: 122f.), bildhafte Gestaltungen unter einer Themenstellung wie zum Beispiel «Mein Weg durch den Lernprozess (Konfliktberatung)» oder auch das Schreiben eines Briefes oder einer Postkarte an sich selbst, wobei die Vereinbarungen und die daraus folgenden Zuständigkeiten und Aufgaben für den Teilnehmer selbst im Mittelpunkt stehen. Auf diese Methoden kann auch in der sechsten Phase der Mediation zurückgegriffen werden. Allerdings steht hier die Kontraktbildung im Vordergrund, wobei die Vereinbarungen zur Überprüfbarkeit des Kontraktes verbindlich zu formulieren sind und Umsetzungs- und Erfolgskontrollen vereinbart werden müssen.

In **Abbildung III-1** sind zusammenfassend die Mediationsphasen und ihre Vernetzung mit den Phasen der Moderation dargestellt, wobei die Methoden den einzelnen Phasen zugeordnet worden sind. Die hier angesprochenen Methoden stellen nur ein kleines Spektrum der in der Moderation verwendeten Methodenvielfalt dar. Je nach Situation und Bedarf können auch

1. Vernetzung des Moderationszyklus mit den Mediationsphasen 147

Phase VI
- Kontraktbildung
- Menü
- mein Weg durch die Konfliktberatung
- Postkarte an mich
- Blitzlicht
- ...

Phase I
- Erstgespräch
- Fragetechniken
- Gesprächsregeln
- Visualisieren
- Impulsplakat
- Erwartungsanalyse
- ...

Phase II
- Themen-/Problemlisten
- Kartenabfrage
- Visualisieren
- Clustern
- Mehrpunktabfrage
- Themenspeicher
- ...

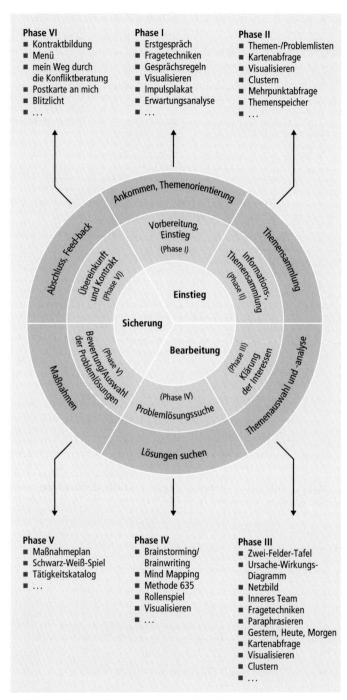

Phase V
- Maßnahmeplan
- Schwarz-Weiß-Spiel
- Tätigkeitskatalog
- ...

Phase IV
- Brainstorming/Brainwriting
- Mind Mapping
- Methode 635
- Rollenspiel
- Visualisieren
- ...

Phase III
- Zwei-Felder-Tafel
- Ursache-Wirkungs-Diagramm
- Netzbild
- Inneres Team
- Fragetechniken
- Paraphrasieren
- Gestern, Heute, Morgen
- Kartenabfrage
- Visualisieren
- Clustern
- ...

Abbildung III-1: Mediationsphasen und ihre Vernetzung mit den Phasen der Moderation

ganz andere Techniken zum Einsatz kommen. Es sollte an dieser Stelle lediglich deutlich gemacht werden, dass durch die Parallelität des Mediations- und des Moderationsprozesses viele der Methoden der Moderation auch für die Bearbeitung von Konflikten in der Mediation eingesetzt werden können.

2. Darstellung eines Mediationsfalles aus der Altenhilfepraxis

Im Folgenden wird ein konkreter Konflikt zwischen zwei Führungsmitarbeiterinnen in einer Einrichtung der stationären Altenhilfe und seine exemplarische Bearbeitung mit Hilfe der Mediation geschildert. Bei dem Konflikt handelt es sich um einen Leitungskonflikt aus der realen Mediationspraxis. Der Prozess der Konfliktbearbeitung wird entlang den sechs Phasen der Mediation ausschnittsweise nachgezeichnet und orientiert sich an den in Kapitel II beschriebenen theoretischen Grundlagen. Die Gliederung der Darstellung der Konfliktbearbeitung folgt analog den Mediationssitzungen: die erste Sitzung zur Klärung der Vorgeschichte (Kap. III-2.1), die zweite Sitzung mit den beiden Vorgesprächen der Konfliktparteien (Kap. III-2.2) und die insgesamt sieben gemeinsamen Mediationssitzungen (Kap. III-2.3 bis 2.9). Um die Bearbeitung des Falles transparent und nachvollziehbar darlegen zu können, erfolgt die Darstellung der einzelnen Sitzungen nach einem einheitlichen Schema: Zunächst wird der Gesprächs- beziehungsweise Sitzungsverlauf in der Mediation dokumentiert, anschließend werden die übergeordneten Ziele und das methodische Vorgehen offen gelegt und kommentiert.

2.1 «Bei Anruf: Konflikt» – Eröffnung des Mediationsverfahrens

Die Aufgabe des Mediators in der ersten Phase der Mediation, der Vorbereitungs- und Einstiegsphase, lässt sich folgendermaßen skizzieren: Zunächst werden erste Informationen über das Konfliktthema und den bisherigen Konfliktverlauf gesammelt und die Konfliktbeteiligten bestimmt. Weiterhin muss geklärt

Phase I

werden, ob der Konflikt mediationsgeeignet ist, das heißt, es muss die Bereitschaft der Konfliktparteien für ein Mediationsverfahren geprüft werden. In diesem Zusammenhang werden differenzierte Informationen über das Mediationsverfahren erteilt, anhand derer die Konfliktparteien prüfen können, ob sie die Bereitschaft für den vorgeschlagenen Konfliktlösungsprozess aufbringen wollen. Entscheiden sich die Parteien für diesen Weg, werden die Grundprinzipien der Mediation (Allparteilichkeit, Ergebnisoffenheit etc.), der Ablauf des Verfahrens sowie die Rolle des Mediators thematisiert, bevor schließlich der Vertragsabschluss erfolgen kann.

2.1.1 Gesprächsverlauf

Erstkontakt — Der Geschäftsführer eines Wohlfahrtsverbandes, Herr Zufall, nahm telefonisch Kontakt mit dem Mediator auf und bat um ein persönliches Gespräch, da in einer Altenhilfeeinrichtung massive Konflikte aufgetreten waren. Der Wohlfahrtsverband ist Träger verschiedener Einrichtungen im Bereich der ambulanten und der stationären Altenhilfe mit einem differenzierten Leistungsangebot. Darüber hinaus ist der Verband auch Träger von weiteren Dienstleistungen, wie aus der Grafik in **Abbildung III-2** deutlich wird. Wichtig in diesem Falle ist die Tatsache, dass der Verband mit 75 Prozent Anteilseigner einer Cateringfirma ist, die ihre Dienstleistungen für den hauswirtschaftlichen Bereich auch in den Einrichtungen des Wohlfahrtsverbands anbietet.

Persönliches Treffen — Wenige Tage nach dem Erstkontakt zwischen dem Geschäftsführer und dem Mediator fand ein persönliches Treffen zwischen beiden statt, um das weitere Vorgehen zu thematisieren. In diesem ersten persönlichen Gespräch schilderte Herr Zufall dem Mediator die aktuelle Situation im Alten- und Pflegeheim

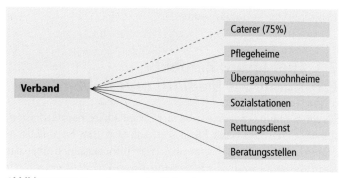

Abbildung III-2: Organigramm des Verbandes

«Haus Sonnenschein», die sowohl durch fachliche wie auch personelle Probleme gekennzeichnet war. Die fachlichen Probleme betrafen den Pflege- und Betreuungsbereich, die personellen Schwierigkeiten bestanden nach Angaben des Geschäftsführers zwischen der Heim- und der Küchenleiterin. Herr Zufall schilderte ansatzweise die Schwierigkeiten zwischen den beiden Leitungen und ihren Mitarbeitern. Nach Aussage des Geschäftsführers handelte es sich vordergründig um einen Kompetenzstreit zwischen den beiden Leitungsmitarbeiterinnen, der sich seit langem entwickelt hatte. Im weiteren Gesprächsverlauf zeichnete Herr Zufall ein Bild von seiner Organisation und dem schwelenden Konflikt.

In der Altenpflegeeinrichtung «Haus Sonnenschein» des Wohlfahrtsverbandes leben rund 120 alte und pflegebedürftige Menschen, die von rund 80 Mitarbeiterinnen und Mitarbeitern der verschiedenen Dienstleistungsbereiche (Verwaltung, Hauswirtschaft, Betreuung, Pflege) unterstützt, betreut und gepflegt werden. Vor einem Jahr erfolgte aus betriebswirtschaftlichen Gründen seitens des Verbandes die Ausgliederung der hauswirtschaftlichen Leistungen in eine Cateringfirma. Als Folge dieser Veränderung gehörte das Personal des hauswirtschaftlichen und des Küchenbereichs nicht mehr zum Verband und damit auch nicht mehr zum Heim, sodass sich Weisungsrechte und Kompetenzen veränderten. Der Geschäftsführer, Herr Zufall, ist jetzt gleichzeitig auch Geschäftsführer des Caterers, da der Verband 75 Prozent der Geschäftsanteile hält; die verbleibenden 25 Prozent gehören einem professionellen Dienstleistungsunternehmen. Herr Zufall war vor seiner Tätigkeit als Geschäftsführer (GF) Leiter der Einrichtung «Haus Sonnenschein» und Frau Hund seine Pflegedienstleitung. Nachdem Herr Zufall in die Geschäftsführung des Verbandes wechselte, rückte Frau Hund in die Position der Heimleiterin (HL) der Pflegeeinrichtung auf. Das Verhältnis zwischen Frau Hund und Herrn Zufall hat sich auf Grund aktuell aufgetretener fachlicher Fehler bei Frau Hund inzwischen stark abgekühlt. Demgegenüber hatte Frau Katz, die Leiterin der Küche (KL) in der Pflegeeinrichtung und die zweite Beteiligte in dem Konflikt, stets ein positives Verhältnis zu Herrn Zufall. Das Verhältnis zwischen der Küchenleitung Frau Katz und der Heimleitung Frau Hund bezeichnete der Geschäftsführer als «explosiv». Der Konflikt zwischen beiden Leitungen kreist zum einen um qualitative und quantitative Aspekte der Essenversorgung der Bewohner, zum anderen betrifft er die Zusammenarbeit der zwei Mitarbeiterin-

Erste Konfliktanalyse

nen. Er ist auf Grund eines aktuellen Ereignisses mittlerweile eskaliert; das Ereignis ist die Herausgabe einer Dienstanweisung der Heimleitung an die Pflegemitarbeiterinnen der Wohnbereiche, den nicht verbrauchten Kuchen vom Nachmittagskaffee mit benutztem Inkontinenzmaterial zu entsorgen.

Nachdem Herr Zufall den Konflikt umrissen hatte, zeigte der Mediator ihm die Möglichkeit auf, Konflikte mit Hilfe der Mediation, einer systemischen Konfliktlösungsstrategie, zu bearbeiten. Insbesondere die Vorteile einer Konsenslösung durch Mediation gegenüber anderen Konfliktlösungsstrategien – durch Macht (z. B. eine personalrechtliche Entscheidung wie etwa die Kündigung) oder durch Delegation an ein Gericht – wurden erörtert.

Auftragserteilung

Die externe Auftragserteilung, das heißt die Zusage zum Beginn der Mediation, erfolgte durch den Geschäftsführer, nachdem dieser mit den beiden Konfliktparteien unabhängig voneinander über die Bearbeitung des Konflikts mit Hilfe eines Mediationsverfahrens gesprochen hatte und diese einen Informationsflyer über Mediation als Mittel der Konfliktlösung (s. Anhang) gelesen hatten. Es wurde vereinbart, dass der Mediator zunächst Einzelgespräche mit beiden Leitungskräften durchführen sollte, um auf der Basis der gewonnenen Ergebnisse den weiteren Ablauf mit den Beteiligten abstimmen zu können. Der Geschäftsführer informierte beide Konfliktparteien über das Vorgehen und dass der Mediator beide telefonisch kontaktieren würde, um Einzelgespräche zu vereinbaren. Gegenstand der Einzelgespräche sollte neben der Erhebung der Ist-Situation aus dem spezifischen Fokus der Beteiligten die Skizzierung der weiteren Vorgehensweise sowie die Zustimmung der Konfliktparteien zum Verfahren sein (interne Auftragserteilung).

2.1.2 Reflexion der Ziele und des methodischen Vorgehens

Im ersten Teil des Vorgesprächs mit dem Geschäftsführer ging es dem Mediator zunächst einmal um das Erfassen des Konfliktthemas sowie des bisherigen Verlaufs des Konflikts und der beteiligten Personen. Mit Hilfe einer kurzen Konfliktanalyse erfolgte eine erste Orientierung hinsichtlich dieser Aspekte sowie die Einschätzung, ob der Konflikt mediationsgeeignet ist, das heißt, ob eine Konsenslösung die adäquate Konfliktlösungsstrategie ist. Zur Klärung eignen sich folgende Fragestellungen:

- Was ist Thema des Konflikts?
- Welche Personen sind am Konflikt beteiligt?
- Um was für einen Konflikt handelt es sich?

Für den vorliegenden Konflikt ergab sich nach einer ersten Analyse folgendes Bild:

- Konfliktthemen: Essenversorgung der Bewohner, Zusammenarbeit der Leitungsmitarbeiterinnen
- Konfliktbeteiligte: Frau Hund, Frau Katz, Herr Zufall
- Konfliktart: Es handelt sich um einen mehrdimensionalen Konflikt, der folgende Ebenen umfasst:
  - Strukturkonflikt: betriebliche Abläufe – Essenversorgung; Macht, Kontrolle, Kompetenzen – Dienstanweisung der Heimleiterin
  - Interessenkonflikt: unterschiedliche inhaltliche Bedürfnisse und Interessen zwischen Heim- und Küchenleiterin hinsichtlich der Essenversorgung
  - Beziehungskonflikt: zwischen Frau Hund und Frau Katz.

Die Bereitschaft des Geschäftsführers, den Konflikt nicht quasi seiner Macht (Entlassung oder Umsetzung einer Person) zu lösen, sondern sein Wunsch nach einer eigenverantwortlichen Lösung durch die Konfliktparteien ist ein wichtiges Argument dafür, dass sich ein Mediationsverfahren zur Bearbeitung dieses Konflikts eignet. Ein weiteres Argument für die Mediation ist die Notwendigkeit der Konfliktparteien, dauerhaft zusammenarbeiten zu müssen. Gerade durch eine Mediation lassen sich nachhaltige Konfliktlösungen durch Konsensbildung erreichen, was ein Vorteil zum Beispiel gegenüber einem Gerichtsverfahren beziehungsweise einem Gerichtsurteil ist.

Im zweiten Teil des Gesprächs wurden Sachinformationen über die Mediation als Instrument der Konfliktbearbeitung sowohl mündlich als auch ergänzend durch schriftliches Informationsmaterial gegeben. Der Geschäftsführer erhielt die Aufgabe zu klären, ob beide Konfliktparteien bereit waren, Einzelgespräche mit dem Mediator zu führen. Diese Aufgabe wurde ihm deshalb übertragen, da er den Konfliktparteien hierdurch signalisierte, dass er hinter dieser Form der Konfliktbearbeitung steht und sie unterstützt. Konkret erfolgte die Unterstützung durch das Bereitstellen von monetären Ressourcen; so wurden die Mediationskosten von dem Wohlfahrtsverband getragen.

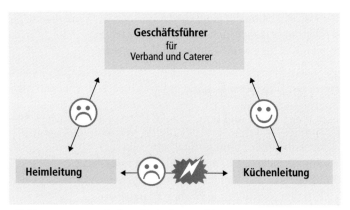

Abbildung III-3: Beziehungsgeflecht der Konfliktparteien

Für die Arbeit des Mediators im weiteren Prozessverlauf ist es hilfreich, das Beziehungsgeflecht der Konfliktparteien zu visualisieren, um mögliche Interdependenzen klarer zu erfassen. In diesem Konflikt ergibt sich zu Beginn des Verfahrens auf Grund der Ausführungen des Geschäftsführers eine Konstellation des Beziehungsgeflechts, wie sie in **Abbildung III-3** dargestellt ist. Vor dem Hintergrund eines solchen konflikträchtigen Beziehungsgeflechts ist es eine wichtige Aufgabe des Mediators, bereits in dieser Phase der Mediation die Basis für ein kooperatives Miteinander zu schaffen. Mit Empathie und kommunikativer Kompetenz gestaltet er den Gesprächsverlauf mit den Konfliktparteien.

2.2 «Katz und Hund haben ein Problem» – Vorgespräche

Phase I   Der Mediator führte zur Vorbereitung der eigentlichen Mediation zwei Einzelgespräche mit der Heimleitung Frau Hund und der Küchenleitung Frau Katz in der Altenpflegeeinrichtung «Haus Sonnenschein» durch. Ziele dieser Gespräche waren:

- einen genaueren Einblick in das Konfliktthema zu erhalten
- die Konfliktarten weiter auszudifferenzieren
- den Eskalationsgrad des Konflikts zu bestimmen (nach Glasl, 2002: 92 ff.; vgl. auch Kap. I-2.4)
- den Konfliktparteien nach Bedarf weitere Informationen über das Mediationsverfahren zu geben
- die Basis für ein kooperatives Arbeitsbündnis zu schaffen.

Als Ort wurde ein Besprechungszimmer in der Einrichtung gewählt. Die Dauer der Gespräche betrug jeweils 1,5 bis 2 Stunden.

2.2.1 Gesprächsverlauf

Frau Hund ist 48 Jahre alt und angesichts ihrer beruflichen Ausbildung breit qualifiziert (Krankenschwester, Pflegedienstleitung, Qualitätsbeauftragte, Heimleiterin). Sie arbeitet seit rund zehn Jahren in verantwortlicher Stellung bei dem Träger und in der Altenpflegeeinrichtung. Zunächst war sie Wohnbereichsleitung, danach Pflegedienstleitung, seit vier Jahren ist sie Heimleiterin. Die Übernahme der Heimleiteraufgabe erfolgte nach der Berufung des jetzigen Geschäftsführers, der zuvor in dieser Einrichtung Heimleiter war.

1. Einzelgespräch zur Analyse des Konfliktstandes

Frau Hund erzählte, dass sich die Küchenleistungen in den vergangenen Monaten nachhaltig verschlechtert hatten; insbesondere würde die Küche die Menge der Lebensmittel reduzieren, was dazu führte, dass die Bewohner nicht ausreichend Nahrungsmittel erhielten. Außerdem wäre die Zusammenarbeit mit der Küchenleitung Frau Katz und ihrem Team katastrophal: «Frau Katz macht nicht das, was ich ihr sage.» Der Konflikt eskalierte nach Auffassung von Frau Hund, als die Küche für das Kaffeetrinken der Bewohner am Nachmittag nicht mehr ausreichend Kuchen zur Verfügung stellte. Hierzu führt Frau Hund aus: «Seit Wochen werden die Kuchenstücke immer kleiner.» In einem explosiven Gespräch mit Frau Hund hätte die Küchenleitung kritisiert, dass die Pflegemitarbeiter in größeren Mengen Kuchen im Abfalleimer entsorgen würden, weshalb die Küchenleitung weniger Kuchen in die Wohnbereiche geben würde. Dies nahm die Heimleitung zum Anlass, folgende Dienstanweisung auszusprechen: «Kuchen, der nicht verbraucht wird, soll in gebrauchtem Inkontinenzmaterial entsorgt werden.» Frau Hund begründet ihr Vorgehen folgendermaßen: «Auf diese Weise wird die Küchenleitung nicht erfahren, dass Kuchen in den Abfall gegeben wurde, da das Inkontinenzmaterial in anderen Müllcontainern entsorgt wird.» Mit Nachdruck wies Frau Hund darauf hin, dass gerade die älteren Menschen im Krieg Hunger gelitten hätten und deshalb unbedingt genügend Essen gereicht werden müsste. Außerdem würde der Medizinische Dienst der Krankenkassen immer wieder die Einrichtungen kritisieren, dass die Bewohner nicht ausreichend Getränke und Speisen erhielten (Anm. d. Mediators: Wurde durch Untersuchungen auch nachgewiesen und publiziert). Dies wollte sie für ihre Einrichtung unbedingt vermeiden. Auf die Frage, wie die Zusammenarbeit zwischen ihr und der Küchenleitung verbessert werden könnte, reagierte Frau Hund zunächst mit Achselzucken. Ihres Erachtens würde die Zusammenarbeit nur dann besser werden, wenn «Frau Katz endlich meinen Anweisungen Rechnung tragen würde».

Im abschließenden Teil dieses Einzelgesprächs vermittelte der Mediator Grundinformationen zum Ablauf eines Mediationsverfahrens, erklärte die Chancen einer Mediation (z. B. gemeinsame Suche nach einer Lösung des Konflikts durch die Medianten) und beantwortete Fragen zum Informationsflyer. Abschließend wurde das weitere Vorgehen besprochen.

| 2. Einzelgespräch zur Analyse des Konfliktstandes |

Frau Katz ist 45 Jahre alt und von Beruf Köchin mit Meisterqualifikation. Frau Katz arbeitet in der Altenpflegeeinrichtung seit acht Jahren. Bis zum 31.12.2002 war sie beim Träger des Heims, dem Wohlfahrtsverband, angestellt; seit dem 1.1.2003 ist sie Mitarbeiterin der Cateringfirma. Durch die Ausgliederung der Dienstleistungen des Hauswirtschafts- und Küchenbereichs und ihre Eingliederung in die neu gegründete Cateringfirma haben sich die Verantwortlichkeiten und Weisungsrechte verändert.

Frau Katz äußerte zunächst, dass es so wie bisher mit der Zusammenarbeit zwischen der Heimleitung und ihr nicht weitergehen könnte. Mit Abscheu berichtete sie von der Dienstanweisung, den Kuchen in gebrauchtem Inkontinenzmaterial zu entsorgen. Diese Vorgehensweise hätte das Fass zum Überlaufen gebracht. Im Folgenden berichtete Frau Katz, dass die Heimleiterin immer noch glaubte, dass sie ihr gegenüber weisungsberechtigt sei, was aber durch die Ausgliederung der Hauswirtschaft und der Küche seit dem 1.1.2003 nicht mehr der Fall sei (Anm. d. Mediators: Frau Katz lächelt bei der Schilderung dieses Sachverhalts). Spannungen zwischen der Heimleiterin und ihr gäbe es schon seit Jahren, diese traten bereits auf, als Frau Hund noch Pflegedienstleiterin war. Immer wieder hätte Frau Hund in der Vergangenheit Anweisungen gegeben, wörtlich führt Frau Katz dazu aus: «Ich musste immer sofort springen, wenn Frau Hund etwas von mir wollte.» Frau Katz hat sich in der Regel nicht getraut, ihr zu widersprechen, zumal Frau Hund ihre disziplinarische Vorgesetzte war und sie Angst hatte, dass Frau Hund ihr eventuell kündigen würde. «Manchmal konnte ich nachts schon nicht mehr schlafen, weil meine Angst so groß war, das ich entlassen werde.» Dies sei aber jetzt anders, denn sie habe ihr gar nichts mehr zu sagen. Die größte Sorge von Frau Katz ist, dass die Bewohner unter den Problemen zwischen ihr und der Heimleitung leiden müssen, was sie auf keinen Fall will. Hinsichtlich einer Lösung des Konflikts führt Frau Katz aus: «Zuerst muss die Dienstanweisung weg, dann können wir über alles reden.»

Wie bereits im Gespräch mit Frau Hund hat der Mediator auch zum Abschluss dieses Einzelgesprächs Grundinformationen zum Ablauf des Mediationsverfahrens gegeben sowie die Chancen einer Mediation erläutert und Fragen zum Informationsflyer beantwortet. Abschließend wurde das weitere Vorgehen besprochen.

2.2.2 Reflexion der Ziele und des methodischen Vorgehens

Für die Einzelgespräche und später für die gemeinsamen Mediationssitzungen wurde das Besprechungszimmer deshalb gewählt, weil dieser Raum nicht unmittelbar mit dem Konflikt verbunden und somit nicht vorbelastet war. Anders wäre es bei der Wahl des Büros der Heimleiterin beziehungsweise der Küchenleiterin gewesen; da in diesen Räumen die Streitgespräche geführt wurden, hätte die Gefahr bestanden, dass mit den Konfliktsituationen assoziierte negativ gefärbte Gedanken Einfluss auf die Einzelgespräche sowie den Mediationsprozess hätten nehmen können.

Zur Vorbereitung der eigentlichen Mediation war es in diesem konkreten Konfliktfall hilfreich, Einzelgespräche mit den jeweiligen Konfliktparteien zu führen. Im Rahmen dieser Gespräche konnten die Konfliktbeteiligten jeweils in einem geschützten Raum ihre Sicht der Dinge darlegen. Für den Mediator waren die Einzelgespräche eine weitere Möglichkeit, den Konflikt zu analysieren und ein tieferes Verständnis für die Sichtweisen der einzelnen Konfliktparteien zu erlangen. Hinter den von den Konfliktparteien artikulierten Beschreibungen des Konflikts lassen sich bereits individuelle Interessen erkennen. Dies wird bei der Heimleiterin, Frau Hund, an folgender Aussage beispielhaft deutlich: «Frau Katz macht nicht das, was ich ihr sage.» Vordergründig sieht es so aus, als gehe es der Heimleiterin lediglich um die Umsetzung dienstlicher Belange. Es ist jedoch anzunehmen, dass ein hinter dieser Aussage liegendes

Interesse von Frau Hund der Wunsch nach Akzeptanz ihrer Funktion als Heimleiterin und nach Wertschätzung durch die Küchenleiterin Frau Katz ist.

Einzelgespräche sollten methodisch vorbereitet werden, damit der Ablauf und die inhaltliche Gestaltung der Gespräche identisch sind (Wahrung der Allparteilichkeit). Es ist empfehlenswert, bei der Vorbereitung Fragen zu formulieren, insbesondere solche nach dem Beginn der Probleme, den größten Sorgen und den Möglichkeiten zur Verbesserung der Zusammenarbeit. Mit Hilfe verschiedener anderer Fragen und Fragetechniken externalisieren die Medianten Gedanken, die sie bisher nur in ihren Köpfen hatten, ohne sie auszusprechen. In der Regel können so Gemeinsamkeiten und Unterschiede in der Konfliktwahrnehmung bei den Konfliktparteien erkannt werden.

Folgende Fragen wurden von dem Mediator flankierend gestellt:

- Wenn Sie an die Arbeitssituation im Heim denken, was hat Sie in letzter Zeit beschäftigt, belastet oder geärgert?
- Welche Sachverhalte gibt es in der Zusammenarbeit zwischen Ihnen und der Küchen-/Heimleitung, die Sie klären möchten?
- Was macht Ihnen die größten Sorgen?
- Was würden Sie verändern, um die Zusammenarbeit mit Frau Hund/Frau Katz zu verbessern?

Neben den Fragen zum Ist-Zustand ist es empfehlenswert, auch den möglichen Soll-Zustand bzw. den Weg dorthin in einem Einzelgespräch zu thematisieren, um eine Perspektiverweiterung im Sinne der Veränderung von einer retrospektiven zu einer prospektiven Sichtweise bei den Konfliktparteien zu bewirken. Zusammenfassend lassen sich aus den Einzelgesprächen in diesem Konfliktfall folgende Sachverhalte konstatieren: Die Küchenleitung Frau Katz stand in den Jahren vor der Ausgliederung stark unter dem Druck der Heimleitung Frau Hund. Dies spiegelt sich in folgender Aussage wider: «Ich musste immer sofort springen, wenn Frau Hund etwas von mir wollte.» Seit der Ausgliederung des Küchenbereichs fühlte sich Frau Katz als gleichberechtigte Führungskraft. Frau Hund erging es seitdem genau umgekehrt, wie folgendes Zitat belegt: «Frau Katz macht nicht das, was ich ihr sage.» Ein wesentlicher gemeinsamer Aspekt beider Konfliktparteien ist der Wunsch, dass es den Heimbewohnern bei der Essenversorgung an nichts fehlen soll.

Bei näherer Betrachtung zeichnen sich folgende Konfliktarten ab: Konfliktebenen

- Interessenkonflikt (sparsamer Verbrauch versus ausreichend Lebensmittel)
- Machtkonflikt (Frau Hund will, dass Frau Katz Anweisungen befolgt; Frau Katz betont ihre Unabhängigkeit von Frau Hund)
- Strukturkonflikt (die Kompetenzen sind nicht eindeutig geklärt)
- Beziehungskonflikt (Antipathie beider Parteien).

Der Konflikt hat bereits eine Vielzahl dysfunktionaler Auswirkungen im Arbeitsalltag nach sich gezogen. Unter Hinzuziehung der Eskalationsstufen nach Glasl hat der Konflikt die Stufe 3 («Taten statt Worte») erreicht (Glasl, 2002: 92 ff.). Insbesondere die Dienstanweisung der Heimleiterin hat Fakten geschaffen. Glasl spricht in solch einem Fall davon, da das Reden bisher nicht geholfen hat, müssen Taten beweisen, worum es geht (ebd.: 99). Im konkreten Fall ist es durch den Konflikt der beiden Leitungsmitarbeiterinnen zu einer Verschlechterung der Beziehungen zwischen den Mitarbeitern der Pflege und der Küche gekommen. Des Weiteren hat der Konflikt zu einer Verminderung der Qualität der Dienstleistungen der Speiseversorgung geführt. Auf der individuellen Ebene hat die Küchenleiterin Frau Katz über Jahre psychische Belastungen durch den schwelenden Konflikt erfahren.

Am Ende der Einzelgespräche wurden nur grundlegende Informationen darüber gegeben, was Mediation leistet und welche Chancen sie eröffnet, da zu diesem Zeitpunkt mehr Informationen von beiden Konfliktbeteiligten nicht aufgenommen werden konnten. Die Einzelgespräche motivierten beide Parteien zu einer ersten gemeinsamen Sitzung. Dieses Ergebnis wurde dem Geschäftsführer mitgeteilt.

2.3 «Katz trifft Hund» – Erste gemeinsame Mediationssitzung

Im Mittelpunkt der Sitzung stand die Klärung der Frage, ob   Phase I
Frau Hund und Frau Katz ihren Konflikt mit Hilfe der Mediation bearbeiten wollten sowie die Besprechung der Rahmenbedingungen des Verfahrens. An dieser ersten gemeinsamen

Mediationssitzung nahm neben der Heimleiterin und der Küchenleiterin auch der Geschäftsführer teil, damit von Seiten der Geschäftsführung nochmals signalisiert werden konnte, dass ein großes Interesse an der Lösung der Probleme vorhanden war.

2.3.1 Sitzungsverlauf

Ort: Besprechungszimmer im «Haus Sonnenschein»
Dauer: 1,5 Stunden

Zu Beginn erklärte der Mediator den Ablauf der Sitzung und fragte die Beteiligten, ob sie weitere Aspekte im Rahmen dieser Sitzung thematisieren wollten. Spontan äußerte die Küchenleiterin: «Die Dienstanweisung muss weg.» Die Rückfrage des Mediators, ob sie das Thema «Dienstanweisung» behandeln wollte, bejahte Frau Katz. Frau Hund reagierte darauf mit der Äußerung: «Aber nur zu meinen Bedingungen nehme ich die Dienstanweisung zurück.» Wieder erfolgte die Nachfrage des Mediators, ob der Wunsch bestand, das Thema «Dienstanweisung» aktuell zu behandeln. Auch Frau Hund bestätigte diesen Wunsch. Die Sitzung wurde daraufhin in drei Abschnitte gegliedert.

Flipchart

Ablauf der Sitzung

1. Klärung organisatorischer Fragen
2. Festlegung von Regeln
3. Rücknahme der Dienstanweisung

Klärung organisatorischer Fragen

Zunächst wurden die organisatorischen Rahmenbedingungen (Dauer, Ort der Sitzungen etc.) in der Gruppe besprochen. Vereinbart wurde, dass die Mediationssitzungen halb- beziehungsweise ganztägig im Besprechungszimmer der Einrichtung «Haus Sonnenschein» durchgeführt werden sollten; geplant wurden sechs bis acht Sitzungen. Inhaltlich wurde über die Grundelemente der Mediation (Freiwilligkeit etc., vgl. hierzu Kap. II) und die Rolle des Mediators gesprochen. Vereinbart wurde ferner, dass ohne eine vorherige einvernehmliche Zustimmung keine Rückmeldungen aus den Sitzungen an den Geschäftsführer durch einen der Beteiligten bzw. den Mediator erfolgen durften. Optional wurde festgelegt, dass bei Bedarf weitere Personen zur Mediation hinzugezogen werden konnten. Anschließend hat der Mediator Frau Hund und Frau Katz gefragt, ob sie die anstehenden Fragen im Rahmen einer Mediation bearbeiten wollten. Beide Konfliktparteien (innere Auftraggeber) bejahten die Frage.

Nachdem der Geschäftsführer (äußerer Auftraggeber) seine Unterstützung für die Mediation abgegeben hatte, verließ er die Sitzung. Eine schriftliche Mediationsvereinbarung wurde im Nachgang zu dieser Sitzung ausgearbeitet und vom Geschäftsführer und dem Mediator unterzeichnet.

Im zweiten Teil der Sitzung wurden die Gesprächsregeln für die Mediation erarbeitet und visualisiert (dieses Vorgehen entspricht der Phase I im Moderationsprozess). Hierbei hat der Mediator Vorschläge unterbreitet, die erfahrungsgemäß den Prozess hilfreich unterstützen und die von den Mediantinnen ergänzt wurden. Die vereinbarten Gesprächsregeln wurden auf einen Flipchartbogen notiert.

Festlegung von Gesprächsregeln

Flipchart

Gesprächsregeln

- in Ich-Botschaften reden
- keine persönlichen, diffamierenden Angriffe
- den anderen ausreden lassen
- aufmerksam zuhören
- Aussagen des anderen nicht sofort kommentieren
- Gefühle ansprechen
- Gesprächsinhalte vertraulich behandeln

Im abschließenden Teil der Sitzung wurde über die Dienstanweisung («Kuchen in gebrauchtem Inkontinenzmaterial entsorgen») gesprochen. Der Mediator schlug als Vorgehensweise zur Bearbeitung dieses Themas vor, zunächst nur nach Lösungen zu suchen, um die Dienstanweisung außer Kraft zu setzen, ohne eine tiefer gehende Analyse vorzunehmen. Die Gründe, die zu der Dienstanweisung der Heimleiterin geführt hatten, sollten Gegenstand einer späteren Phase der Mediation werden. Der Mediator fragte Frau Hund (Heimleiterin), was sie bräuchte, um die Dienstanweisung zurückzunehmen, und anschließend Frau Katz (Küchenleiterin), was sie als Gegenleistung zu tun bereit wäre. Hier ein Ausschnitt aus dem Dialog:

Rücknahme der Dienstanweisung

Dialogausschnitt

Frau Hund: «Ich nehme die Dienstanweisung nur zurück, wenn die Bewohner wieder ausreichend Essen bekommen und die Pflegemitarbeiter nicht um jedes Stück betteln müssen.»
Mediator: «Sollen die Bewohner genügend Essen oder Kuchen bekommen, damit sie die Dienstanweisung zurücknehmen?»
Frau Hund: «Natürlich Kuchen.»
Frau Katz: «Die Bewohner haben immer ausreichend Kuchen bekommen.»
Mediator: «Was verstehen Sie unter ausreichend Kuchen?»
Frau Katz: «Ein großes Stück pro Nachmittag und nur bei ausdrücklichem Wunsch ein zweites.»
Frau Hund: «Ein bis zwei Stücke.»

Frau Katz erklärte sich im weiteren Verlauf des Gesprächs bereit, in den nächsten vier Wochen mehr Kuchen am Nachmittag zur Verfügung zu stellen; konkret versprach sie, für jeden Bewohner ein zweites Stück vorzuhalten. Weiterhin würde sie genau Buch über den Verbrauch führen, um den tatsächlichen Bedarf zu eruieren und mit der Heimleitung zu besprechen. Dieser Vorschlag wurde von Frau Hund angenommen und sie versprach: «Ich setze die Dienstanweisung noch heute außer Kraft.»

2.3.2 Reflexion der Ziele und des methodischen Vorgehens

Zu Beginn der Sitzung informierte der Mediator über den geplanten Ablauf der Sitzung, der von den Mediantinnen um das Thema «Dienstanweisung» ergänzt wurde. Durch gezielte Rückfragen bei jeder Konfliktpartei versicherte sich der Mediator der Zustimmung beider Parteien. Die Tagesordnungspunkte der Sitzung wurden mit Hilfe eines Flipchart visualisiert. Zum ersten Tagesordnungspunkt (Klärung organisatorischer Fragen) wurden vom Mediator Informationen über den geplanten Verlauf des Mediationsverfahrens vermittelt, um allen Beteiligten den gleichen Wissensstand zu geben. Die Hinzuziehung des Geschäftsführers zu diesem Tagesordnungspunkt war sinnvoll, da er durch seine Teilnahme und seine Ausführungen dokumentierte, dass er die Lösung des Konflikts durch Mediation unterstützt. Die gemeinsame Vereinbarung, dass keine Informationen aus den Sitzungen ohne Zustimmung der Mediantinnen an Dritte weitergegeben werden durften, war im Sinne der Vertrauensbildung ein wichtiger Schritt. Die Klärung der Rolle des Mediators in diesem Prozess ist deshalb notwendig, damit die Konfliktparteien genau wissen, dass er zwar als «Hüter des Verfahrens» verantwortlich für das Verfahren (das heißt, er achtet auf die Einhaltung der vereinbarten Regeln), nicht jedoch für die Inhalte ist. Seine Allparteilichkeit drückt sich dadurch aus, dass er Aussagen nicht werten und über sie urteilen und auch nicht Partei ergreifen wird. Für die inhaltliche Konfliktlösung sind einzig und allein die Konfliktbeteiligten verantwortlich.

Nachdem der Geschäftsführer als äußerer Auftraggeber Frau Hund und Frau Katz seine Unterstützung bei der Konfliktlösung signalisiert hatte, musste der Mediator noch die Zustimmung der Mediantinnen (innere Auftraggeber) einholen. Beide Konfliktparteien stimmten einem Mediationsverfahren zu. Mediation kann nur dann erfolgreich sein, wenn der Wille aller Konfliktparteien zu einer gemeinsamen Lösungssuche vorhanden ist.

Unter dem zweiten Tagesordnungspunkt wurden in dem gemeinsamen Gespräch die oben genannten Gesprächsregeln festgelegt, wobei zunächst der Mediator den Impuls gab, indem er auf dem Flipchartbogen erste Regeln notierte und erklärte, dass sich diese im Rahmen von Mediationsverfahren und auch bei Moderationen als hilfreich und praxisrelevant bewährt hätten. Im Dialog mit den Mediantinnen ergänzten diese die Regeln (u. a. keine persönlichen Angriffe, Vertraulichkeit), die bereits im ersten Teil der Sitzung mit dem Geschäftsführer vereinbart worden waren. Auf die Einhaltung der vereinbarten Regeln achtet der Mediator im gesamten Prozess und interveniert, wenn nötig.

Der dritte Tagesordnungspunkt behandelte auf Wunsch der Mediantinnen das Thema «Dienstanweisung». Um nicht bereits zu diesem Zeitpunkt den gesamten Konflikt bearbeiten zu müssen, der sich hinter der Anordnung der Dienstanweisung zu verbergen schien, entschied sich der Mediator für eine strategische Intervention: Es wurde nur nach Lösungen gesucht, um die Ist-Situation (die Entsorgungsproblematik beim Nachmittagskuchen) zu entschärfen. Mit Hilfe einer Zukunftsfrage konnte die Heimleitung ihre Bedingungen nennen, zu denen sie bereit war, die Dienstanweisung zurückzunehmen. Die Ausführungen von Frau Hund waren für die Küchenleiterin annehmbar, sodass nur noch definiert werden musste, was unter ihrer Formulierung «ausreichend» zu verstehen war. Der Vorschlag, den konkreten Bedarf zu erheben und anschließend im gemeinsamen Gespräch die Ergebnisse auszuwerten, gab der Heimleiterin so viel Sicherheit, dass sie die Dienstanweisung aufheben konnte. Damit gelang es den beiden Konfliktparteien das erste Mal seit langer Zeit, eine einvernehmliche Lösung zu finden. Für das weitere Mediationsverfahren schafft dieses Ergebnis eine starke Motivation bei den Mediantinnen, an ihren Problemen weiter zu arbeiten. Gleichzeitig stellt es eine Grundlage für ein gemeinsames Arbeitsbündnis dar.

Mediationsvereinbarung

Im Nachgang zu dieser Sitzung haben der Mediator und der Geschäftsführer eine Mediationsvereinbarung getroffen, in der folgende Sachverhalte geklärt und schriftlich festgehalten wurden:

- Gegenstand des Mediationsverfahrens
- beteiligte Personen
- Vertraulichkeit
- Freiwilligkeit
- Regeln
- Umfang der Mediation
- Kosten der Mediation
- Vertragsdauer/Beendigung.

Mit Unterzeichnung der Mediationsvereinbarung ist die erste Phase des Mediationsprozesses abgeschlossen.

2.4 «Was ist los zwischen Katz und Hund?» – Zweite gemeinsame Mediationssitzung

Phase II

In der zweiten Phase des Mediationsprozesses, der Informations- und Themensammlung, sollen die klärungsbedürftigen Themen herausgearbeitet und nach ihrer Bedeutung gewichtet werden. Hierbei ist die Aufgabe des Mediators, die mit den Problemen artikulierten Erwartungen, Wünsche und gegebenenfalls Vorwürfe und Beschuldigungen positiv in zu bearbeitende Themen umzuformulieren. In dieser Phase der Mediation kommen Methoden zum Einsatz, die auch bei der Moderation verwendet werden.

2.4.1 Sitzungsverlauf

Ort: Besprechungszimmer im «Haus Sonnenschein»
Dauer: 4 Stunden
Beteiligte: Heimleiterin Frau Hund, Küchenleiterin Frau Katz

Zu Beginn der Sitzung fragte der Mediator nach, ob die neue Regelung der Kuchenausgabe in den Wohnbereichen greift. Beide Parteien bejahten die Frage. In dieser Sitzung stellten die Mediantinnen jeweils ihre Sicht der Probleme in der Einrichtung dar und beschrieben den aktuellen Ist-Zustand der Zusammenarbeit anhand von zwei Fragen aus den Einzelgesprächen, die mit Hilfe des Flipchart visualisiert wurden.

> **Ermittlung des Ist-Zustands**
> - Wenn Sie an die Arbeitssituation im Heim denken, was hat Sie in letzter Zeit beschäftigt, belastet oder geärgert?
> - Welche Sachverhalte gibt es in der Zusammenarbeit zwischen Ihnen und der Küchen-/Heimleitung, die Sie klären möchten?

Flipchart

Auf die Frage des Mediators, wer beginnen möchte, signalisierte Frau Hund ihr Bedürfnis zu beginnen, Frau Katz stimmte diesem Vorgehen zu. Frau Hund berichtete, dass sie über die Reduzierung des Kuchenangebotes zum Nachmittagskaffee entsetzt gewesen sei, da für die Bewohner der Kuchen wichtig sei. Frau Hund: «Ich habe das Gefühl, dass bei allen anderen Mahlzeiten auch gespart wird, und ich befürchte, dass sich Bewohner bei ihren Angehörigen darüber beschweren. Wenn Sie meinen Anweisungen gefolgt wären, wäre es gar nicht erst zu einem Problem zwischen uns gekommen. Außerdem habe ich das Gefühl, dass sich seit der Ausgliederung der Küche unsere Zusammenarbeit verschlechtert hat und Sie mich nicht mehr als Ihre Heimleiterin akzeptieren.»

Frau Katz unterbrach die Ausführungen von Frau Hund und wehrte sich heftig gegen die vorgebrachten Vorwürfe. Frau Katz: «Sie haben mir überhaupt nichts zu sagen, kümmern Sie sich gefälligst um Ihre eigenen Sachen.» An dieser Stelle intervenierte der Mediator mit dem Hinweis auf die vereinbarten Gesprächsregeln. Nach dieser Intervention setzte er das Gespräch mit Frau Hund fort. Mediator: «Wenn ich Sie richtig verstehe, ist Ihnen das Thema ‹ausreichende Speiseversorgung› wichtig. Darf ich dies auf dem Flipchart notieren?» Frau Hund stimmte dem Vorschlag zu.

Nachdem Frau Hund ihre Ausführungen beendet hatte, stellte Frau Katz die Situation aus ihrer Sicht dar. Zunächst beschrieb sie, dass die Verschwendung von Lebensmitteln, nicht nur Kuchen, eine massive Belastung darstellen würde, da das von der Cateringfirma bereitgestellte Budget und somit das vom Heim verhandelte Entgelt sehr knapp bemessen sei und deshalb ein sparsamer Einsatz erfolgen müsse: «Die vielen Abfälle können wir uns nicht erlauben!» Beispielhaft berichtete Frau Katz von der Verschwendung bei Lebensmitteln auf Grund falscher (zu großer) Bestellmengen bei Auflage, Fleisch, Gemüse und Kartoffeln durch die Wohnbereichsleitungen. Hierauf reagierte Frau Hund sofort und emotional: «Die Kolleginnen täten dies nur, weil sie Angst hätten, die Küche würde nicht genug liefern.» Auch hier intervenierte der Mediator mit dem Hinweis auf die vereinbarten Regeln, Frau Katz aussprechen zu lassen. Die Küchenleitung stellte klar: «Auch ich möchte, dass die Bewohner genug Essen bekommen.» Weiter führte Frau Katz aus, dass nicht die Heimleitung wisse, welche Mengen an Lebensmitteln notwendig seien, sondern sie als Küchenmeisterin die Kompetenz habe und sie sich deshalb keine Einmischung wünsche, weder von den Wohnbereichsleitungen noch von der Heimleiterin, da sie nicht fachkompetent seien.

Aus den geschilderten Sachverhalten wurden die Themen abgeleitet und visualisiert.

Flipchart

Themenliste

«Welche Themen möchten Sie hier besprechen?»

Frau Hund	Frau Katz
• ausreichende Speiseversorgung	• ausreichende Speiseversorgung
• Weisungsrecht	• Budget
• Zusammenarbeit	• Kompetenzen

Im nächsten Schritt wurde ein gemeinsamer Themenspeicher erstellt und die Reihenfolge der Bearbeitung durch Bepunktung festgelegt.

Themenspeicher			Flipchart
Themen:	Punkte	Rang	
ausreichende Speiseversorgung	••••	1	
Weisungsrecht	•	3	
Budget	•••	2	
Zusammenarbeit	•	3	
Kompetenzen	•	3	

Reihenfolge im Themenspeicher

1. ausreichende Speiseversorgung
2. Budget
3. Weisungsrecht
4. Zusammenarbeit
5. Kompetenzen

Flipchart

Einigkeit herrschte hinsichtlich der Reihenfolge der Bearbeitung der beiden ersten Themen, die Entscheidung, mit welchem Thema anschließend weitergearbeitet werden sollte, wurde vertagt. Mit einem Ausblick auf die nächste Sitzung sowie einem Feed-back des Mediators an die Konfliktparteien endete diese Mediationssitzung und damit die Phase II der Mediation.

2.4.2 Reflexion der Ziele und des methodischen Vorgehens

In der zweiten Phase der Mediation geht es um die Herausarbeitung der Konfliktthemen der Beteiligten, das Erstellen einer Themenliste und die Festlegung der Reihenfolge der Themen bei ihrer Bearbeitung. Mit Hilfe zweier Fragen, einer öffnenden und einer Informationsfrage zur augenblicklichen Arbeitssituation in der Einrichtung, wurde die Schilderung des Konfliktgeschehens durch den Mediator vorstrukturiert. Indem die jeweilige Konfliktpartei den Sachverhalt aus ihrer Perspektive schilderte, erfuhr die andere Partei neben Sachinformationen auch, wie der Konflikt persönlich erlebt wurde. Im Einverständnis mit Frau Katz stellte zunächst Frau Hund die Probleme in der Einrichtung und die Qualität der Zusammenarbeit mit Frau Katz aus ihrer Sicht dar. In ihren Aussagen finden sich neben Sachinformationen auch persönliche und

Beziehungsthemen wie Ängste (z. B. schlechtes Image bei den Angehörigen), Verletzungen (Frau Katz folgt nicht ihren Anweisungen) und Bedürfnisse (Akzeptanz als Heimleiterin) wieder. Dabei wird deutlich, dass Sach- und Beziehungsthemen vermischt werden. Ähnlich verhält es sich mit den Ausführungen von Frau Katz, beispielhaft sei hier der Wunsch nach fachlicher Anerkennung und Wertschätzung genannt (nicht die Heimleitung, sondern sie hat die Kompetenz). Aufgabe des Mediators ist, im gesamten Mediationsprozess darauf zu achten, dass die Sach- und die Beziehungsebene voneinander getrennt werden.

In dieser Sitzung zeigt sich bereits der Vorteil, Regeln für den Mediationsprozess gemeinsam zu vereinbaren, als Zwischenrufe die Gespräche unterbrachen und der Mediator an die Vereinbarung erinnerte, den anderen ungehindert aussprechen zu lassen. Während der Beschreibung des Konflikts durch die Beteiligten wurden die Inhalte vom Mediator zusammengefasst, gespiegelt und positiv umformuliert. «Zusammengefasst» bedeutet, dass der Mediator längere inhaltliche Ausführungen der Mediantinnen auf den Kerninhalt reduziert und mit seinen Worten wiederholt (gespiegelt bzw. paraphrasiert) hat. Negative Formulierungen wie zum Beispiel von Frau Hund («Ich habe das Gefühl, dass sich [...] unsere Zusammenarbeit verschlechtert hat») werden vom Mediator positiv umformuliert: «Ihnen ist eine gute Zusammenarbeit wichtig». Eine weitere kommunikative Intervention ist das Nachfragen, wenn Sachverhalte dem Mediator nicht klar geworden sind. Hierbei kann es sich als hilfreich erweisen, auch ein zweites oder drittes Mal nachzufragen, wenn der Inhaltsgehalt nicht verstanden worden ist.

Das Nachfragen, Zusammenfassen, Spiegeln und insbesondere das positive Umformulieren ist in dieser Phase des Mediationsprozesses für das gegenseitige Verstehen sehr wichtig und hilfreich. Parallel dazu wurden die jeweiligen Themen aus den Ausführungen der Mediantinnen extrahiert und mit deren Einverständnis personenspezifisch mit Hilfe des Flipchart dokumentiert. Diese Visualisierung der Themen ist neben der Dokumentation von Teilergebnissen des Prozesses auch eine wichtige Gedankenstütze für den weiteren Fortgang der Mediation. Im konkreten Prozess wurde durch das personenspezifische Verschriftlichen der jeweiligen Themenwünsche deutlich, dass es neben unterschiedlichen Themen auch ein gemeinsames Thema gab, nämlich die ausreichende Essensversorgung der Bewohner. Diese Gemeinsamkeit war den Konfliktbeteiligten vorher nicht bewusst. Die Mediantinnen können hieraus die Erkenntnis ableiten, dass die andere Partei nicht nur schaden will, sondern dass auch gleiche Interessen vorhanden sind. Die Festlegung der Reihenfolge in der Bearbeitung der Themen erfolgte mittels Punktabfrage, einer Methode, die auch bei Moderationen häufig zum Einsatz kommt. Jede Mediantin erhielt fünf Punkte, die sie auf die fünf Themen verteilen sollte, wobei maximal zwei Punkte einem Thema zugeordnet werden konnten. Durch die Punkteverteilung ergibt sich die Reihenfolge der Bearbeitung der Konfliktthemen; das Thema mit dem höchsten Punktwert wird zuerst bearbeitet. Eine Mediantin hat auch einem zweiten Thema zwei Punkte zugeordnet, dies hatte jedoch keine Auswirkung auf die zunächst zu bearbeitenden Themen.

Durch ein positives Feed-back (hier: die Betonung der konstruktiven Zusammenarbeit und die gemeinsame Festlegung der Reihenfolge der zu bearbeitenden Themen) vermittelt der Mediator den Mediantinnen das Gefühl, dass der Prozess erste Erfolge gebracht hat und dass eine kooperierende Zusammenarbeit langfristig möglich erscheint.

2.5 «Was wollen Katz und Hund wirklich?» – Dritte gemeinsame Mediationssitzung

Nachdem in der zweiten Phase der Mediation die zu bearbeitenden Inhalte und Probleme herausgearbeitet worden sind, geht es in Phase III (Klärung der Interessen) darum, die wirklichen Interessen und Bedürfnisse, die sich hinter den Themen verbergen, zu erforschen und zu thematisieren. Das In-die-Tiefe-Gehen soll den am Konflikt Beteiligten mehr Klarheit über ihre verborgenen Gefühle und Motive geben sowie den Prozess des gegenseitigen Verstehens fördern. Methodisch steht dem Mediator auch hier eine Vielzahl von Gesprächstechniken, wie Nachfragen, Paraphrasieren etc., sowie das Visualisieren zur Verfügung.

Phase III

2.5.1 Sitzungsverlauf

Ort: Besprechungszimmer im «Haus Sonnenschein»
Dauer: 8 Stunden
Beteiligte: Heimleiterin Frau Hund, Küchenleiterin Frau Katz

Nach der Begrüßung wurden die Mediantinnen zunächst gefragt, ob die Bearbeitung der Themen nach der in der letzten Sitzung getroffenen Absprache fortgesetzt werden sollte. Nach beiderseitiger Zustimmung widmeten sich die Mediantinnen dem Thema «ausreichende Speiseversorgung». Um zu klären, was jede Konfliktpartei unter einer ausreichenden Speiseversorgung verstand, wurde die Situation der Essenversorgung vor der Ausgliederung des Küchenbereichs aus dem Wohlfahrtsverband und danach anhand von zwei vorbereiteten Flipchartbögen analysiert. Der Mediator schlug den Beteiligten dabei vor, abwechselnd ihre Ansichten zu nennen; diesem Vorgehen stimmten beide zu. Frau Katz, die Küchenleiterin, begann mit ihren Ausführungen. Im Verlauf des gemeinsamen Gesprächs fragten beide Parteien bei der jeweils anderen Seite nach, wenn Inhalte nicht verstanden wurden. Nachfolgend ein Gesprächsausschnitt zur Illustration:

Dialogausschnitt

Frau Hund: «Die Essensportionen waren früher viel größer als heute.»
Frau Katz: «Was verstehen Sie denn unter einer großen Portion?»
Frau Hund: «Früher waren die Teller immer randvoll.»

Die Ergebnisse der gemeinsamen Diskussion wurden auf Flipchartbögen festgehalten.

Flipchart

1) «Wie war die Speiseversorgung gestern, vor der Ausgliederung?»

- 5 Mahlzeiten am Tag
- große Portionen, der Teller war randvoll
- viel Fleisch und Mehlspeisen, bis zu 5 Mal Fleisch in der Woche
- Hausmannskost, Eintöpfe
- Diätkost, Schonkost
- Getränke: zu den Hauptmahlzeiten; Milch, Tee, Kaffee, Wasser
- Essenszeiten: 8.00 Uhr Frühstück, 10.30 Uhr Zwischenmahlzeit, 11.30 Uhr Mittagessen, 14.00 Uhr Nachmittagskaffee, 17.15 Uhr Abendbrot
- Verteilung des Essens durch Pflegemitarbeiter

Nach einer Pause richteten die Mediantinnen den Fokus auf die heutige Versorgungssituation und erarbeiteten nach dem gleichen Schema die Ergebnisse.

Flipchart

> **2) «Wie ist die Speiseversorgung heute?»**
> - 6 Mahlzeiten am Tag
> - Portionen sind kleiner als früher
> - weniger Fleisch, mehr Gemüse und Salate, Obst, Mehlspeisen
> - Diätkost, heute eigenständiges Angebot
> - Getränke: zu den Hauptmahlzeiten; Milch, Tee, Kaffee, Wasser, verschiedene Säfte
> - Essenszeiten: 8.00 bis 9.00 Uhr Frühstück, 10.30 Uhr Zwischenmahlzeit, 12.00 Uhr Mittagessen, 15.00 Uhr Nachmittagskaffee, 17.45 Uhr Abendbrot, 21.00 Uhr Spätstück
> - Verteilung des Essens durch Pflegemitarbeiter

Nachdem Frau Hund und Frau Katz einmal konkret die Unterschiede der Essenversorgung vor und nach der Ausgliederung der Dienstleistungen des Hauswirtschafts- und Küchenbereichs beschrieben hatten, sollte nachfolgend geklärt werden, warum ihnen einzelne Aspekte so wichtig waren. Die folgende Gesprächseinheit wurde eröffnet mit der Frage des Mediators: «Was ist Ihnen wichtig bei der Speiseversorgung der Bewohner?» Die Antworten notierten die Mediantinnen auf farbigen Moderationskarten, für jede Person eine eigene Farbe. Jeweils vier bis fünf Karten wurden beschriftet und in einem Gespräch erklärt. Anschließend wurden die Karten auf eine Moderationswand geheftet und dabei namentlich zugeordnet.

Moderationswand

> **«Was ist Ihnen wichtig bei der Speiseversorgung der Bewohner?»**
>
> Frau Katz (Küchenleitung)
> - ernährungsphysiologisch sinnvolle Kost
> - sparsamer Materialeinsatz
> - Berücksichtigung individueller Bedürfnisse
> - Essens- und Dienstzeiten der hauswirtschaftlichen Mitarbeiter müssen passen
>
> Frau Hund (Heimleitung)
> - Bewohner sollen verwöhnt werden
> - ausreichende Mengen
> - gute Versorgung der Bewohner
> - Essenszeiten an den Bedürfnissen der Bewohner orientieren
> - abwechslungsreiche Kost

Als in einem Nebensatz von Frau Hund das Thema «Getränkeversorgung» angeschnitten wurde, brach ein heftiger Konflikt zwischen beiden Parteien aus. Wütend beschimpfte Frau Hund Frau Katz: «Auch hier haben Sie Ihre Kompetenzen weit überschritten und mich vor vollendete Tatsachen gestellt.» Die Reaktion von Frau Katz: «Regen Sie sich nicht so auf, das fällt in meinen Kompetenzbereich.» In dieser Situation intervenierte der Mediator, indem er den Streit unterbrach und den Mediantinnen die Frage stellte, ob sie das Thema «Getränkeversorgung» jetzt behandeln oder in den Themenspeicher aufnehmen wollten. Resultat: Das Thema wurde in den Themenspeicher geschrieben. Nach einer kurzen Pause arbeiteten beide Parteien weiter am Thema Essenversorgung.

Bei der weiteren Bearbeitung der Karten erfolgte eine Clusterung und Überschriftung nach ähnlichen Interessen.

Moderationswand

Interessen bei der Speiseversorgung

Zusammenstellung der Kost
- abwechslungsreiche Kost
- ernährungsphysiologisch sinnvolle Kost

Materialeinsatz
- sparsamer Materialeinsatz

Bewohnerbedürfnisse
- Berücksichtigung individueller Bedürfnisse
- Bewohner sollen verwöhnt werden
- gute Versorgung der Bewohner
- ausreichende Mengen

Essens- und Dienstzeiten
- Essens- und Dienstzeiten der hauswirtschaftlichen Mitarbeiter müssen passen
- Essenszeiten an den Bedürfnissen der Bewohner orientieren

Um die inhaltliche Arbeit fortzuführen, wurden jetzt die einzelnen Themenbereiche tiefer gehend diskutiert. Dabei wurde geklärt, warum für Frau Hund und Frau Katz einzelne Aspekte so wichtig waren und welche Interessen sie mit ihren Standpunkten verbanden. Exemplarisch wird hier eine Sequenz aus dem Komplex «Bewohnerbedürfnisse» wiedergegeben:

Dialogausschnitt

Mediator: (an Frau Hund gerichtet) «Woran merken Sie, dass die Bewohner gut versorgt sind?»

Frau Hund: «Wenn die Bewohner gut genährt und die Angehörigen zufrieden sind.»

Mediator:	«Bitte geben Sie auf einer Skala zwischen 1 und 10 an – 1 ist der niedrigste, 10 der höchste Wert –, wie wichtig Ihnen in diesem Zusammenhang die Zufriedenheit der Angehörigen ist.»
Frau Hund:	«Acht.»
Mediator:	«Warum ist Ihnen die Zufriedenheit der Angehörigen so wichtig?»
Frau Hund:	«Angehörige beschweren sich sofort, auch bei Behörden, wenn sie glauben, dass es ihren Angehörigen nicht gut im Heim geht. Schnell gerät das Heim in die Schlagzeilen, und dann ist nicht nur der Ruf des Hauses, sondern auch meiner hin. Es ist schon schlimm genug, dass man selten ein Lob erfährt.»

Mit großer Aufmerksamkeit hörte Frau Katz den Ausführungen der Heimleiterin zu und sagte dann: «Ich habe gar nicht gewusst, welchen Druck Ihnen die Angehörigen bereiten.»

Mit der Bearbeitung der Kartenabfrage wurde die inhaltliche Arbeit der Mediationssitzung abgeschlossen. Es folgen eine Zusammenfassung der Ergebnisse des Tages durch den Mediator und ein Feed-back.

2.5.2 Reflexion der Ziele und des methodischen Vorgehens

In Phase III, dem Kernstück der Mediation, bei der es um die Erarbeitung und Klärung der Interessen und Bedürfnisse der Medianten mit dem Ziel des gegenseitigen Verständnisses geht, lief das methodische Vorgehen folgendermaßen ab:

1. Zunächst wurde das Thema «Speiseversorgung» unter dem Fokus «vor und nach dem Outsourcing» mit der Methode «Gestern – Heute» – und in abgewandelter Form: «Morgen» – analysiert. Die Anwendung dieser Methode ist immer dann hilfreich, wenn ein Sachverhalt oder Ereignis sich gravierend verändert hat und der Zeitpunkt festgeschrieben werden kann, wann die Veränderung eingetreten ist. Durch das Visualisieren der Teilergebnisse entsteht eine Synopse, mit der sich die Veränderungen darstellen lassen. Hieraus kann im weiteren Verlauf bei der Lösungssuche der Zustand, wie er in Zukunft sein soll (das Morgen), abgeleitet und formu-

liert werden. In der Mediationssitzung stellten beide Konfliktparteien, zum Teil auf Nachfrage, differenziert dar, wie aus ihrer jeweiligen subjektiven Sichtweise die Essenversorgung war und wie sie derzeit ist. Durch gezieltes Nachfragen sowohl von Seiten der Mediantinnen als auch des Mediators zum Verständnis einzelner Aussagen und Begriffe, wie zum Beispiel «große Portionen» (dieser Begriff wurde mit der Umschreibung «randvolle Teller» erklärt), konnte das gegenseitige Verständnis vertieft werden, und die Beteiligten erfuhren einen Erkenntniszuwachs. Voraussetzung hierfür war, dass die Konfliktparteien an dieser Stelle im Prozess einander aktiv zuhörten und Interesse an den Ausführungen des anderen zeigten. Unterstützend wirkte dabei die Visualisierung der Ergebnisse, auf die im weiteren Verlauf zurückgegriffen werden konnte.

2. Nachdem die Klärung hinsichtlich der Ist-Situation der Essenversorgung abgeschlossen war, ging es nachfolgend um die Frage nach den Interessen, die beide Mediantinnen mit dem Thema «Essenversorgung» verbanden. Die Bearbeitung dieser Fragestellung erfolgte mit der aus der Moderation bekannten Kartenabfrage. Die Mediantinnen erhielten farbige Moderationskarten zum Fixieren ihrer Aussagen. Zunächst stellte jede Mediantin ihre Karten vor, danach folgte die Clusterung nach ähnlichen Interessen. Gemeinsam wurden Überschriften zu den Clustern formuliert. Für die Mediantinnen wurde hierdurch sichtbar, dass es hinsichtlich des Themas «Essenversorgung» eine Vielzahl von gemeinsamen Interessen gab.

3. Bei der weiteren Bearbeitung der einzelnen Karten setzte der Mediator zirkuläre Fragen zur Förderung des tiefer gehenden Verständnisses ein, wie aus dem oben genannten Beispiel zu den Bewohnerbedürfnissen deutlich wird. Durch die verschiedenen Fragen artikuliert Frau Hund erstmals ihre Ängste und Wünsche, das heißt, sie beschreibt ihre tieferen Motive und Gefühle. Dies ist ein erster Schritt im Sinne eines Zu-sich-selbst-Stehens. Ihre Antworten implizieren, dass als Interesse hinter der von ihr formulierten Position «Die Bewohner sollen gut versorgt werden» ihr Wunsch nach Sicherheit und persönlicher Wertschätzung steht. Sie möchte von den Angehörigen und der Öffentlichkeit als kompetente Heimleiterin angesehen und wertgeschätzt werden. Das Interesse von Frau Hund korrespondiert mit ihren Aussagen aus dem Einzelgespräch über die Angst vor Beschwerden der

Angehörigen und des Medizinischen Dienstes. Wichtig für die weitere Bearbeitung dieses Aspekts ist, dass Frau Hund bei der Lösungssuche in der vierten Phase des Mediationsprozesses durch die zu vereinbarenden Maßnahmen Sicherheit in diesem Punkt erfährt. Durch die Reaktion von Frau Katz erfährt die Heimleiterin erstmals Verständnis durch die Rückmeldung «Ich habe gar nicht gewusst, welchen Druck Ihnen die Angehörigen bereiten». Aussagen wie diese förderten die kooperierende Zusammenarbeit und das gegenseitige Verständnis während des weiteren Prozessverlaufs. Beide Parteien zeigten nach und nach mehr Bereitschaft zur Offenlegung ihrer Interessen. In dieser Phase der Mediation veränderte sich auch deutlich die Körpersprache bei den Mediantinnen hin zu einer mehr zugewandten Position.

Abschließend sei der Umgang mit dem aufgebrochenen Konflikt zum Thema «Getränkeversorgung» betrachtet: Um den plötzlich aufgetretenen Konflikt zu kanalisieren, erfolgte eine Intervention seitens des Mediators in Form einer Entscheidungsfrage. Diese Vorgehensweise war nach Ansicht des Mediators akzeptabel, da hierdurch der bisherige positive Prozessverlauf im Sinne einer kooperierenden Zusammenarbeit fortgesetzt und das strittige Thema entsprechend seiner Bedeutung zu einem späteren Zeitpunkt einer eigenständigen Bearbeitung zugeführt werden konnte.

2.6 «Katz und Hund nähern sich» – Vierte gemeinsame Mediationssitzung

In der vierten Mediationssitzung wurde zunächst die Bearbeitung des Themas «Speiseversorgung» fortgesetzt (Teil I). In der vierten Phase des Mediationsprozesses geht es bei diesem Thema um die Suche nach Lösungsoptionen. Aufgabe der Mediantinnen ist es hier, unterstützt durch den Mediator möglichst viele Ideen zum Thema «Essenversorgung» zu entwickeln. Das Thema durchläuft anschließend die fünfte Phase des Mediationsprozesses, in der die zuvor in Phase IV entwickelten Lösungsoptionen auf ihre Umsetzbarkeit und Akzeptanz hin durch die Beteiligten einer kritischen Würdigung unterzogen werden (Bewertung und Auswahl der Problemlösungen). Methodisch wird in diesen Phasen mit einer Vielzahl von Kreativtechniken gearbeitet (vgl. hierzu Kap. III-1). In Teil II der Sitzung wurde das Thema «Budget» bearbeitet. Da es sich um ein neues und eigenständiges Thema handelt, durchläuft die Bearbeitung erneut die Prozessphasen II bis VI. Methodisch greift hier dieselbe Bearbeitungssystematik wie beim Thema «Speiseversorgung».

Ort: Besprechungszimmer im «Haus Sonnenschein»
Dauer: 8 Stunden
Beteiligte: Heimleiterin Frau Hund, Küchenleiterin Frau Katz

Zu Beginn wurden die Ergebnisse der letzten Sitzung durch den Mediator kurz zusammengefasst. Die Küchenleiterin Frau Katz unterbreitete den Vorschlag, das Mittagessen außerhalb der Einrichtung einzunehmen. Frau Hund stimmte sofort zu.

2.6.1 Teil I: Thema «Speiseversorgung»

2.6.1.1 Sitzungsverlauf – Phase IV

Phase IV   Ausgehend von den in der vorangegangenen Sitzung artikulierten Interessen und Bedürfnissen wurden im Verlauf dieser Sitzung Lösungsoptionen erarbeitet. Zunächst erklärte der Mediator den Unterschied zwischen Lösungsoptionen und Lösungen und schlug dann vor, die Ideen mit Hilfe eines Brainstorming zu sammeln.

Flipchart

Lösungsoptionen

Wie lassen sich Ihre Vorstellungen umsetzen?

- Speiseversorgung: Sommer- und Winterspeiseplan
- möglichst viel Frischkost
- Sonderangebote nutzen
- Neues ausprobieren
- Beteiligung der Heimleitung an der Speiseplanerstellung
- Befragung der Bewohner zu einer Veränderung der Essenszeiten
- Angehörige zum Essen einladen
- Speisepläne ins Internet stellen
- «Sterne-Essen» anbieten
- «Knabbereien» anbieten
- Bier, Wein, Schnaps zum Essen
- Geburtstagsessen für jeden Bewohner nach seinem Wunsch
- Wein oder Bier als Regelleistung
- spezielle Angebote, z. B. Candlelight-Dinner
- Minibar in den Bewohnerzimmern

2.6.1.2 Reflexion der Ziele und des methodischen Vorgehens – Phase IV

Ein positiver Einstieg in diese Sitzung war der Vorschlag der Küchenleiterin, das Mittagessen außerhalb der Einrichtung einzunehmen; dadurch wurde eine deutliche Trennung zwischen der Arbeit am Konflikt und den Pausen vollzogen. Das Aufzeigen der Unterschiede zwischen Lösungsoptionen und Lösungen war deshalb notwendig, damit die Mediantinnen sich im ersten Schritt der Suche nach Lösungsmöglichkeiten nicht inhaltlich beschränkten (die «Schere im Kopf» hinsichtlich der Umsetzbarkeit hätte blockierend wirken können). Mit der Assoziationsmethode «Brainstorming», eine häufig auch in Moderationen angewandte Methode, erfolgte die Sammlung der Ideen. Unkommentiert wurden die auf Zuruf genannten Ideen mit Hilfe eines Flipchart visualisiert.

2.6.1.3 Sitzungsverlauf – Phase V

Nachdem die Liste mit den Lösungsoptionen erstellt war, erfolgte der nächste Schritt im Mediationsprozess, das heißt die Bewertung und Auswahl der Lösungen. Der Mediator schlug vor, für jede Lösungsoption nacheinander nach dem Schema von Pro und Kontra zu prüfen, inwieweit sie den individuellen Interessen entsprach und im «Haus Sonnenschein» umsetzbar war. Zu diesem Zweck mussten einzelne Lösungsideen operationalisiert werden. Während dieses Prozesses führte Frau Hund auf einmal aus: «Alle unsere Ideen haben fast immer was mit dem zur Verfügung stehenden Budget zu tun. Sollten wir nicht erst diese Frage behandeln?»

Frau Katz nahm den Gedanken auf und schlug ihrerseits vor: «Lassen Sie uns doch eine erste Lösungsliste erstellen, die wir uns nach der Bearbeitung des Themas «Budget» nochmals vornehmen, um sie gegebenenfalls zu modifizieren.» Frau Hund stimmte dieser Vorgehensweise zu.

Am Beispiel «Angehörige zum Essen einladen» aufgezeigt (dieser Vorschlag kam von Frau Hund), verlief die Mediation nun wie folgt:

Phase V

Mediator: «Warum ist Ihnen die Einladung der Angehörigen zum Mittagessen wichtig?»
Frau Hund: «Wenn die Angehörigen mitessen, dann sehen und schmecken sie auch, was unsere Bewohner bekommen, und wir brauchen uns wahrlich nicht mit unserem Essen zu verstecken.»

Dialogausschnitt

Frau Katz: «Ich unterstütze Ihre Idee, doch sollten wir eine Begrenzung der kostenfreien Versorgung festlegen. Manche Angehörige kommen drei Mal die Woche, das kann ich aus dem Budget nicht realisieren.»

Nach kurzer Diskussion einigten sich die Mediantinnen auf eine Limitierung bei der kostenlosen Mittagsversorgung für die Angehörigen. Dies und alle weiteren Ergebnisse der Diskussion wurden auf einer Moderationswand visualisiert. Folgende Lösungen wurden vereinbart:

Moderationswand

Vorläufige Lösungen zum Thema «Speiseversorgung»
- Speiseversorgung: maximal alle sechs Wochen Wiederholung des Speiseplans, Sommer- und Winterspeiseplan
- möglichst viel Frischkost (Sonderangebote nutzen), saisonale Besonderheiten (Erdbeeren, Spargel) berücksichtigen
- Beteiligung der Heimleitung an der Speiseplanerstellung
- Angehörige zum Essen einladen (3 bis 4 Mal im Jahr kostenfrei)
- Befragung der Bewohner zu einer Veränderung der Essenszeiten
- Geburtstagsessen für jeden Heimbewohner nach seinem Wunsch (keine Zusatzkosten)
- Wein oder Bier als Regelleistung zum Wochenende
- spezielle Angebote gegen Bezahlung: Candlelight-Dinner, zusätzliche alkoholische Getränke, Minibar in den Bewohnerzimmern (Abrechnung und Bestückung durch Küchenmitarbeiter); Preisliste wird von der Küchenleitung erstellt und mit der Heimleitung besprochen.

Nach der Fertigstellung der vorläufigen Lösungsliste wurde wie vereinbart als nächstes Thema das Budget behandelt.

2.6.1.4 Reflexion der Ziele und des methodischen Vorgehens – Phase V

Im Rahmen der Bewertung und Auswahl der Lösungsoptionen nach dem Schema von Pro und Kontra erkannten die Mediantinnen, dass eine monokausale Betrachtung der Optionen nicht weiterführte, sondern systemisches Denken notwendig war (Berücksichtigung der Frage des Budgets). Deshalb ist ihre Entscheidung richtig, die Liste mit den Lösungsvorschlägen nicht sofort in einem Maßnahmeplan zu fixieren (Phase VI der Mediation), sondern erst, nachdem das Thema «Budget» bearbeitet worden ist, endgültig darüber zu entscheiden. Bei der Lösung hinsichtlich der Möglichkeit des Essens für Angehörige finden beide Mediantinnen ihre Interessen wieder. Dadurch schafft die Einrichtung Transparenz bei ihrer Essenversorgung, sodass Angehörige Rückmeldungen geben können (mögliche Wertschätzung für Frau Hund). Bezeichnend ist in diesem Zusammenhang, dass Frau Hund das Essen für gut befindet. Mit dieser Aussage erkennt sie zum ersten Mal die Leistungen der Küchenleitung an. Deutlich ist zu spüren, wie sich langsam Blockaden bei Frau Hund lösen. Das Interesse von Frau Katz an einem sparsamen Gebrauch der Ressourcen wird ebenfalls durch die Begrenzung der kostenlosen Mittagsversorgung für die Angehörigen berücksichtigt. Der generelle Machtkonflikt zwischen den Parteien löst sich an dieser Stelle ein Stück. Aufgabe des Mediators war in dieser Phase des Mediationsprozesses, immer wieder die Ausführungen der Mediantinnen zu spiegeln und zu hinterfragen sowie darauf zu achten, dass beide ihre Interessen in den Lösungen wiederfanden.

2.6.2 Teil II: Thema «Budget»

2.6.2.1 Sitzungsverlauf

Als zweites Thema der vierten Sitzung wurde über das Budget gesprochen. Der Mediator bat die Mediantinnen um die Darlegung der konkreten Zahlen (Ist-Situation, entspricht Mediationsphase II). Frau Hund legte die Pflegesatzvereinbarung vor, aus der die Kostenerstattung nach dem Pflegesatz für den Küchenbereich hervorging. Den Nachweis über den realen Verbrauch im Küchenbereich legte Frau Katz anhand von Auswertungen der letzten drei Monate vor. Im Ergebnis erkannten beide Parteien, dass kein großer finanzieller Spielraum vorhanden war und eine Erhöhung des Verpflegungsansatzes bei den nächsten Pflegesatzverhandlungen notwendig war.

Phase II

Auf die Frage des Mediators: «Was können Sie dafür tun, dass das Budget größer wird?» antwortete Frau Hund: «Unser Geschäftsführer muss nächstes Mal härter verhandeln.»

Mediator: «Was können Sie, Frau Hund, denn persönlich tun?»

Frau Hund: «Ich muss ihn bei der nächsten Pflegesatzverhandlung mit Argumenten und Fakten unterstützen.»

Phase III — Überrascht reagierte Frau Katz auf die Frage des Mediators: «Ich dachte, wir müssen mehr sparen. Über diese Frage habe ich noch nicht nachgedacht.» Beide Konfliktparteien brachten zum Ausdruck, dass für sie die Erhöhung des Budgets ein wichtiges Interesse darstellte, um ihre Ideen von einer guten Essenversorgung weiter auszubauen (Mediationsphase III). Im weiteren Verlauf des Gesprächs arbeiteten Frau Hund und Frau Katz an

Phase IV — der Fragestellung, welche Lösungsoptionen sich anbieten würden (Mediationsphase IV). Die Ergebnisse wurden mit Hilfe des Flipchart visualisiert.

Flipchart

Lösungsoptionen

Wie lassen sich Ihre Vorstellungen umsetzen?

- Kontakt mit anderen Heimen aufnehmen
- Fachzeitschriften studieren
- Berufsverband befragen
- den tatsächlichen Verbrauch systematisch erfassen
- alte Unterlagen studieren

Phase V — Bei der nachfolgenden Bewertung der einzelnen Lösungsoptionen (Mediationsphase V) überprüften Frau Katz und Frau Hund die Vorschläge hinsichtlich ihrer Praktikabilität und der vorhandenen Ressourcen der Einrichtung. Sie entschieden sich, drei Lösungsoptionen umzusetzen und legten die Verantwortung dafür fest.

Flipchart

Lösungen zum Thema «Budget»

- Berufsverband der Heimleiter befragen: Frau Hund
- Verband der Hauswirtschaftskräfte befragen: Frau Katz
- Fachzeitschriften studieren: beide

Phase VI — Weitere Maßnahmen wurden aus zeitlichen Gründen vorerst nicht geplant. Die gefundenen Lösungen wurden im Sinne einer Vereinbarung in einen Maßnahmeplan eingetragen (Mediationsphase VI; das Muster eines Maßnahmeplans ist in **Abbildung III-4** dargestellt).

2. Darstellung eines Mediationsfalles aus der Altenhilfepraxis

Maßnahmeplan   Besprechung vom:

Nr.	Aktion	wer?	mit wem?	bis wann?	Kontrolle: wer?	Konrolle: wie?
1	Kontaktaufnahme zum Heimleiterverband	Frau Hund	–	Ende xx.xx	gemeinsames Gespräch am: xx.xx	gemeinsames Gespräch am: xx.xx
2	Kontaktaufnahme zum HW-Verband	Frau Katz	–	Ende xx.xx	gemeinsames Gespräch am: xx.xx	gemeinsames Gespräch am: xx.xx
3	Fachzeitschriften studieren	Fr. Hund/Katz	–	kontinuierlich		

Abbildung III-4: Muster eines Maßnahmeplans

Nach Abschluss der Bearbeitung des Themenkomplexes nahmen sich Frau Hund und Frau Katz nochmals die Liste mit den Lösungsoptionen zum Thema «Essenversorgung» vor. Auf Grund der Erkenntnis beider, dass kein weiteres Geld vorhanden ist und somit das vorhandene Budget den Rahmen darstellt, wurden die Lösungsoptionen nochmals einer Machbarkeitsprüfung unterzogen und das Ergebnis anschließend auf der Moderationswand fixiert.

Moderationswand

Modifizierte Lösungen zum Thema «Speiseversorgung»

- Speiseversorgung: maximal alle sechs Wochen Wiederholung des Speiseplans; Sommer- und Winterspeiseplan
- möglichst viel Frischkost (Sonderangebote nutzen), saisonale Besonderheiten (Erdbeeren, Spargel) berücksichtigen
- Beteiligung der Heimleitung bei der Speiseplanerstellung
- Angehörige zum Essen einladen (3 bis 4 Mal im Jahr kostenfrei)
- Befragung der Bewohner zu einer Veränderung der Essenszeiten
- Geburtstagsessen für jeden Heimbewohner nach seinem Wunsch (keine Zusatzkosten)
- einmal im Monat Wein und Bier am Wochenende
- spezielle Angebote gegen Bezahlung: «Sterne-Essen», Candle-light-Dinner, zusätzliche alkoholische Getränke; Preisliste wird von der Küchenleitung erstellt und mit der Heimleitung besprochen.

2.6.2.2 Reflexion der Ziele und des methodischen Vorgehens

Das Thema «Budget» wurde auf Vorschlag des Mediators anhand der von beiden Mediantinnen vorgelegten tatsächlichen Zahlen (Pflegesatzvereinbarung und Monatsauswertungen) analysiert und aufgearbeitet, um jegliche Spekulation über den Verbleib des Geldes zu vermeiden. Die Einnahmen- und Ausgabenseite wurden in einer Tabelle einander gegenübergestellt und verglichen. Durch dieses Vorgehen wurde die finanzielle Situation transparent, was bei beiden Parteien zu der Erkenntnis führte, dass der andere kein Geld «versteckt». Das vorhandene Misstrauen gegenüber der anderen Partei konnte an dieser Stelle abgebaut werden. Durch die Frage des Mediators, wie sich das Budget vergrößern ließe, wurde das problemlösende Denken gefördert, zumal die Mediantinnen auch gewohnte Denkmuster verlassen mussten (Frau Hund: «Der Geschäftsführer muss...»). Bei der Erarbeitung von Lösungsoptionen betraten die Mediantinnen Neuland hinsichtlich ihrer Handlungsmöglichkeiten (Kontakte aufbauen, Informationen einholen). Das eigenständige Einholen von Sachinformationen bei den jeweiligen Berufsverbänden zum Thema «Budget» kann dabei zu einer Erweiterung des Wissens im Sinne einer Aneignung von Expertenwissen führen. Durch die Verschriftlichung der Aufgaben in einem Maßnahmeplan verpflichteten sich die Parteien zum konkreten Tun.

Die abschließende Machbarkeitsprüfung der Lösungsmöglichkeiten zur Essenversorgung orientierte sich am offen gelegten Budget; sie führte zu der Erkenntnis, dass einzelne Lösungen zurzeit nicht umgesetzt werden können. Durch diesen Erkenntnisprozess wurde die Entscheidungskompetenz von Frau Hund und Frau Katz gefördert.

2.7 «Katz miezt Hund an» – Fünfte gemeinsame Mediationssitzung

In dem zu Beginn der Mediation erstellten Themenspeicher waren noch die Themen «Weisungsrecht», «Zusammenarbeit» und «Kompetenzen» offen. Zusätzlich hatte sich im Verlauf der Mediation das Thema «Getränkeversorgung» ergeben, das einer Klärung zugeführt werden sollte. Bei der Diskussion über die weitere Vorgehensweise zu Beginn der Sitzung einigten sich die Konfliktparteien darauf, zuerst das Thema «Getränkeversorgung» zu bearbeiten. Methodisch wurden die Themen nach dem klassischen Phasenverlauf der Mediation – jeweils ohne Phase I – bearbeitet.

Ort: Besprechungszimmer im «Haus Sonnenschein»
Dauer: 8 Stunden
Beteiligte: Heimleiterin Frau Hund, Küchenleiterin Frau Katz

Am Anfang stellte der Mediator die Frage, ob es Aktuelles mitzuteilen gab. Frau Hund und Frau Katz berichteten übereinstimmend, dass die Bewohner begeistert waren, dass es Bier und Wein an einem Wochenende geben sollte. Frau Katz entschuldigte sich dafür, dass die Preisliste noch nicht fertig war. Sie gab jedoch die Zusage, dies innerhalb von drei Wochen nachzuholen.

2.7.1 Teil I: Thema «Getränkeversorgung»

2.7.1.1 Sitzungsverlauf

Zunächst wurde die Ist-Situation bei der Versorgung mit Getränken in der Einrichtung analysiert (Phase II): Nacheinander berichteten Frau Hund und Frau Katz, dass bisher die Bewohner Wasser in Einwegflaschen auf die Zimmer bekommen haben und dass dieses System sich bewährt hätte. Die gesetzlich geregelte Umstellung von Einweg- auf Pfandflaschen führte dazu, dass das Leergut nicht mehr vollständig von den Pflegekräften abgeliefert wurde und dadurch zusätzliche Kosten durch nicht ausgelöstes Flaschenpfand das Küchenbudget belasteten. Als Reaktion hat Frau Katz für jeden Wohnbereich Getränkespender angeschafft. Der Systemwechsel von Flaschen auf Getränkespender erfolgte ohne Rücksprache mit der Heimleitung. Frau Hund war über diese Vorgehensweise sichtlich verärgert und wünschte sich, zukünftig in ähnlichen Fällen vorher kontaktiert zu werden. Frau Katz äußerte ihr Bedauern, dass sie Frau Hund nicht über die Veränderungen informiert hatte: «Ich bedauere es, Sie nicht informiert zu haben, es tut mir wirklich Leid.» Die Reaktion von Frau Hund war Überraschung und freundliche Zugewandtheit gegenüber Frau Katz. Die Frage des Mediators, ob das Thema «Getränkeversorgung» noch generell besprochen werden sollte, bejahten beide Parteien. Die weitere Diskussion drehte sich um die Frage: Was ist für die Bewohner bei der Getränkeversorgung wichtig? Die von den Mediantinnen übereinstimmend gelieferten Antworten wurden wieder mit Hilfe des Flipchart visualisiert.

Flipchart

> **Was ist für die Bewohner bei der Getränkeversorgung wichtig?**
> - ausreichend Getränke
> - verschiedene Arten von Getränken
> - uneingeschränkter Zugang zu Getränken
> - Hilfestellung durch Personal

Auf Nachfragen des Mediators präzisierten die Mediantinnen ihre Vorstellungen. Zur Erläuterung sei ein Gesprächsausschnitt angeführt:

Dialogausschnitt

Mediator: «Warum sind ausreichend Getränke wichtig?»
Frau Hund: «Alte Menschen trinken häufig wenig, und deshalb besteht bei ihnen die Gefahr der Exsikkose.»

Mediator: «Was befürchten Sie denn, wenn Bewohner an Exsikkose leiden?»
Frau Hund: «Natürlich heißt es gleich wieder in der Öffentlichkeit, dass wir schuld sind und mangelhaft pflegen.»
Mediator: «Wenn ich Sie richtig verstehe, befürchten Sie, dass Ihre Mitarbeiterinnen und Sie in der Öffentlichkeit als unzuverlässig dargestellt werden?»
Frau Hund: «Ja, genau das.»

Im Ergebnis präzisierten Frau Hund und Frau Katz ihre Interessen (Phase III) und veranschaulichten dies mit Hilfe des Flipchart.

Flipchart

Was ist für die Bewohner bei der Getränkeversorgung wichtig?
- ausreichende Getränkeversorgung, damit die Bewohner nicht an Exsikkose leiden und dem Pflegepersonal keine Pflegefehler vorgeworfen werden können
- Lebensfreude bereiten durch genussvolle Getränke
- Mitarbeiter sollen keine Mehrarbeit haben

Im weiteren Verlauf der Sitzung wurden in einem gemeinsamen Brainstorming die Lösungsoptionen entwickelt (Phase IV) und visualisiert.

Lösungsoptionen

Wie lassen sich Ihre Vorstellungen umsetzen?
- Getränkespender auch außerhalb der Wohnbereiche aufstellen
- wechselnde Getränke im Getränkespender anbieten
- bei gefährdeten Personen Ein- und Ausfuhr (Flüssigkeit) erheben und dokumentieren
- Angehörige auf einem Informationsabend über das Thema informieren
- Angehörige bei Besuchen ansprechen und um Unterstützung bitten
- Befragung der Mitarbeiterinnen, wie sie mit der Umstellung zurechtkommen
- zusätzliches Angebot alkoholischer Getränke gegen Bezahlung

Nachdem die Optionen erarbeitet waren, wurden sie auf ihre Umsetzbarkeit hin überprüft, operationalisiert und bewertet

(Phase V). Als Ergebnis dieses Prozesses wurden Lösungen vereinbart und mit Hilfe des Flipchart dargestellt.

> **Lösungen zum Thema «Getränkeversorgung»**
> - wechselnde Getränke im Getränkespender anbieten
> - bei gefährdeten Personen Ein- und Ausfuhr (Flüssigkeit) erheben und dokumentieren
> - Befragung der Mitarbeiterinnen, wie sie mit der Umstellung zurechtkommen; Auswertung der Ergebnisse gemeinsam von Heim- und Küchenleitung
> - Angehörige bei Besuchen ansprechen und um Unterstützung bitten
> - alkoholische Getränke gegen Bezahlung anbieten

Abschließend haben beide Parteien die gemeinsam entwickelten Lösungen zu den vorhandenen Absprachen (Speiseversorgung) hinzugefügt (Phase VI). Nach einer Pause wandten sich die Mediantinnen dem nächsten Thema zu.

2.7.1.2 Reflexion der Ziele und des methodischen Vorgehens

In der Einstiegssequenz dieser Mediationssitzung berichteten die Mediantinnen von den ersten Erfolgen aus ihrer Mediationsarbeit: Durch die positive Rückmeldung der Bewohner haben Frau Katz und Frau Hund einen gemeinsamen Erfolg erlebt und Wertschätzung erfahren. Das Eingeständnis und die Entschuldigung von Frau Katz, dass sie die Preisliste noch nicht erstellt hatte, zeigen, dass sie einerseits zu ihrem Tun steht, andererseits Frau Hund wertschätzt (Entschuldigung); beides zeigt insgesamt einen deutlichen Reifeprozess im Verhalten von Frau Katz. Das in der dritten Sitzung Streit auslösende Thema «Getränkeversorgung» wurde methodisch in der klassischen Schrittabfolge einer Mediation bearbeitet. Hinter dem Verhalten von Frau Katz, den Systemwechsel in der Getränkeversorgung ohne Rücksprache mit Frau Hund zu vollziehen, wird der Machtkampf deutlich sichtbar. Die Missachtung ihrer Person und die untergrabene Autorität der Heimleiterin haben Verletzungen bei Frau Hund bewirkt, die sie nicht nur verbal, sondern auch körpersprachlich zum Ausdruck bringt (ärgerlicher Gesichtsausdruck, angespannte Sitzhaltung). Der Reifungsprozess bei Frau Katz wird auch durch ihr Eingeständnis, einen Fehler begangen zu haben, sowie durch die anschließende Entschuldigung dokumentiert. Als Reaktion auf das Eingeständnis von Frau Katz verändert sich augenblicklich das Verhalten von Frau Hund, sie zeigt nun Zugewandtheit und hat einen entspannten Gesichtsausdruck. Diese Schlüsselszene bildet die Basis für die weitere, nun entspanntere und engagiert geführte inhaltliche Arbeit am Thema. Der Wunsch nach Sicherheit, ein wiederkehrendes Gefühl bei Frau Hund, kristallisiert sich auch bei der weiteren Diskussion über die Getränkeversorgung in der Einrichtung heraus (siehe Dialogbeispiel); die Berücksichtigung dieses Gefühls zeigt sich beispielhaft in den erarbeiteten Lösungen (Ein- und Ausfuhrdokumentation, Angehörige ansprechen).

Insgesamt beschränkte sich die Rolle des Mediators in dieser Phase auf das wiederholte Nachfragen, Zusammenfassen, Spiegeln, Visualisieren und einem freundlichen Zugewandtsein beiden Mediantinnen gegenüber.

2.7.2 Teil II: Die noch offenen Themen

2.7.2.1 Sitzungsverlauf

Mit Blick auf die noch offen gebliebenen drei letzten Themen (Kompetenzen, Weisungsrecht und Zusammenarbeit) schlugen Frau Hund und auch Frau Katz vor, sie gemeinsam zu bearbeiten, da sie «ja irgendwie zusammengehören». Der Mediator bestätigte die Möglichkeit, dass grundsätzlich mehrere Themen gemeinsam aufgearbeitet werden könnten, gab jedoch zu bedenken, dass seiner Ansicht nach eine Trennung der verbliebenen Themen in zwei Themenblöcke die Bearbeitung erleichtern würde. Der Vorschlag lautete, die Themen «Kompetenzen» und «Weisungsrecht» zu einem Block zusammenzufassen und das Thema «Zusammenarbeit» separat zu besprechen. Für Frau Hund und Frau Katz war dieser Vorschlag ohne weiteres annehmbar.

Dann wurden zunächst die Themen «Weisungsrecht» und «Kompetenzen» bearbeitet. Auf seine Einstiegsfrage (Phase II): «Wer kann die Frage beantworten, wer welche Kompetenzen hat und wie das Weisungsrecht aussieht?» erhielt der Mediator folgende Antworten: Frau Hund: «Das steht in meiner Stellenbeschreibung.» Frau Katz: «Der Geschäftsführer.»

Auf Nachfragen des Mediators, ob die Küchenleiterin auch eine Stellenbeschreibung besäße, antwortete diese: «Ja». Auf Bitten des Mediators holten beide Konfliktbeteiligten ihre

Stellenbeschreibung, die kopiert und anschließend ausgereicht wurde. Zur weiteren Klärung der jeweiligen Kompetenzen und Weisungsrechte wurden beide Stellenbeschreibungen gemeinsam verglichen. Auftretende Fragen, Unklarheiten und Widersprüche wurden markiert und festgehalten. Beispielhaft sei wieder ein Dialogausschnitt angeführt:

Dialogausschnitt

Frau Katz: «Es stimmt ja tatsächlich, dass in Ihrer Stellenbeschreibung das Weisungsrecht für die Küche enthalten ist. Das verstehe ich nicht. Sehen Sie hier, Frau Hund, in meiner Stellenbeschreibung steht: ‹Weisungsberechtigt ist der Küchenleitung der Geschäftsführer›.»

Frau Hund: «Das kann doch gar nicht sein, zeigen Sie mal, wo?»

Nachdem Frau Katz ihr die Stelle in ihrer Stellenbeschreibung gezeigt hat, antwortete Frau Hund: «Das kann doch wohl nicht wahr sein. Wer hat denn nun Recht?»

Mediator: «Welches Erstellungsdatum steht unter Ihren Stellenbeschreibungen?»
Frau Katz: «Januar 2003.»
Frau Hund: «Januar 1999 – oh Gott.»

Um Aufklärung über diese Frage und weitere Unklarheiten und Widersprüche zu erhalten, nahm der Mediator den Vorschlag von Frau Katz auf, den Geschäftsführer zur nächsten Sitzung einzuladen. Dieser Vorschlag wurde von Frau Hund als hilfreich akzeptiert. Zur Vorbereitung der Sitzung mit dem Geschäftsführer erstellten Frau Hund und Frau Katz eine Liste mit allen noch offenen Fragen, die sie dem Geschäftsführer vorab zukommen lassen wollten. Es wurde vereinbart, dass die Einladung an den Geschäftsführer und die Übergabe der Liste durch Frau Katz erfolgen sollte, da sie den Geschäftsführer als Ratgeber vorgeschlagen hatte.

2.7.2.2 Reflexion der Ziele und des methodischen Vorgehens

Zu dem gemeinsamen Wunsch der Mediantinnen, die verbliebenen Themen zusammen zu behandeln, und dem Vorschlag des Mediators, die Kompetenzen und das Weisungsrecht in einem Themenblock und das Thema «Zusammenarbeit» eigenständig zu bearbeiten, wurde in einer kurzen Diskussion das Für und Wider erörtert. Die inhaltliche Trennung ist darin begründet, dass es bei den Themen Kompetenzen/Weisungsbefugnisse um einen Strukturkonflikt geht, während es sich bei der Zusammenarbeit um einen Beziehungskonflikt handelt. Mittels der Entscheidungsfrage (Wer kann die Frage beantworten, wer welche Kompetenzen hat und wie das Weisungsrecht aussieht?) gelang es, das Thema auf der Sachebene zu bearbeiten. Gerade bei dieser Problematik war es wichtig, die Sach- von der Beziehungsebene zu trennen, da die Konfliktparteien in der Vergangenheit hierüber heftig gestritten hatten. Durch die Bearbeitung der Stellenbeschreibungen trat einerseits eine Klärung auf, die andererseits aber auch Widersprüche zu Tage förderte. Für beide Mediantinnen ergab sich ein deutlicher Erkenntnisgewinn, der jedoch zum Teil schmerzlich war. Aus dem dargestellten Dialog wird deutlich, dass bei beiden die Klärung der Frage nach der Weisungsbefugnis emotional besetzt ist. Sowohl in den Aussagen von Frau Katz als auch von Frau Hund spiegelt sich wider, dass sie die Realität nicht wahrhaben wollen. Besonders deutlich ist die Enttäuschung bei der Heimleiterin zu spüren, da die Küchenleitung tatsächlich weisungsrechtlich dem Geschäftsführer und nicht ihr unterstellt ist. Beiden Konfliktparteien wurde deutlich, dass sie selbst die Frage nach der Weisungsbefugnis nicht endgültig klären konnten, sondern eine vorgesetzte Instanz (hier: der gemeinsame Geschäftsführer) eingeschaltet werden musste. Das Erstellen einer gemeinsamen Liste offener Fragen und die Regelung der Überreichung der Liste und der Einladung an den Geschäftsführer ist kennzeichnend für die sich entwickelnde kooperative Zusammenarbeit. Die Anerkennung der Rolle von Frau Katz als gleichberechtigt drückt sich dadurch aus, dass Frau Hund den Vorschlag von Frau Katz unterstützt hat.

2.8 «Katz und Hund suchen Rat» – Sechste gemeinsame Mediationssitzung

Auf Grund der Einladung der Medianten hat der Geschäftsführer in dieser Sitzung den Klärungsbedarf hinsichtlich des Weisungsrechts und der Kompetenzen von Frau Hund und Frau Katz befriedigt. In einem so genannten Expertengespräch konnten alle Unklarheiten beseitigt werden (Phase IV bis VI).

2.8.1 Sitzungsverlauf

Ort: Besprechungszimmer im «Haus Sonnenschein»
Dauer: 1,5 Stunden
Beteiligte: Heimleiterin Frau Hund, Küchenleiterin Frau Katz, Geschäftsführer Herr Zufall

Nach einer kurzen Begrüßung bedankte sich der Mediator beim Geschäftsführer, dass er sich die Zeit genommen hatte, die offenen Fragen zu beantworten. Herr Zufall erklärte einleitend, dass es auf Grund seines Vergessens nach dem Outsourcing der hauswirtschaftlichen Leistungen versäumt worden war, die Stellenbeschreibung der Heimleiterin zu aktualisieren. Er stellte eindeutig klar, dass die Heimleiterin Frau Hund kein Weisungsrecht mehr gegenüber der Küchenleiterin habe. Er betonte ausdrücklich, dass die Veränderung der Kompetenzverteilung zwischen Küchen- und Heimleitung keine Degradierung war, sondern eine Entlastung für die Heimleiterin zur Folge haben sollte, die sie wegen der gestiegenen Anforderungen in dieser Position auch dringend benötigen würde. Umfassend beantwortete Herr Zufall alle offenen Fragen auf der eingereichten Liste.

Frau Hund betonte in diesem Gespräch, dass sie bei wichtigen Fragen im Küchenbereich gerne weiterhin ein Mitspracherecht hätte. Frau Katz äußerte dazu, dass die Heimleiterin bei Veränderungen künftig sicherlich gehört werden würde und dass sie das bei dem noch offenen Thema «Zusammenarbeit» festlegen könnten. An dieser Stelle meldete sich Herr Zufall zu Wort und schlug folgende Lösung vor, um künftig Klarheit zu haben:

- Die Heimleiterin erhält ein Anhörungs- und Mitspracherecht, jedoch keine Entscheidungsbefugnis im Küchenbereich.

- Die Geschäftsführung überarbeitet die Stellenbeschreibung der Heimleiterin umgehend.

Nach kurzer Diskussion darüber, was genau unter dem Anhörungs- und Mitspracherecht zu verstehen war, wurde die von Herrn Zufall vorgeschlagene Lösung von beiden Parteien akzeptiert.

2.8.2 Reflexion der Ziele und des methodischen Vorgehens

Die offenen Fragen wurden durch ein Expertengespräch geklärt. In dieser Situation war die Hinzuziehung des Geschäftsführers notwendig, da nur er die Kompetenz besaß, eindeutige Erklärungen zu geben und Entscheidungen zu treffen. Durch seine Ausführungen und Lösungsvorschläge wurden die Ursachen, die durch sein Verhalten ausgelöst worden waren und zu dem Strukturkonflikt geführt hatten, beseitigt. Der Ansatz von Herrn Zufall, dass die Veränderung des Weisungsrechts auch zu einer Entlastung von Frau Hund führen sollte, wurde von dieser nicht in vollem Umfang gesehen. Hier ist es nach Ansicht des Mediators noch notwendig, ihr mehr Sicherheit zu vermitteln. Das Einräumen eines Anhörungs- und Mitspracherechts berücksichtigt einerseits die Interessen der Heimleiterin – wie von ihr gewünscht, wird sie angehört und darf mitsprechen –, andererseits wird eindeutig festgeschrieben, dass die Entscheidungsbefugnis innerhalb des Küchenbereichs ausschließlich der Küchenleiterin obliegt. Letzteres bedeutet insbesondere für Frau Katz Sicherheit.

Aufgabe des Mediators in dieser Sitzung war schwerpunktmäßig die Moderation.

2.9 «Katz und Hund vertragen sich» – Siebte gemeinsame Mediationssitzung

In der abschließenden Sitzung wurde das Thema «Zusammenarbeit» bearbeitet (Phase III bis VI), und anschließend wurden die vereinbarten Lösungen des Mediationsverfahrens schriftlich fixiert. Des Weiteren erfolgte eine Evaluation des Mediationsverfahrens durch die Beteiligten.

2.9.1 Sitzungsverlauf

Ort: Besprechungszimmer im «Haus Sonnenschein»
Dauer: 3 Stunden
Beteiligte: Heimleiterin Frau Hund, Küchenleiterin Frau Katz

Nach einer kurzen Reflexion der vergangenen Sitzung wurde das letzte offene Thema, das die Zusammenarbeit betraf, behandelt. Nachdem in der letzten Sitzung Klarheit über die Kompetenzverteilung und die Weisungsbefugnisse gewonnen worden war, konnte umgehend mit der Frage nach der Gestaltung der künftigen Zusammenarbeit begonnen werden (Phase III). Dazu stellte der Mediator die Frage: «Wie wünschen Sie sich künftig die Zusammenarbeit zwischen Heim- und Küchenleitung?» Die Mediantinnen hatten die Aufgabe, ihre Antworten wieder auf Moderationskarten zu schreiben, die anschließend vorgestellt und an die Moderationswand geheftet wurden.

Moderationswand

> **«Wie wünschen Sie sich künftig die Zusammenarbeit zwischen Heim- und Küchenleitung?»**
>
> **Heimleitung**
> - regelmäßiger Austausch
> - sofortige Benachrichtigung bei Veränderungen
>
> **Küchenleitung**
> - Probleme sofort ansprechen
> - regelmäßiger Austausch
> - wichtige Informationen, die das Haus betreffen, erhalten

Durch Nachfragen seitens der Mediantinnen und des Mediators wurden offene Fragen hinsichtlich der oben genannten Interessen geklärt. Dazu sei wieder ein Dialogbeispiel angeführt:

Dialogausschnitt

Mediator: «Warum sind Ihnen regelmäßige Besprechungen so wichtig?»

Frau Katz: «Im Alltag geht häufig manches im Stress verloren und ich befürchte, wenn wir keine festen Besprechungstermine verabreden, kommt es vielleicht wieder zu Problemen, da manche Informationen nicht ausgetauscht werden.»

Frau Hund: «Ja, die Sorge habe ich auch. Außerdem wollen wir uns zukünftig doch auch bei inhaltlichen Fragen absprechen.»

Mediator: «Was heißt für Sie ‹regelmäßige Besprechungen›?»

Frau Katz: «Für mich heißt das, dass wir uns mindestens einmal im Monat für eine Stunde zusammensetzen.»
Frau Hund: «Glauben Sie, das reicht?»
Frau Katz: «Wie meinen Sie das? Von der Häufigkeit oder von der Zeit her?»
Frau Hund: «Einmal monatlich ist okay. Aber wir sollten besser zwei Stunden einplanen.»

Im Anschluss an die Klärung der Interessen wurden von Frau Hund und Frau Katz die Lösungsoptionen erarbeitet (Phase IV). Mit Hilfe eines Brainstorming wurden verschiedene Ideen gesammelt und auf einem Flipchartbogen dargestellt.

Flipchart

Lösungsoptionen

Wie lassen sich Ihre Vorstellungen umsetzen?
- Beteiligung der Küchenleitung an der täglichen Frühbesprechung
- gemeinsame monatliche Sitzung von 2 Stunden Dauer
- auftretende Probleme werden von beiden Seiten sofort angesprochen
- Teilnahme der Küchenleitung an Qualitätszirkeln
- gemeinsame Sitzung mit dem Heimbeirat

Bei der nachfolgenden Bewertung der Lösungsoptionen auf ihre Machbarkeit (Phase V) stellten Frau Katz und Frau Hund fest, dass die Umsetzung aller Optionen zwar wünschenswert, jedoch zeitlich gar nicht möglich war. Als Konsequenz überprüften sie die Lösungsvorschläge nochmals und stellten nach eigenen Worten eine «Hitliste» der wichtigsten Lösungen zusammen.

Flipchart

Hitliste der Lösungen zum Thema «Zusammenarbeit»
- auftretende Probleme werden von beiden Seiten sofort angesprochen, bei Bedarf Hilfe durch Dritte
- gemeinsame monatliche Sitzung von 2 Stunden Dauer jeden dritten Dienstag im Monat
- Beteiligung der Küchenleitung an der täglichen Frühbesprechung

Schließlich wurden die in allen Mediationssitzungen erarbeiteten Lösungen von Frau Hund und Frau Katz in den Maßnahmeplan eingetragen (Phase VI). Neben dem Maßnahmeplan wurden die bereits verschriftlichten Vereinbarungen aus den vorherigen Sitzungen zusammengestellt und den Mediantinnen zur Zustimmung vorgelegt. Nach nochmaliger Durchsicht der erarbeiteten Ergebnisse unterzeichneten Frau Katz, Frau Hund und der Mediator das Dokument. Abschließend fand eine kurze Reflexion des Mediationsverfahrens in Form eines Blitzlichts statt. Zusätzlich wurde die Vereinbarung getroffen, nach vier Monaten zu einer Evaluationssitzung zusammenzukommen, um den Verlauf der Umsetzung zu reflektieren und gegebenenfalls Nachbesserungen bei den Vereinbarungen vorzunehmen.

2.9.2 Reflexion der Ziele und des methodischen Vorgehens

Die inhaltliche Arbeit zum Thema «Zusammenarbeit» begann mit der Phase III der Mediation (Abklärung der persönlichen Interessen); verzichtet wurde auf Phase II, da die Fakten (die Situation der Zusammenarbeit der beiden Führungskräfte in der Einrichtung vor Eröffnung des Mediationsverfahrens) bereits bekannt waren und die erneute Aufarbeitung einen Rückschritt bedeutet hätte. Mit Hilfe einer Zukunftsfrage erarbeiteten die Mediantinnen ihre Interessen, die sie auf einem Flipchartbogen visualisierten.

Durch verständnisförderndes Nachfragen konnten die verschiedenen Interessen erhellt und konkretisiert werden (siehe Dialogbeispiele). Latent ist sowohl bei Frau Katz als auch bei Frau Hund das Gefühl, dass die neue Zusammenarbeit noch fragil ist und sie deshalb feste Orientierungspunkte benötigen. Hilfreich ist deshalb die konkrete Festschreibung zum Beispiel des Besprechungsrhythmus. Durch die von beiden vorgenommene Priorisierung von Lösungen haben die Mediantinnen unter anderem ihre Fähigkeit zur Einschätzung der Machbarkeit bewiesen. Durch die Beteiligung der Küchenleiterin an den regelmäßigen Frühbesprechungen, an denen alle anderen Führungskräfte aus Pflege, Betreuung, Verwaltung und Haustechnik teilnehmen, erfolgt eine wichtige Integration von Frau Katz in das Gesamtteam der Einrichtung. Ein positives Ergebnis ist auch die Zusage beider, auftretende Probleme umgehend anzusprechen und sich bei Bedarf Hilfe von Dritten zu holen.

Mit der schriftlichen Vereinbarung erfolgt die Ergebnissicherung der von den Mediantinnen erarbeiteten Lösungen, die sie durch ihre Unterschrift als gegenseitig bindende Verpflichtung anerkennen.

Beide Mediantinnen äußerten im Feed-back-Gespräch (Blitzlicht), dass sie zu Beginn der Mediation nicht daran gedacht hätten, jemals wieder zusammenarbeiten zu können und dass sie durch den Mediationsprozess die Chance erhalten haben, eine langfristige Kooperationsbeziehung aufzubauen. Im Sinne der Qualitätssicherung und Erfolgskontrolle wurde eine gemeinsame Evaluationssitzung nach vier Monaten vereinbart. Zu diesem Zeitpunkt soll reflektiert werden, inwieweit die getroffenen Vereinbarungen funktionieren und angemessen sind oder einer Modifikation unterzogen bzw. ergänzt werden müssen.

Literatur

Adriani, R.; Cornelius, R.; Lasko, W.; Wetz, R.: Hurra, ein Problem! Kreative Lösungen im Team. Gabler, Wiesbaden 1989

Glasl, F.: Selbsthilfe in Konflikten: Konzepte – Übungen – praktische Methoden. 3. Aufl. Verlag Freies Geistesleben, Stuttgart 2002

Klebert, K.; Schrader, E.; Straub, W. G.: Kurzmoderation: Anwendung der Moderationsmethode in Betrieb, Schule und Hochschule, Kirche und Politik, Sozialbereich und Familie bei Besprechungen und Präsentationen. 2. Aufl. Windmühle, Verlag u. Vertrieb von Medien, Hamburg 1987

Malorny, C.; Schwarz, W.; Backerra, H.: Die sieben Kreativitätswerkzeuge K7: kreative Prozesse anstoßen, Innovationen fördern. Hanser, München/Wien 1997

Neuland, M.: Neuland-Moderation. 3. Aufl. Neuland, Verlag für Lebendiges Lernen, Eichenzell 1999

Seifert, J. W.; Pattay, S.: Visualisieren – Präsentieren – Moderieren. Gabal-Verlag, Speyer 1989

IV
Mediation und Organisations-
entwicklung

Wenn sich Mitarbeiter und Führungskräfte einer Einrichtung für die Mediation als Methode der Konfliktlösung entscheiden, sollte sich die Anwendung dieser Methode in den internen Kommunikationsstrukturen, in den vorhandenen Regelsystemen, im angewandten Führungsstil und in der Kompetenzentwicklung der Mitarbeiter widerspiegeln. Diese Faktoren prägen hierarchieübergreifend das Verhalten der Organisationsmitglieder und beeinflussen dementsprechend auch die Auswahl der Konfliktlösungsmöglichkeiten sowie die Gestaltung des Konfliktlösungsprozesses. Für Organisationen bedeutet dies, dass sie sich im Rahmen der Organisations- und Personalentwicklung Konzepten öffnen sollten, die individuelles, kollektives und organisationales Lernen sowie die Kompetenz- und Persönlichkeitsentwicklung der Mitarbeiter fördern und die Schaffung der dafür geeigneten Strukturen unterstützen.

In diesem Kapitel wird – ausgehend von den Zielen und Inhalten der Organisationsentwicklung – am Beispiel des Ansatzes der lernenden Organisation nach Peter M. Senge (2001) aufgezeigt, warum die Entwicklung einer Institution zu einer lernenden Organisation eine wichtige institutionelle Voraussetzung für effektives und effizientes Konfliktmanagement ist. Auf der Basis der Theorie der lernenden Organisation und unter Einbeziehung der Kerndisziplinen von Senge wird die Förderung der individuellen, kollektiven und organisationalen Lern- und Kompetenzentwicklung thematisiert, da insbesondere diese beiden Größen bei der Anwendung und Umsetzung der Mediation und ihrer institutionellen Integration von Bedeutung sind. Im Anschluss daran wird ein Rahmenkonzept für eine Fortbildung zum Konfliktlotsen im Gesundheitswesen dargestellt. Durch die Qualifizierung zum Konfliktlotsen soll die

Kompetenz, adäquat mit Konflikten umgehen und ihr negatives wie positives Potenzial sehen zu können, gefördert und entwickelt werden. Neben den theoretischen Grundlagen erlernen die Teilnehmer auch das methodische Handwerkszeug und erweitern so ihre persönlichen Handlungskompetenzen.

Konfliktlotsen treten als externe Dritte bei der Vermittlung von Konflikten auf und begleiten die Konfliktparteien auf dem Weg zu «ihrer» Lösung. Von solchen Externen kann das Gesundheitssystem mit seinen zahlreichen Einrichtungen in besonderem Maße profitieren: Vernetzen sich die Einrichtungen zwecks Austausches von Experten, steht bei einem Konflikt unter Kollegen immer ein neutraler Vermittler aus einem anderen Haus zur Verfügung. Kompetente Konfliktberatung vor Ort ermöglicht auf diese Weise eine schnelle, kostengünstige und praxisorientierte Lösung, und die Beteiligten finden eigenverantwortlich eine für ihr Anliegen maßgeschneiderte Lösung.

1. Ziele und Inhalte der Organisationsentwicklung

Der Begriff «Organisationsentwicklung» (OE) entstand in den Fünfzigerjahren des vorigen Jahrhunderts in den USA und ist in erster Linie mit dem Sozialpsychologen Kurt Lewin in Verbindung zu bringen, der durch seine sozialwissenschaftliche Forschungsarbeit einen herausragenden theoretischen und praktischen Einfluss auf die Entwicklung der Theorie der Organisationsentwicklung hatte (Gairing, 1999: 33 ff.). Die von Lewin entwickelten Kernkonzepte der Feldtheorie und der Aktionsforschung sowie die Laboratoriumsmethode (Gruppendynamik) und die Survey-Feed-back-Methode (Daten-Rückkopplungsmethode) gelten als Theoriegrundlagen und Hauptquellen der Organisationsentwicklung. Besonders bedeutend für die Theorie und Praxis der Organisationsentwicklung sind die sozialpsychologischen Analysen, Erkenntnisse und Ergebnisse der Gruppenforschung, die Lewin durch die Methode des «action research» – der Verzahnung von Theorie und Praxis – in konkrete praktische Konsequenzen für Reflexion und Veränderung im Verhalten von Menschen, Gruppen und Organisationen umsetzen konnte.

Entstehung der OE in den USA

Aufbauend auf den Ergebnissen und Erkenntnissen der Arbeit von Lewin gewann die Organisationsentwicklung in den USA zunehmend als angewandte Sozialwissenschaft disziplinübergreifend an Bedeutung. Die OE entwickelte sich bis heute zu einem Managementansatz im Rahmen der Unternehmensberatung, der die ökonomischen, technologischen und sozialpsychologischen Dimensionen in ein ganzheitliches Konzept eines geplanten Veränderungsprozesses integriert und dafür auch die entsprechenden praxisorientierten Methodeninstrumente sowie die notwendige Beratungskompetenz liefert (Gairing, 1999: 78).

Die aus den USA stammenden Erkenntnisse waren die Grundlage für die Entwicklung der Organisationsentwicklung

OE in Deutschland

Ziele und Inhalte der OE

in Deutschland in den Siebzigerjahren, wobei die Rezeption der OE hier zu Lande durch ein anderes sozioökonomisches und kulturelles Umfeld gekennzeichnet ist. Die Gesellschaft für Organisationsentwicklung e.V. (GOE) versteht unter OE einen längerfristig angelegten Entwicklungs- und Veränderungsprozess von Organisationen und ihren Mitarbeitern, der auf Lernen aller Betroffenen durch ihre direkte Mitwirkung und praktische Erfahrung beruht, mit dem Ziel, die Leistungsfähigkeit (Effektivität) und die Qualität des Arbeitslebens (Humanität) in der Organisation zu verbessern und zu steigern (Gairing, 1999: 12). Ausgehend von dieser Definition können die Ziele und die Inhalte der Organisationsentwicklung an den im Folgenden beschriebenen Merkmalen dargestellt werden (Richter, 1994: 39, zit. nach Gairing, 1999: 13).

1. Ganzheitlicher Ansatz

Aus Sicht der OE ist eine Organisation ein offenes System, in dem die Umwelt, die Ziele und die Strukturen sowie das Verhalten und die Kommunikation der Organisationsmitglieder zusammenhängen und voneinander abhängig sind und diese Zusammenhänge aus der Perspektive des Systemdenkens betrachtet werden. Die Organisationsentwicklung wendet die Erkenntnisse aus verschiedenen sozialwissenschaftlichen Disziplinen an, betont das Erfahrungslernen, orientiert sich am humanistischen Menschenbild und arbeitet interdisziplinär, um den ganzheitlichen Ansatz in den Veränderungsprozess zu integrieren. Dabei ist Organisationsentwicklung ein umfassender, organisationsübergreifender, geplanter, gelenkter, systematischer und kontinuierlicher Prozess, der auf die konkreten aktuellen und zukünftigen Probleme der täglichen Zusammenarbeit und der gemeinsamen Zukunft einer Organisation zentriert ist, diese mit bestimmten Methoden zu lösen sucht und damit zur Veränderung der Kultur, der Systeme und des Verhaltens der Organisationsmitglieder beiträgt.

2. Doppelte Zielsetzung

Die Organisationsentwicklung verfolgt zwei gleichrangige und voneinander abhängige Ziele, mit denen die Problemlösungs- und Erneuerungsprozesse sowie unternehmerisches Denken und Handeln gefördert werden sollen und durch die eine Aktualisierung, Aktivierung und Erneuerung der Organisation mit technischen und menschlichen Ressourcen erfolgen kann, um eine Professionalisierung der Arbeit mit gesellschaftspolitischen Entwicklungen in Einklang zu bringen. Die beiden Ziele beziehen sich konkret auf:

1. die Verbesserung der Effektivität und die Steigerung der Effizienz einer Organisation, um Flexibilität, Veränderungs- und Innovationsbereitschaft zu erreichen
2. die Verbesserung der Qualität des Arbeitsplatzes und der Lebensqualität innerhalb der Organisation durch eine Humanisierung der Arbeitswelt, um mehr Raum für Persönlichkeitsentwicklung und Selbstverwirklichung zu schaffen.

Der OE-Prozess wird von den Betroffenen getragen, das heißt, die Betroffenen werden zu Beteiligten gemacht. Dadurch werden im Rahmen des OE-Prozesses die «human ressources» der beteiligten Organisationsmitglieder mobilisiert, indem versucht wird, das in den Mitarbeitern liegende Potenzial zu erkennen und für Problemlösungen, Erneuerungen und Veränderungen auf der Grundlage offener Information und aktiver Mitwirkung nutzbar zu machen. Die Träger von OE-Prozessen sind echte organisatorische Einheiten (Abteilungen, Teams, Werk etc.) am Arbeitsplatz oder im Betrieb, wobei die Veränderungen beziehungsweise die Anpassung auf der Basis des Wissens über die Gestaltung von Lernprozessen erfolgt, indem die Organisationsmitglieder (kollektives Wissen) und die Organisation selbst (Organisationswissen) lernen.

3. Betroffene werden zu Beteiligten

Die Organisationsentwicklung folgt einer bestimmten Systematik, das heißt, sie unterliegt einem systematischen Prozess, der sich in einzelnen Schritten – Analyse, Planung, Durchführung und Auswertung – vollzieht, die sich an die Phasen des klassischen Managementkreislaufs anlehnen. In den gemeinsamen Lern- und Entwicklungsprozessen der OE erhalten die beteiligten Mitarbeiter durch eine Verbesserung der Kommunikation, durch das Einleiten von Teamarbeit, durch das Schaffen von Lernsituationen und durch die Erweiterung von Handlungsspielräumen die direkte Einflussnahme auf den Inhalt, die Gestaltung und den Verlauf von Organisationsentwicklungsprozessen oder -projekten. In den einzelnen Prozessschritten können unterschiedliche Methoden und Techniken für die Vorgehensweise genutzt werden, zum Beispiel Methoden der qualitativen und quantitativen Diagnostik für die Analyse und Methoden der Evaluation für die Auswertung. In dem gesamten Prozess der OE kommen die Methoden der Intervention wie Teamentwicklung, Intergruppentraining, Persönlichkeitsentwicklung, aber auch Problemlösungs- und Konfliktlösungsmodelle zur Anwendung.

4. Prozessorientiertes Vorgehen

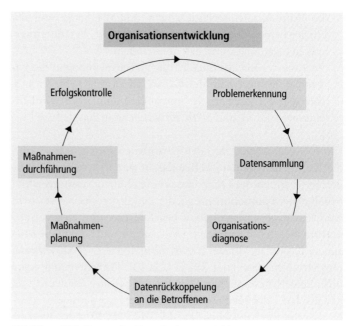

Abbildung IV-1: Prozess der Organisationsentwicklung

<small>5. Diagnose als Ausgangspunkt von Veränderungszyklen</small>

Jeder Maßnahmen- bzw. Projektplanung im Rahmen der Organisationsentwicklung geht eine eingehende, gemeinsame Problemerkennung, -definition und -analyse voraus. Die Diagnose hat in der OE einen besonderen Stellenwert, da sie nicht nur einmal erstellt wird, sondern entsprechend des zyklischen Phasenmodells, das einen längerfristigen Entwicklungsprozess impliziert, sowohl den Ausgangs- als auch den Endpunkt jeder Veränderung bildet. Im Einzelnen umfasst das zyklische Phasenmodell die Schritte der Problemerkennung, der Datensammlung, der Organisationsdiagnose, der Datenrückkopplung an die Betroffenen, der Maßnahmeplanung, der Maßnahmedurchführung sowie der Erfolgskontrolle (vgl. **Abb. IV-1**).

<small>Mediation kann in den OE-Prozess einbezogen werden</small>

Betrachtet man den in Kapitel II dargestellten Phasenverlauf der Mediation sowie die zu Grunde gelegten Prinzipien, den theoretischen Hintergrund und die handlungsleitenden Konzepte, wird deutlich, dass die erfolgreiche Anwendung der Mediation unter Umständen einer Struktur- und Kulturveränderung in den Organisationen bedarf. Im Rahmen von OE ist es möglich, Lern- und Entwicklungsprozesse auf der individuellen und organisatorischen Ebene in Gang zu setzen, die neue

Wege der Konfliktlösung begünstigen. Mediation könnte dabei als ein spezifisches Projekt innerhalb der OE-Maßnahmen gegründet werden, um durch ein prozessorientiertes Vorgehen die entsprechenden strukturellen und personellen Voraussetzungen zu schaffen bzw. zu verändern. Im späteren Verlauf besteht durch die Kontinuität der OE-Prozesse dann die Möglichkeit, Mediation dauerhaft als Problemlösungsmodell in das Konfliktmanagement zu integrieren.

Die ganzheitliche Betrachtung der Veränderungsprozesse, die Menschen in unterschiedlichen Organisationen unter verschiedenen Bedingungen betreffen, schließt auch das Lernen von und in Organisationen mit ein. Chris Argyris, ein wichtiger Vertreter der amerikanischen OE-Szene und Schüler von Kurt Lewin, hat das Organisationslernen untersucht und damit auch den Weg zur Entstehung des Ansatzes der lernenden Organisation geebnet. Dieser Ansatz beschäftigt sich mit der Schaffung von Strukturen, die die Lernfähigkeit und die Kompetenzentwicklung der Mitarbeiter in einer Institution fördern. Im Mittelpunkt der Betrachtung stehen das organisationale Lernen einer Organisation und ihre Fähigkeiten, sich das Wissen anzueignen und es weiterzuentwickeln. Dazu werden die Lern- und Entwicklungsprozesse untersucht, die den Umgang mit Informationen, Wissen, Erkenntnissen, Know-how, Verfahren oder Praktiken in einer Organisation beschreiben (Argyris/Schön, 1999: 9). Im Vergleich zu der traditionellen OE handelt es sich bei dem Ansatz der lernenden Organisation nicht in erster Linie um einen geplanten, gelenkten und systematischen Prozess, der sich auf konkrete Probleme bezieht. Es geht eher darum, Lern- und Entwicklungsbedingungen auf der individuellen und kollektiven Ebene so zu gestalten, dass dadurch auf der einen Seite die Selbstverwirklichung und die Selbstorganisation des Einzelnen ermöglicht wird, auf der anderen Seite gleichzeitig eine responsive Organisation mit Strukturen entsteht, die die Lernfähigkeit und die Kompetenzentwicklung der Mitarbeiter fördern.

Lernen von und in Organisationen

In Anbetracht des komplexen und dynamischen Wandels der gesellschaftspolitischen Bedingungen, vor allem der Entwicklung der Dienstleistungs-, Wissens- und Informationsgesellschaft, der Ökonomisierung und der Globalisierung, wird dem Lernen im Rahmen der Organisationsentwicklung und dem Ansatz der lernenden Organisation seit einigen Jahren eine

Ansatz der lernenden Organisation nach Peter Senge

zentrale Rolle zugemessen (Gairing, 1999: 14). Peter M. Senge, ein amerikanischer OE-Forscher, OE-Berater und Direktor des «System Thinking and Organizational Learning»-Programms an der Sloan School of Management am MIT Boston, greift in seinem Buch «Die Fünfte Disziplin – Kunst und Praxis der lernenden Organisation» (Senge, 2001) die Notwendigkeit der Entwicklung einer lernfähigen und lernenden Organisation auf. Dabei sieht Senge den wichtigsten Hebel für organisationales Lernen im Individuum. Damit wird das Individuum, der einzelne Mitarbeiter, in einer Institution zum zentralen Ausgangspunkt für organisationale Lernprozesse, was bedeutet, dass ohne individuelles Lernen kein organisationales Lernen stattfinden kann (Senge, 2001: 171). Das individuelle Lernen führt, je nach Gestaltung der Rahmenbedingungen, zu einer konkreten Verhaltensänderung oder einer Erweiterung des Verhaltensrepertoires des Einzelnen. Auf diese Weise werden aus der individuellen Ebene heraus Lernimpulse auf das organisationale Lernen und das organisationale Handeln übertragen. Aus der Summe der einzelnen Lernprozesse ergeben sich ein Lernfortschritt und ein Entwicklungsprozess für die gesamte Organisation, die ausdrücken, «dass Erfahrungen ständig überprüft werden und in ein allgemein zugängliches Wissen übertragen werden, was für den Hauptzweck der Organisation relevant ist» (Senge, 1999: 55, zit. nach Müller, 2001: 135). Demzufolge handelt es sich beim Lernen von Organisationen immer auch um das Lernen der Individuen und das Lernen der Organisation als Gesamtsystem, in welchem das Lernen der Mitglieder und das Lernen der Organisation sich gegenseitig unterstützen.

Systemdenken und Systemtheorie

Senge führt den Ansatz der lernenden Organisation auf die Systemtheorie und das Systemdenken zurück. Die Systemtheorie und der Begriff «System», bezogen auf Organisationen und ihre Mitarbeiter, sind auch Bestandteile des theoretischen Rahmenkonzepts der Mediation und wurden bereits in Kapitel II ausführlich erläutert. Das Systemdenken bezeichnet Senge als grundlegende, konzeptionelle Fähigkeiten, «die notwendig sind, damit man nicht einfach nur lineare Ursache-Wirkungs-Beziehungen wahrnimmt, sondern Feedbackschleifen erkennt und begreift. Es umfasst ferner ein Verständnis für bestimmte Verzögerungen, die dazu führen, dass man das Richtige tut, die positiven Folgen jedoch einige Zeit auf sich warten lassen» (Senge, 2001: 494). Durch das Denken in Zusammenhängen können Ganzheiten und Strukturen von komplexen Situationen erkannt werden. Diese Sichtweise ermöglicht es, die Wechselbeziehungen zwischen Systemen und Elementen, zwischen Organisationen und Umwelt, zwischen Organisationen und ihren Mitgliedern sowie zwischen den Organisationsmitgliedern untereinander nicht nur in linearen Ursache-Wirkungs-Mechanismen zu sehen, sondern auch die vielfältigen Wechselwirkungen und allmählichen Veränderungsprozesse statt oberflächlicher Momentaufnahmen wahrzunehmen (Senge, 2001: 88). Das Denken in Systemen würde unter anderem bei der Erarbeitung der Problem- und Konfliktlösungen in der Mediation die Grundlage für die benötigte Bereitschaft zur Auseinandersetzung mit sich selbst und den anderen bilden, um auch die Zusammenhänge und eventuellen Wechselbeziehungen bei der Ursachenfindung und Konfliktbewältigung zu erkennen.

Das Systemdenken führt Senge in seinem Buch als die fünfte Disziplin an, die den Grundstein für die Weltanschauung einer lernenden Organisation bildet (Senge, 2001: 89). Durch die Disziplin «Systemdenken» werden die anderen vier Grunddisziplinen «Personal Mastery», «Mentale Modelle», «Gemeinsame Vision» und «Team-Lernen» transformiert und bekommen auf das Organisationssystem bezogen einen neuen Sinn (Willke, 1999: 180). Das Systemdenken macht dabei den subtilsten Aspekt einer lernenden Organisation deutlich – nämlich, dass Menschen sich selbst und ihre Welt mit anderen Augen sehen (Senge, 2001: 22). Um jedoch zu dieser Sichtweise zu gelangen, bedarf es der Erkenntnis und der Anwendung der anderen vier Disziplinen:

Die fünf Grunddisziplinen einer lernenden Organisation

1. Die Disziplin «Personal Mastery» fördert bei den Einzelnen die Fähigkeit zur Offenheit und ist notwendig, damit jeder die Fehler in seiner gegenwärtigen Realitätswahrnehmung aufdecken kann.
2. Die Disziplin der «Mentalen Modelle» lässt jeden immer wieder aufs Neue erforschen, wie seine Handlungen seine Welt beeinflussen.
3. Die Disziplin «Gemeinsame Vision» fördert das langfristige Engagement jedes Einzelnen und der Organisationsmitglieder insgesamt.
4. Die Disziplin «Team-Lernen» trägt dazu bei, dass die Menschen in Gruppen für das größere Bild sensibilisiert werden, das sich hinter den Einzelperspektiven verbirgt.

Merkmale und Gestaltungskriterien einer lernenden Organisation

Für den Aufbau einer lernenden Organisation ist die Einsicht von entscheidender Bedeutung, dass sich die fünf Disziplinen wechselseitig beeinflussen und sich als Ganzes weiterentwickeln. Das ermöglicht, ganzheitliche Zusammenhänge zu erkennen, die sich in bestimmten Situationen, in einer spezifischen Umwelt und durch unterschiedliche Einflüsse für eine Organisation ergeben (Willke, 1999: 180).

Eine lernende Organisation zeichnet sich dadurch aus, dass die Beteiligten bewusst und gemeinsam über ihr Selbstkonzept, ihr Handeln und die dadurch erzielten Ergebnisse nachdenken und diese hinterfragen. Dabei können Ideen für Veränderungen entwickelt und diese in Strukturen, Prozesse und Maßnahmen einer Organisation umgesetzt werden. Durch Erkennen, Schaffen und Verändern zunächst der eigenen und dann der gemeinsamen Realität entwickelt sich sowohl bei dem Einzelnen als auch in den Teams die Fähigkeit, den Veränderungsbedarf zu erfassen, und die Kompetenz, Veränderungen strategisch zu verwirklichen. Wenn die Mitarbeiter, die Teams und die Führungskräfte in einer Organisation die Möglichkeit haben, ihre Aktivitäten offen in Frage zu stellen und kritisch zu reflektieren, um zu ermitteln, wie sie andere oder bessere Ergebnisse erzielen können, setzt genau an diesem Punkt der gemeinsame Lernprozess ein. Dadurch bekommt das Lernen einen neuen Stellenwert für die Organisationsmitglieder, denn es findet nicht mehr nur in abgegrenzten Schulungsstätten statt, sondern es weitet sich aus, weil durch das gemeinsame Hinterfragen und Reflektieren permanent «on the job» gelernt wird (Strikker, 1998: 175 f.). Die Erschließung des Lernpotenzials auf der individuellen, kollektiven und organisationalen Ebene führt zur Verbreitung von Wissen in einer Institution. Durch die Verfügbarkeit von Wissen und die Erweiterung des Erfahrungshorizontes können die Mitarbeiter ihre Handlungs- und Problemlösungsfähigkeit ausbauen, was ihnen zum Beispiel den Umgang mit komplexen Situationen, aber auch mit neuen Konzepten, Verfahren oder Projekten erleichtert.

Um eine lernende Organisation aufzubauen, bedarf es der Etablierung organisationaler Strukturen und Abläufe, die die Lernfähigkeit der Mitarbeiter fördern, die Prozesse des Wissensmanagements ermöglichen und die Organisationsmitglieder befähigen, ihre Erkenntnisse in Handlungen umzusetzen. In diesem Zusammenhang sind der Abbau starrer Hierarchiestrukturen, ein kooperativer Führungsstil und die Dezentralisierung der Verantwortung für die offene Austragung von Konflikten und Problemen im Rahmen der Mediation besonders förderlich. Darüber hinaus begünstigen solche Organisationsstrukturen die Kreativität und die Entstehung neuer Ideen und weiten die Entscheidungskompetenz der Mitarbeiter aus.

Von Seiten der Führung ist es dabei erforderlich, dass sie neben kooperativem Führungsstil auch die Bereitschaft entwickelt, Macht und Verantwortung abzugeben, das Prinzip der Eigenverantwortung unterstützt und die Prozesse der Selbstorganisation zulässt. Auf der anderen Seite sollten die Mitarbeiter bereit sein, Verantwortung zu übernehmen, ein grundsätzliches Interesse am Lernen entwickeln und offen für neue Erfahrungen und die Anwendung neuen Wissens in der Praxis sein.

In **Tabelle IV-1** sind mittels ausgesuchter Gestaltungskriterien der Organisations- und Personalentwicklung (OE und PE) die

Tabelle IV-1: Merkmale der lernenden Organisation (in Anlehnung an von Saldern, 1998)

Gestaltungskriterien	Merkmale der lernenden Organisation
Lokalisation der Verantwortung (OE)	• Dezentralisierung der Verantwortung • Selbstkontrolle in Teams auf der operativen Ebene • Offenheit und Transparenz
Vorgesetztenrolle (OE)	• kooperativer Führungsstil • Führungskräfte als Designer, Trainer, Coaches • Beratung zur Selbststeuerung • Erfolgskontrolle und Feed-back
Arbeitsplatzgestaltung (OE u. PE)	• integrierte Aufgabenbereiche in dezentralen Netzwerken und Arbeitsgruppen • freie Gestaltungsräume • Kreativität und Innovation
Merkmale der Arbeit (OE und PE)	• Ganzheitlichkeit, Anforderungsvielfalt, Kooperation, Interdisziplinarität, Autonomie, kontinuierliches Lernen
Wissensmanagement (PE)	• Aufbau einer organisationalen Wissensbasis durch gezielte und bedarfsorientierte Wissensgenerierung, Wissensverteilung und Wissensanwendung
Lernprozesse (PE)	• individuelles und kollektives Lernen • Erfahrungslernen, kontinuierliches Lernen
Berufliche Kompetenzentwicklung (PE)	• individuelle Kompetenzerweiterung • fachübergreifende Qualifikationen durch job rotation, job enlargement, job enrichment
Mitarbeitermotivation (PE)	• berufliche Identität, Selbstverantwortung, Selbstorganisation

OE = Organisationsentwicklung; PE = Personalentwicklung

Merkmale einer lernenden Organisation zusammengefasst. Anhand der Kriterien werden Schwerpunkte in Organisationsstrukturen aufgezeigt, die zum Beispiel im Rahmen des OE-Prozesses in einer Institution, die sich auf dem Weg zu einer lernenden Organisation befindet, verändert beziehungsweise aufgebaut werden sollten.

Mediation in lernenden Organisationen

Der Mediationsprozess ist, wie bereits in Kapitel II erwähnt, auch ein Lernprozess für alle Beteiligten untereinander und auch für den Einzelnen. Der Ansatz der lernenden Organisation nach Peter M. Senge bietet hierfür nicht nur die notwendigen institutionellen Voraussetzungen, sondern befähigt auch die Führungskräfte und die Mitarbeiter, sich mit fest verwurzelten Annahmen und Strukturen auseinander zu setzen. Diese können hinterfragt, überprüft und aus einer Perspektive betrachtet werden, die es allen Beteiligten ermöglicht, Ganzheiten, Zusammenhänge, Wechselbeziehungen und Veränderungsmuster zu erkennen. Dafür, aber auch für die spätere erfolgreiche Anwendung eines systematischen Konfliktmanagements benötigen sowohl Führungskräfte als auch Mitarbeiter Kompetenzen, die nachfolgend anhand der fünf Kerndisziplinen nach Senge beschrieben werden.

2. Kompetenzentwicklung als Voraussetzung für ein systematisches Konfliktmanagement

Damit die Mediation sich zu einem dauerhaften und erfolgreichen Baustein des Konfliktmanagements entfalten kann, bedarf es von Seiten der Beteiligten auf der individuellen und kollektiven Ebene sowie von Seiten der Institution auf der organisationalen Ebene unterschiedlicher Kompetenzen. Dazu gehören unter anderem Fähigkeiten, die die Selbstwahrnehmung, den offenen Dialog, die Teamarbeit und die Konsensfähigkeit sowie die Integration der Lernprozesse und die Erweiterung des organisationalen Lernens fördern. In diesem Zusammenhang können die fünf Disziplinen nach Senge – Personal Mastery, Mentale Modelle, Gemeinsame Vision, Team-Lernen und Systemdenken – die Grundlage für die Kompetenzentwicklung bilden. Sie bieten einerseits eine sinnvolle Ergänzung zu der vorangegangenen Beschreibung einer lernenden Organisation, denn jede dieser Disziplinen leistet einen wichtigen Beitrag für ihren Aufbau, gleichzeitig kann anhand der Disziplinen dargestellt werden, welche Fähigkeiten auf der individuellen, kollektiven und organisationalen Ebene zu entwickeln sind, damit sich neue Lernprozesse in einer Institution entfalten können.

Die fünf Disziplinen als Grundlage der Kompetenzentwicklung

Senge versteht unter dem Begriff Disziplin «eine grundlegende Theorie und Methodik, die man lernen und beherrschen muss, um sie in die Praxis umsetzen zu können. Eine Disziplin ist ein Entwicklungsweg, auf dem man bestimmte Fähigkeiten und Kompetenzen erwirbt» (Senge, 2001: 20). Vor diesem Hintergrund nimmt auch der Lernprozess einen anderen Stellenwert ein, denn eine Disziplin zu beherrschen und auszuüben bedeutet, dass man sich in einem kontinuierlichen, lebenslangen Prozess befindet.

Jede der fünf Disziplinen umfasst drei unterschiedliche Ebenen (Senge, 2001: 449 ff.):

1. Essenzen: Die Essenzen sind die Seinsweisen, zu denen der Einzelne oder eine Gruppe gelangt, wenn er oder sie die Disziplinen meisterhaft beherrscht.
2. Prinzipien: Die Prinzipien sind Leitgedanken und Einsichten, die hinter den Techniken der einzelnen Disziplinen stehen.
3. Techniken: Die Techniken sind konkrete Aktivitäten, die von Einzelnen oder von einer Gruppe fokussiert werden, wenn sie eine Disziplin ausüben.

Im Folgenden werden die fünf Kerndisziplinen hauptsächlich auf den Ebenen der Prinzipien und der Techniken charakterisiert, wobei jeweils die Bedeutung der einzelnen Disziplin für die Kompetenzentwicklung auf der individuellen, kollektiven und organisationalen Ebene erläutert wird.

Im Anschluss an die inhaltliche Darstellung erfolgt eine tabellarische Zusammenfassung der wichtigsten Aspekte der jeweiligen Disziplin.

2.1 Personal Mastery

1. Disziplin: Personal Mastery

Die erste Disziplin «Personal Mastery» und die zweite Disziplin «Mentale Modelle» beschreiben die Fähigkeiten, die jeder Mitarbeiter zunächst für sich erkennen und ausüben sollte. Personal Mastery ist die Disziplin der Selbstführung und Persönlichkeitsentwicklung. Sie fordert von dem Einzelnen, «dass man seine persönliche Vision kontinuierlich klärt und vertieft», denn die Summe der Visionen aller Organisationsmitglieder bildet die geistige Grundlage einer Organisation (vgl. Senge, 2001: 16). Die Vision (was jemand will) und die gegenwärtige Realität (wo jemand ist, gemessen an dem, was jemand will) stehen parallel zueinander, wodurch «kreative Spannung» erzeugt wird. Die bewusste Wahrnehmung der kreativen Spannung löst Kraft und Energien aus für Aktivitäten, die Realität und Vision in Einklang bringen. Indem eine Person lernt, die kreative Spannung zu schaffen und zu erhalten, erweitert sie die Fähigkeit, die Ergebnisse zu erreichen, die sie wirklich angestrebt hat. Demzufolge werden durch Klärung der persönlichen Vision und Erfassung der aktuellen Situation bei den Mitarbeitern echtes Engagement und die Bereitschaft zum individuellen Ler-

Tabelle IV-2: Die 1. Disziplin: Personal Mastery (in Anlehnung an Senge, 2001, und Müller, 2001)

Prinzipien	Techniken	Kompetenzen auf unterschiedlichen Ebenen:		
		individuell	kollektiv	organisational
• Vision • kreative vs. emotionale Spannung	• Reflexionstechniken zum Aufbau und zur Klärung der persönlichen Vision • Halten der kreativen Spannung	• persönliche Zielbildung und Zieldefinierung • Realitätswahrnehmung • persönliche konsequente Zielrealisation		• Erhöhung der organisationalen Lernfähigkeit • Erweiterung des organisationalen Lernens

nen geweckt, was wiederum die Lernfähigkeit der gesamten Organisation erhöht (vgl. Senge, 2001: 210).

Durch Anwendung von Personal Mastery wird Wahrheit über sich selbst, aber auch über die Organisation zu Tage gebracht. Das fördert ein offenes Arbeitsklima, in dem mit Visionen und Emotionen der Mitarbeiter respektvoll umgegangen wird, in dem die Verpflichtung zur Wahrheit die Norm ist und in dem das «Hinterfragen» und «Infragestellen» des Status quo erwartet wird (vgl. Senge, 2001: 211). In diesem Rahmen kann Mediation als Instrument des Konfliktmanagements auf einen offenen und ehrlichen Umgang mit Problemen und Konfliktsituationen aufbauen und das Lernpotenzial und das Engagement sowohl des Einzelnen wie der gesamten Organisation nutzen (vgl. auch Tab. IV-2).

2.2 Mentale Modelle

Die zweite Disziplin bezieht sich auf die mentalen Modelle. Diese Disziplin beinhaltet die erkenntnistheoretische Grundposition des Konstruktivismus, die besagt, dass die Menschen die Welt durch ihre mentalen Modelle betrachten und diese immer unvollständig sind (vgl. Senge, 2001: 226). Durch die eigene Interpretation der Realität entstehen im Laufe des Lebens «tief verwurzelte Annahmen, Verallgemeinerungen, Bilder und Symbole, die großen Einfluss darauf haben, wie wir die Welt wahrnehmen und wie wir handeln» (Senge, 2001: 17). Das sind die mentalen Modelle, deren Vorhandensein, Einfluss und Auswirkungen auf unser Denken und Handeln uns häufig nicht bewusst ist. Sie führen oft dazu, dass wir nicht das aussprechen, was wir denken, und dass wir uns anders verhalten, als wir es eigentlich wünschen.

2. Disziplin: Mentale Modelle

Bewusstmachen und Hinterfragen von Denkmustern

Die verinnerlichten Denkmuster und vertrauten Handlungsweisen sind in jeder Organisation und dort in jedem Team und bei jedem Einzelnen vorhanden. Die Disziplin der mentalen Modelle fördert auf der individuellen und kollektiven Ebene die Fähigkeit der Bewusstmachung und des Hinterfragens von Denkmustern, Bildern, Vorurteilen und auch ganz normaler Alltagsbeziehungen und Verhaltensweisen. Durch Reflexions- und Erkundungsfähigkeiten können die mentalen Modelle an die Oberfläche gebracht, überprüft und dann gegebenenfalls korrigiert werden. Mit Reflexionsfähigkeit ist gemeint, dass die Denkprozesse verlangsamt werden, damit man erkennen kann, wie man zu seinen mentalen Modellen kommt und wie sie das Handeln beeinflussen. Dazu müssen «Abstraktionssprünge» erkannt werden (Senge, 2001: 235 ff.). Abstraktionssprünge entstehen, wenn direkte Beobachtungen (konkrete Daten) ohne weitere Prüfungen verallgemeinert werden. Diese Annahmen werden dann als Tatsachen betrachtet, weil zwischen der direkten Beobachtung und den daraus abgeleiteten Schlussfolgerungen nicht unterschieden wird. Um Abstraktionssprünge zu erkennen, müssen die Verallgemeinerungen hinterfragt und von den Daten, die dazu geführt haben, getrennt werden. Man geht also von einer angenommenen Tatsache die «Abstraktionsleiter» herunter, bis man bei den beobachtbaren Daten ankommt, die zur der Verallgemeinerung geführt haben, und dann kann eine Annahme daraufhin überprüft werden, ob sie falsch oder irreführend war. Dadurch wird es möglich, Annahmen bewusst zu korrigieren, weil die persönlichen Überzeugungen bei der nächsten Beobachtung wieder die Datenauswahl beeinflussen.

Erkundungsfähigkeiten

Erkundungsfähigkeiten beziehen sich darauf, wie sich Menschen in direkten Gesprächen oder in Konfliktsituationen verhalten. Wenn zum Beispiel in einer Konfliktsituation die Beteiligten nicht nur für ihren eigenen Standpunkt immer stärker plädieren, sondern durch Hinterfragen erkunden, was die andere Partei zu ihrer Haltung veranlasst, kann dadurch ein Gleichgewicht zwischen Erkunden und Plädieren hergestellt werden. Das fördert lernintensive Gespräche, in denen die Beteiligten einerseits klar zum Ausdruck bringen, was sie denken, in denen sie andererseits aber auch ihr Denken für die Ansichten und Standpunkte anderer öffnen mit dem Ziel, nicht länger die eigene Lösung durchzusetzen, sondern gemeinsam die beste Lösung zu finden. Darüber hinaus wird in Gesprächen, in denen ein Gleichgewicht zwischen eigenem Behaupten und Nachfragen vorhanden ist, auf der kollektiven Ebene am produktivsten gelernt, denn durch gegenseitigen Austausch können zum Beispiel neue Lösungs- und Handlungsansätze entwickelt werden. Erkundungsfähigkeiten sind Kompetenzen, die für das Konfliktmanagement die Basis für interdisziplinäres und kooperatives Arbeiten bilden und die hierarchieübergreifend bei allen Mitarbeitern gefördert werden sollten.

Das Erkennen der Unterschiede zwischen dem, was man sagt (verlautbarte Theorie), und dem, wonach man handelt (praktizierte Theorie), führt zu einem Lernprozess, der es dem Einzelnen, aber auch dem Team ermöglicht, Einsichten zu klären und eigenes Handeln zu verändern. Wenn in einer Institution zum Beispiel Offenheit beim Umgang mit Problemen und Konflikten erwünscht ist, jedoch den Mitarbeitern hierfür kein notwendiger Rahmen und keine Methodik zur Verfügung gestellt wird, entsteht eine Lücke zwischen der Vision und der Realität, wie das Konfliktmanagement geführt werden soll. Das Wahrnehmen der Lücke kann zur Revision des angestrebten und zur Veränderung des tatsächlich ausgeübten Konfliktmanagements führen.

Ohne die bewusste Wahrnehmung der mentalen Modelle ist keine Veränderung möglich, und ohne Veränderung kann kein Wandel stattfinden. Hinter dem Motto «Das haben wir schon immer so gemacht!» stehen sehr oft die in einer Organisation vorherrschenden Annahmen sowie gewohnte Handlungsweisen und Routineverhalten. Durch die Disziplin der mentalen Modelle können diese revidiert werden, wodurch sich die Chance ergibt, dass neue Konzepte, Einsichten und Innovationen von den Mitarbeitern angenommen und in der Praxis umgesetzt werden.

Bewusstes Wahrnehmen ermöglicht Veränderung

Um die Disziplin der mentalen Modelle in allen Bereichen einer Institution anzuwenden, müssen – angefangen auf der Führungsebene – die grundlegenden Annahmen, die Handlungs- und Verhaltensweisen überprüft werden, denn dadurch können diese Fähigkeiten hierarchieübergreifend und organisationsweit auf allen Ebenen gefördert werden (Senge, 2001: 228). Im Rahmen der Organisationsentwicklung kann die traditionelle Planung zu einem Lernprozess umfunktioniert werden, indem durch Übungen an Szenarien oder durch Simulationstechniken die mentalen Modelle aufgedeckt, getestet und verbessert werden. Dadurch können Führungskräfte und Teams mentale Modelle entwickeln, die sie befähigen, längerfristige Veränderungsmuster und die ihnen zu Grunde liegenden Strukturen zu erkennen (vgl. Senge, 2001: 250). Wenn der Umgang

Tabelle IV-3: Die 2. Disziplin: Mentale Modelle (in Anlehnung an Senge, 2001, und Müller, 2001)

Prinzipien	Techniken	Kompetenzen auf unterschiedlichen Ebenen:		
		individuell	kollektiv	organisational
• Abstraktionsleiter • Gleichgewicht von Erforschen und Plädieren • verlautbarte vs. praktizierte Theorie	• Bewusstseinsübungen zum Ent- und Aufdecken der unausgesprochenen Annahmen • Simulationstechniken	• Reflexions- und Erkundungsfertigkeiten zum Ent- und Aufdecken eigener mentaler Modelle	• Reflexions- und Erkundungsfertigkeiten zum Ent- und Aufdecken kollektiver mentaler Modelle	• Wandel und Veränderung • Innovationen • neue Konzepte

mit Problemen und Konfliktsituationen in einer Organisation nicht nur auf mentalen Modellen basiert, die durch Ursache-Wirkungs-Mechanismen gekennzeichnet sind, kann sich in dieser Institution ein systematisches Konfliktmanagement auf der Grundlage gemeinsamer Erkenntnisse über Wechselbeziehungen und Veränderungsmuster entwickeln (vgl. auch **Tab. IV-3**).

2.3 Gemeinsame Vision

3. Disziplin: Gemeinsame Vision

Die dritte Disziplin, die «Gemeinsame Vision», und die vierte Disziplin, das «Team-Lernen», können vor allem für die Kompetenzentwicklung der Mitarbeiter auf der kollektiven Ebene eingesetzt werden. Eine gemeinsame Vision zu entwickeln und aufrechtzuerhalten, ist das Ziel aller Organisationen. Diese Disziplin fördert auf der kollektiven und organisationalen Ebene die Fähigkeit, gemeinsame Zukunftsbilder zu erschaffen, die bei den Mitarbeitern nicht nur auf Einwilligung stoßen, sondern ihr echtes Engagement und Teilnehmerschaft gewinnen (vgl. Senge, 2001: 18).

In der gemeinsamen Vision einer Organisation kann sich auch der Umgang mit Problemen und Konfliktsituationen widerspiegeln, wenn zum Beispiel in dem Leitbild der Institution ein offenes und ehrliches Arbeitsklima als Basis für die gemeinsame Zusammenarbeit und das anzustrebende Ziel festgehalten ist. Eine gemeinsame Vision kann aber nur dann umgesetzt und verwirklicht werden, wenn sich mit ihren Inhalten und Zielen alle Mitarbeiter identifizieren können. Durch die Disziplin der gemeinsamen Vision können Teilnehmerschaft und Engagement der Mitarbeiter für eine Vision gefördert werden, denn durch Klärung und Aufbau eigener Visionen und individueller

2. Kompetenzentwicklung als Voraussetzung für ein systematisches Konfliktmanagement

Ziele können sich die Mitarbeiter für die Visionen und die Ziele der Organisation einsetzen. Der Visionsentwicklungsprozess ermöglicht den Organisationsmitgliedern, offen über persönliche Visionen zu sprechen, und auf diese Weise entstehen auf der kollektiven Ebene Kommunikationsprozesse, bei denen die Beteiligten die Fähigkeit entwickeln, dem anderen aktiv zuzuhören; dadurch entsteht wiederum ein Austausch, der den Boden für eine gemeinsame Vision bildet.

Die gemeinsame Vision integriert die individuellen Sichtweisen der Einzelnen, wodurch auf der kollektiven Ebene Fähigkeiten zur Zusammenarbeit, zur gemeinsamen Zielsetzung und zur Entwicklung gemeinsamer Handlungskompetenzen gefördert werden. Das wiederum bildet auf der organisationalen Ebene die Grundlage für die Verbundenheit in einer Organisation, weil sich jeder mit seinen Fähigkeiten und in seinem Bereich für das gemeinsame Ziel einsetzt. Die Identifikation der Organisationsmitglieder mit der gemeinsamen Vision ist die treibende Kraft für den Wandel in einer Organisation, weil sie den Schwerpunkt und die Energie für das Lernen auf allen Ebenen liefert (vgl. Senge, 2001: 252). Die Erhöhung der organisationalen Lernfähigkeit, der kollektive Kommunikationsprozess und die Fähigkeit zur Umsetzung und Verwirklichung der gemeinsamen Ziele sind für die Integration der Mediation als Konfliktlösungsverfahren bedeutende Voraussetzungen, denn damit stoßen auch die in diesem Rahmen angewandten Handlungsmodelle bei den Mitarbeitern auf Akzeptanz und Resonanz (vgl. auch Tab. IV-4).

Was leistet die gemeinsame Vision für die Organisation?

Tabelle IV-4: Die 3. Disziplin: Gemeinsame Vision (in Anlehnung an Senge, 2001 und Müller, 2001)

Prinzipien	Techniken	Kompetenzen auf unterschiedlichen Ebenen:		
		individuell	kollektiv	organisational
• gemeinsame Vision • Engagement vs. Einwilligung	• Visionsentwicklungsprozess • Erkennen gegenwärtiger Realität	• Offenlegung der persönlichen Vision • Zuhören	• Fähigkeit zur Entwicklung gemeinsamer Visionen • Fähigkeit zur Entwicklung gemeinsamer Handlungskompetenzen	• Schaffung und Aufrechterhaltung einer gemeinsamen Vision • Identifikation mit den Zielen der Organisation • Erhöhung der organisationalen Lernfähigkeit

2.4 Team-Lernen

4. Disziplin: Team-Lernen

Durch die vierte Disziplin, das Team-Lernen, werden auf der kollektiven Ebene Fähigkeiten entwickelt, die es den Teammitgliedern ermöglichen, «eigene Annahmen ‹aufzuheben› und sich auf ein echtes ‹gemeinsames Denken› einzulassen» (Senge, 2001: 19). Indem sich die Teammitglieder gegenseitig als gleichberechtigte Partner begreifen und ihre Annahmen durch Bewusstmachung ihrer mentalen Modelle aufheben, sichtbar machen und kritisch betrachten, können sie miteinander in ein Wechselspiel zwischen Dialog und Diskussion treten (vgl. Senge, 2001: 300ff.).

Dialog und Diskussion

Im Dialog können die Mitglieder ihre individuellen Meinungen offen äußern und ihre gegenseitigen Annahmen erkunden. Das Vorstellen unterschiedlicher Ansichten und Annahmen in einem Dialog ist ein Mittel, um Verständnis für komplexere Zusammenhänge zu gewinnen und um gemeinsam zu neuen Einsichten zu gelangen. In der Diskussion werden die unterschiedlichen Meinungen und Ansichten vertreten und verteidigt, und die Teammitglieder versuchen, zu einer Lösung, zu einem Ergebnis oder zu einem Handlungsbeschluss zu kommen. Durch Ausüben der Disziplin Team-Lernen erwerben die Beteiligten die Fähigkeit, zwischen Dialog und Diskussion zu wechseln. Das sind grundlegende Kompetenzen für den Mediationsprozess, denn dadurch können im Rahmen des Konfliktmanagements die Einzelnen und die Teams im gemeinsamen Austausch die Konsequenzen einer Handlung deutlicher erkennen oder die Komplexität eines Problems besser erfassen.

Wichtigkeit des Team-Lernens

Die Disziplin Team-Lernen ist für das organisationale Lernen und die organisationalen Lernprozesse von entscheidender Bedeutung, weil Teams die elementaren und wichtigsten Lerneinheiten in Organisationen bilden (vgl. Senge, 2001: 287). Das Lernpotenzial und die Leistungsfähigkeit eines Teams können einen wesentlichen Beitrag leisten, ein systematisches Konfliktmanagement dauerhaft und erfolgreich organisationsweit zu integrieren und anzuwenden, denn wenn Teams lernen, können sie durch die Gruppenintelligenz Ergebnisse erzielen, die ein Einzelner nicht erreichen würde, weil die Leistungsfähigkeit und die Intelligenz eines Teams die des Einzelnen übertreffen. Demzufolge können das Lernen eines Teams und die Leistungen eines Teams zum Vorbild für die kollektiven Lernprozesse in der gesamten Institution werden und dadurch die organisationale Wissensbasis erweitern (vgl. auch **Tab. IV-5**).

2. Kompetenzentwicklung als Voraussetzung für ein systematisches Konfliktmanagement

Tabelle IV-5: Die 4. Disziplin: Team-Lernen (in Anlehnung an Senge, 2001, und Müller, 2001)

Prinzipien	Techniken	Kompetenzen auf unterschiedlichen Ebenen:		
		individuell	kollektiv	organisational
• Verknüpfung von Dialog und Diskussion • Abwehrroutinen	• Dialog- und Diskussionsübungen zum besseren Wahrnehmen des kollektiven Denkens	• Dialog und Diskussion	• Entwicklung neuer Ansichten • Dialog und Diskussion • Erkennen der Behinderungen in Interaktionsstrukturen	• Wandel und Veränderung • Erhöhung der organisationalen Lernfähigkeit • Erweiterung der organisationalen Wissensbasis

2.5 Systemdenken

Die fünfte Disziplin, das Systemdenken, umfasst die vier anderen Disziplinen, integriert sie und begünstigt ihre Entfaltung. Die grundlegenden Gedanken dieser Disziplin beschreibt Senge als «die Gesetze der fünften Disziplin» (Senge, 2001: 75 ff.). Das sind Interventionsansätze, die den Mitarbeitern helfen, die Verhaltens- und Operationsregeln in einer Organisation zu erkennen, die Wirkungsweise der grundlegenden Strukturen wahrzunehmen, die Kausalitätskreise zwischen Ursachen und ihren Wirkungen zu verstehen und die Rückkopplungsschleifen zu begreifen. In den Interventionsansätzen spiegeln sich die drei Bausteine der Disziplin «Systemdenken» wider: verstärkendes Feed-back, ausgleichendes Feed-back und Verzögerungen (Senge, 2001: 95 ff.). Alle drei Elemente fördern die Fähigkeit, die Kausalitätskreise in den Handlungen zu erkennen und nicht nur in linearen Ursache-Wirkungs-Mechanismen zu denken, in denen in einer komplexen Situation nur einzelne Handlungen gesehen werden, aber nicht die Strukturen, die diesen Handlungen zu Grunde liegen (Senge, 2001: 99).

5. Disziplin: Systemdenken

Die Wahrnehmung der Feed-back-Prozesse ermöglicht die Erkenntnis, dass Strukturen bestimmtes Verhalten erzeugen und verursachen und dass es in Organisationen ständig wiederkehrende Strukturmuster gibt, die so genannten Systemarchetypen (Senge, 2001: 455 ff.). Das Verständnis der Systemarchetypen in einer Organisation hilft den Führungskräften und den Mitarbeitern, die Wirkungsweise ihrer Handlungen wahrzunehmen und die grundlegenden Strukturen sowie die potenziellen Hebel in diesen Strukturen besser zu sehen (Senge, 2001: 120). Dadurch können sie in ihrem Verhalten und in ihren Handlungen beziehungsweise auch in dem gesamten Organisa-

Systemarchetypen

tionsablauf Stellen und Strukturen erkennen, an denen eine kleine, gezielte Aktion zu bedeutsameren und vor allem längerfristigen Veränderungen führen würde als eine groß angelegte Maßnahme, die ständig dieselben Symptome bekämpft und nur kurzfristig zu besseren Ergebnissen führt (Senge, 2001: 143). Die Fähigkeit, zwischen Veränderungen mit starker und geringer Hebelwirkung zu unterscheiden, kann im systematischen Konfliktmanagement zu einer gezielten, effektiven und langfristigen Konfliktklärung und Lösungsfindung führen. Wenn die Organisationsmitglieder in ihren Aktivitäten die Feed-back-Prozesse erkennen, können sie besser verstehen, wie Handlungen sich wechselseitig verstärken oder kompensieren. Die Feed-back-Perspektive ermöglicht allen Mitarbeitern, zu der Erkenntnis zu gelangen, dass sie als menschliche Akteure ein Teil des Feed-back-Prozesses sind und dass alle Beteiligten für die Probleme, die von einem System erzeugt werden, verantwortlich sind (vgl. Senge, 2001: 101). Diese Erkenntnis, dass es bei Konflikten und in Problemsituationen «nicht den einen Schuldigen gibt», ist eine grundlegende Voraussetzung für eine erfolgreiche Konfliktlösung im Rahmen des Mediationsprozesses, denn durch die ganzheitliche Erfassung komplexer Problemsituationen und die systemische Betrachtung der wechselwirkenden Zusammenhänge können die Beteiligten neue Lösungsansätze und Handlungsmöglichkeiten entwickeln, die nicht ausschließlich auf bestimmten Ausschnitten der Wahrnehmung beruhen. Zu den wesentlichen Kompetenzen, die durch das Systemdenken bei den Mitarbeitern entwickelt werden können, gehört die Fähigkeit, in ganzheitlichen Zusammenhängen anstatt in Ursache-Wirkungs-Mechanismen zu denken. Dadurch bietet sich die Chance, eventuelle Widerstände, aber auch kurz- und langfristige Konsequenzen der ausgewählten Lösungs- und Handlungsansätze zu erkennen und diese in die Planung beziehungsweise Entwicklung rechtzeitig einzubeziehen, womit die Ergebnisse an Sicherheit und Langfristigkeit gewinnen (vgl. auch **Tab. IV-6**).

Durch die Anwendung der fünf Disziplinen können die Mitarbeiter einer Organisation auf der individuellen, kollektiven und organisationalen Ebene Fertigkeiten und Fähigkeiten entwickeln, lernen und mit der Zeit beherrschen, die zu einem dauerhaften, tiefen Lernzyklus in der Institution führen. Die Bereitschaft zum Lernen, die ständige Wissenserweiterung und kontinuierliche Reflexionsprozesse lassen eine Neuorientierung

Tabelle IV-6: Die 5. Disziplin: Systemdenken (in Anlehnung an Senge, 2001, und Müller, 2001)

Prinzipien	Techniken	Kompetenzen auf unterschiedlichen Ebenen:		
		individuell	kollektiv	organisational
• Struktur beeinflusst Verhalten • Verfahrenswiderstand • Hebelwirkung	• Erlernen der Systemarchetypen	• Erkennen von Ganzheiten • Erkennen und Verstehen der Detailkomplexität und der dynamischen Komplexität • Wahrnehmung von Wechselbeziehungen und Veränderungsmustern		

von Denkweisen, Handlungsmustern und Lösungsansätzen zu. Daraus entstehen neue Ansichten, Haltungen und Überzeugungen, die eine kontinuierliche Entwicklung der Organisation und der Mitarbeiter ermöglichen und damit auch dazu beitragen, dass sich neue Lernprozesse, Ansätze und Verfahren auf allen drei Ebenen entfalten und in die organisationsinternen Abläufe integriert werden können.

Die Kompetenzentwicklung der Mitarbeiter auf der Grundlage der fünf Disziplinen kann in die interne Weiterbildung aufgenommen und durch gezielte Weiterbildungsmaßnahmen gefördert werden. So können die einzelnen Fähigkeiten und Fertigkeiten auch für die Erstellung des Curriculums für Konfliktlotsen genutzt werden, das in Kapitel IV.3 ausführlicher dargestellt werden soll.

3. Rahmenkonzept zur Qualifizierung von Konfliktlotsen im Gesundheitsbereich

In den vorausgegangenen Ausführungen sind die institutionellen und personellen Voraussetzungen für die systematische Entwicklung eines betrieblichen Konfliktmanagements dargelegt worden. Ein systematisches Konfliktmanagement mindert die monetären und nichtmonetären Folgen von Konflikten wie zum Beispiel erhöhte Personalfluktuation, Zeit- und Leistungsminderungen, «innere Kündigungen» sowie psychisches und physisches Belastungserleben erheblich. Dabei ist das Grundverständnis vorausgesetzt, dass Konflikte zum (Arbeits-)Alltag gehören und ohne Konflikte keine Weiterentwicklung denkbar ist. Der konstruktive Umgang mit Konflikten kann aus dieser Perspektive als ein wichtiger Wettbewerbsfaktor angesehen werden, wobei drei wichtige Konfliktbearbeitungsebenen, nämlich Führungsentscheidungen, juristische Verfahren und das Angebot der Mediation miteinander vernetzt werden müssen.

Funktionen der Konfliktlotsen

Mediation kann neben dem Rückgriff auf externe Experten auch durch die Qualifizierung von internen Konfliktlotsen in das Konfliktmanagement integriert werden. Im Wesentlichen haben solche Konfliktlotsen drei Funktionen:

1. Konfliktberatung: Konfliktlotsen unterstützen einzelne Personen bei der Bearbeitung ihrer Konflikte.
2. Vermittlung an Dritte: Einzelne oder mehrere an einem Konflikt beteiligte Personen werden an interne oder externe Fachleute weitervermittelt; dies gilt insbesondere dann, wenn der Konflikt auf einer höheren Stufe bereits «festgefahren» ist.

3. **Konfliktmittler:** Konfliktlotsen führen auf Nachfrage von zwei oder mehreren Konfliktparteien eine Konfliktberatung auf der Grundlage des Verfahrens der Mediation durch.

Das im Folgenden darzustellende Rahmenkonzept zur Qualifizierung von Konfliktlotsen in Gesundheitseinrichtungen ist für 16 Teilnehmer konzipiert, die im Gesundheitswesen auf der mittleren Führungsebene tätig sind – beispielsweise Stations- oder Wohnbereichsleitungen. Die Teilnehmer sollten pädagogische und methodische Grundkenntnisse mitbringen und den Wunsch haben, ihre personalen, sozialen, fachlichen und methodischen Kompetenzen weiterzuentwickeln. Zeitlich erstreckt sich das Training über fünf Tage, die in zwei Blöcke aufgeteilt sind. Diese Zeitplanung erleichtert es Organisationen, ihre Mitarbeiter an dem Seminar teilnehmen zu lassen: In der Regel lassen sich Mitarbeiter leichter für zwei oder zweieinhalb Tage freistellen als für vier Tage in Folge.

Teilnehmervoraussetzungen

Der erste Seminarblock beinhaltet vorwiegend die theoretischen Grundlagen der Arbeit eines Konfliktlotsen. Den Teilnehmern wird Basiswissen über Konflikte vermittelt, und sie lernen Kommunikationsmodelle und das Verfahren der Mediation kennen. In den Erläuterungen für die ersten beiden Tage ist aus inhaltlichen Gründen immer von dem Mediator/Konfliktlotsen die Rede. Ab dem zweiten Seminarblock steht das Verfahren der Mediation und seine Umsetzung durch Konfliktlotsen im Gesundheitsbereich im Mittelpunkt, sodass dann nur noch von Konfliktlotsen die Rede ist. Die Teilnehmer lernen anhand eines Fallbeispiels den möglichen Ablauf einer Mediation zwischen Pflegenden und Ärzten kennen. Am vierten Seminartag nehmen sie in einem Planspiel selbst die Rollen von Konfliktlotsen und Konfliktbeteiligten ein, um ihr theoretisches Wissen praktisch umzusetzen. Der letzte Seminartag ist der Reflexion gewidmet – die Teilnehmer erhalten hier die Möglichkeit, ihre individuellen Erfahrungen aus dem Planspiel und auch ihre Erfahrungen in eigenen vergangenen Konflikten, die möglicherweise wieder präsent geworden sind, zu reflektieren und zu verbalisieren.

Überblick über Seminarverlauf

Die in **Tabelle IV-7** dargestellte Reihenplanung ermöglicht zunächst eine Gesamtübersicht über das Training. Entlang von zentralen Merkmalen eines Curriculums werden dann für die einzelnen Tage jeweils die übergeordneten Ziele aufgeführt, gefolgt von den Teilzielen, den Inhalten der Teilziele, dem me-

Tabelle IV-7: Reihenplanung des Trainingskonzepts (Quelle: Khodaverdi/Maurer, 2004: 10 ff.)

	1. Seminartag
Thema:	Einführung in die Grundlagen der Konfliktlösung und Vermittlung von Basiswissen zu Kommunikationsstrukturen
Motto:	«Der konstruierte Konfliktlotse»
Ziele:	Aufgaben und Hilfsmittel eines Konfliktlotsen kennen und dafür geeignete Kommunikationsmodelle nutzen
skizzierte Inhalte:	• Begrüßung und Vorstellung • Aufbau und Ziel des Gesamtseminars und des 1. Tages • Kennenlernrunde • Begriffsdefinition und Vorstellen von Konfliktlösungsmodellen • Voraussetzungen für die Arbeit eines Konfliktlotsen • Grundlagen der Moderation • Einführung in die konstruktivistische Sichtweise • Kommunikationsmodell nach Schulz von Thun • visuelle Konstruktion eines Konfliktlotsen • Evaluation und Verabschiedung
Medien:	Metaplan, Pinnwand, Moderationskoffer, Beispielgeschichte, Flipchart, Papier, Ball oder Stein, Arbeitsblätter, Laptop und Beamer
Sozialform:	Paararbeit, Einzelarbeit, Gruppenarbeit, Plenum, Trainervortrag
Methoden:	Vortrag, «intuitive Vorstellrunde», Synopse, Kippbilder, Arbeitsauftrag, «Der verleumdete Wolf», «Das ideale Bild», Feed-back-Runde
	2. Seminartag
Thema:	Konflikte und ihre Lösung durch Mediation
Motto:	«Nichts als Konflikte»
Ziele:	Merkmale von Konflikten und Phasenmodell der Mediation kennen
skizzierte Inhalte:	• Begrüßung und Rückschau • Vorstellen des 2. Seminartages • Konfliktarten • Stufenmodell der Eskalation • Phasenmodel der Mediation • Fallbeispiel • Arbeitsauftrag • Vertiefung und Wiederholung • Evaluation und Verabschiedung
Medien:	Metaplan, Pinnwand, Arbeitsblatt, Checklisten, Spielstein, Streichhölzer, Gefäß mit Wasser, Moderationskoffer, Laptop und Beamer
Sozialform:	Trainervortrag, Plenum, Gruppenarbeit, Einzelarbeit
Methoden:	Vortrag, Fallbeispiel, Reflexion, Arbeitsauftrag, «Tic Tac Toe», «Blitzlicht – Nichts anbrennen lassen»
	3. Seminartag
Thema:	Lösen eines Konflikts in sechs Phasen
Motto:	«Sechs Schritte musst du tun»
Ziele:	praktische Umsetzung des Phasenmodells kennen

3. Rahmenkonzept zur Qualifizierung von Konfliktlotsen im Gesundheitsbereich

Tabelle IV-7: *(Fortsetzung)*

skizzierte Inhalte:	• Begrüßung und Rückschau • Aufbau und Ziel des zweiten Seminarblocks und des 3. Tages • Befindlichkeitsrunde • Phasenmodell der Mediation am Fallbeispiel • Konfliktsituationen aus dem Arbeitsumfeld der Teilnehmer • Evaluation und Verabschiedung
Medien:	Moderationskoffer, Laptop und Beamer, Checklisten, Reisetasche, Folie, Overheadprojektor
Sozialform:	Trainervortrag, Plenum, Gruppenarbeit, Teilnehmervortrag, Einzelarbeit
Methoden:	Vortrag, Fallbeispiele, «Befindlichkeits-Feed-back», Reflexion, Diskussion, «Ich packe meine Reisetasche»
4. Seminartag	
Thema:	Lösen eines Konflikts in sechs Phasen am Fallbeispiel aus dem Arbeitsfeld der Teilnehmer
Motto:	«Schritt für Schritt dem Ziel ein wenig näher»
Ziele:	• die sechs Phasen der Mediation und die dazugehörigen Methoden umsetzen • Theorie-Praxis-Transfer gewährleisten
skizzierte Inhalte:	• Begrüßung und Rückschau • Vorstellen des 4. Seminartages • Fallbeispiel • Durchführung des Planspiels • Evaluation und Verabschiedung
Medien:	Laptop und Beamer, verschiedene Bonbonsorten, Behälter, Moderationskoffer, Checklisten, Metaplan, Pinnwand, Arbeitsblätter, Stoppuhr, Flipchart, 3 bis 4 Stühle mehr als Teilnehmer
Sozialform:	Trainervortrag, Gruppenarbeit, Plenum, Einzelarbeit
Methoden:	Vortrag, Reflexion, Fallbeispiele, «Bunte-Bonbon-Sammlung», Planspiel, Kommunikationstechniken, «Stimmungsbarometer», «ADI-Methode», Interessenmatrix, «Brainstorming», «Methode 635», Entscheidungsmatrix, Maßnahmenplan, «strukturierte Schlussrunde», Kontraktbildung, «Feed-back-Karussell»
5. Seminartag	
Thema:	persönlicher Umgang mit Konfliktsituationen und Austausch der Erkenntnisse
Motto:	«Der Konfliktlotse in dir erwacht»
Ziele:	Zusammenhänge der einzelnen Seminareinheiten erkennen und die neuen Erkenntnisse sichern
skizzierte Inhalte:	• Begrüßung • Vorstellen des 5. Seminartages • Reflexion des Planspiels • Stolpersteine und Alternativen • Wiederholung der Themenschwerpunkte • individuelle Ergebnisse • Vergleich • Evaluation des Gesamtseminars und Verabschiedung
Medien:	Laptop und Beamer, Moderationskoffer, Arbeitsblatt, Uhr, Metaplan, Symbole für «Töpfchen und Kröpfchen»
Sozialform:	Trainervortrag, Gruppenarbeit, Einzelarbeit, Plenum, Diskussion
Methoden:	Vortrag, Reflexion, Arbeitsauftrag, «Zeitreise», «Wie sag ich's meinem Chef/Partner?», Vergleich, «Die Guten ins Töpfchen, die Schlechten ins Kröpfchen»

thodischen Angang und schließlich dem Vorgehen in der Lernkontrolle. Die Inhalte der Teilziele fußen dabei auf den theoretischen Ausführungen des ersten und zweiten Kapitels, sodass ihr Nutzwert für ein praxisorientiertes Qualifizierungskonzept zum Konfliktlotsen an dieser Stelle deutlich wird.

3.1 Erster Seminartag

Übergeordnetes Ziel des ersten Seminartages

Die Teilnehmer kennen zum Ende dieses Seminartages die Aufgaben eines Konfliktlotsen und die nötigen Hilfsmittel für die Herbeiführung einer Konfliktlösung. Basis der Arbeit von Konfliktlotsen ist die Kenntnis geeigneter Kommunikationsmodelle. Daneben sollen die Teilnehmer Wissen über die konstruktivistische Sichtweise haben.

Teilziel 1

Die Teilnehmer erhalten eine Definition von Mediation und anderer Konfliktlösungsmodelle. Ziel ist, dass die Teilnehmer verschiedene Modelle kennen, um die Mediation von anderen Konfliktlösungsverfahren abgrenzen zu können. Gleichzeitig lernen die Teilnehmer mögliche Alternativen der Konfliktbearbeitung kennen, um im Falle eines nicht mediationstauglichen Konflikts weitere mögliche Vorgehensweisen erwägen zu können.

Inhalte zum Teilziel 1

Den Teilnehmern wird vorgestellt, dass Mediation ein außergerichtliches Konfliktlösungsverfahren ist, bei dem eine neutrale dritte Person ohne inhaltliche Entscheidungsbefugnis die Konfliktparteien darin unterstützt, in eigener Verantwortung verbindliche Lösungen zu entwickeln. Daran anschließend werden Konfliktlösungsmodelle dargestellt und ihre Unterschiede zur Mediation beschrieben:

- Gerichtsverfahren: Im Rahmen der Rechtsprechung kann ein Richter auch gegen den Willen der Konfliktparteien entscheiden und Maßnahmen durchsetzen. Das Gerichtsverfahren stellt die höchste Machtinstanz zur Konfliktbewältigung dar.
- Schiedsgericht: Die Konfliktparteien sollen zur Annahme einer verbindlichen Lösung geführt werden, was grundsätzlich mit einer Verhaltensregulierung beziehungsweise -kontrolle endet. Das Verfahren kann nur gelingen, wenn die Konfliktparteien in der Lage sind, anerkannte und zuvor erarbeitete Kriterien und Prinzipien für die inhaltliche Entscheidung anzuwenden.

- Mediation: Bei der Mediation tritt ein Vermittler hinzu. Dieser versucht, die Konfliktparteien zur gemeinsamen Arbeit an ihrem Konflikt beziehungsweise ihren Problemen zu bewegen. Der Mediator/Konfliktlotse dient als Medium, über welches die Konfliktparteien indirekt ihre Verhandlungen führen und selbstständig Lösungsmöglichkeiten erarbeiten (vgl. Altmann et al., 2001: 27).

Die Teilnehmer kennen die Voraussetzungen für die Arbeit eines Konfliktlotsen und die Verantwortlichkeiten im Mediationsprozess. Sie kennen die Grundhaltung des Konfliktlotsen im Beratergespräch und lernen somit, ihr Verhalten und ihre Vorgehensweise der jeweiligen Situation adäquat anzupassen.

<small>Teilziel 2</small>

Den Teilnehmern wird vermittelt, dass der Mediator/Konfliktlotse für seine Arbeit verschiedene Kompetenzen benötigt. Um aus seiner exponierten Stellung heraus die Konfliktparteien zielgerichtet führen und lenken zu können, muss er über eine ausgeprägte Leitungskompetenz verfügen. Dabei gibt er jedoch keine Inhalte, sondern nur die Methoden zur Konfliktlösung vor. Eine weitere Kompetenz zielt auf ein effektives Beziehungsmanagement beziehungsweise auf den Umgang mit den Emotionen anderer. Voraussetzung hierfür ist die Fähigkeit zur Selbstwahrnehmung und zum Selbstmanagement. Die Teilnehmer werden sensibilisiert, dass die Entwicklung der eigenen Persönlichkeit und ein entsprechendes Maß an Selbstreflexion die Grundlage für angstfreies Agieren im Spannungspotenzial des Konfliktlösungsprozesses schaffen.

<small>Inhalte zum Teilziel 2</small>

Weiterhin erhalten die Teilnehmer einen Überblick über das Repertoire von Moderationsmethoden, über die ein Mediator/Konfliktlotse verfügen muss und die er flexibel und adäquat in den einzelnen Phasen der Mediation einsetzen kann. Er ist in erster Linie ein Methoden- und Vermittlungsexperte und agiert unabhängig von den Konfliktparteien, ohne sich durch eine Seite in den Konflikt oder seine Lösung hineinziehen zu lassen. Die Konfliktparteien sind allein für die Inhalte verantwortlich. Dies gilt sowohl für die Informationen, die als Grundlage für das Verständnis des Konflikts und der ihm zu Grunde liegenden Interessen dienen, als auch für die Inhalte, die im Laufe des Phasenmodells der Mediation eingegeben und ausgehandelt werden. Beide Seiten – die Konfliktparteien wie der Mediator/Konfliktlotse – tragen jedoch Verantwortung für das Gelingen des Prozesses und den vertraglich festzulegenden Ausgang der Mediation.

Anforderungsprofil eines Konfliktlotsen

Nach der Darstellung der benötigten Kompetenzen erhalten die Teilnehmer einen Überblick über das Anforderungsprofil eines Mediators beziehungsweise Konfliktlotsen. Dies umfasst im Wesentlichen:

- das systemische Denken, das den Mediator/Konfliktlotsen in die Lage versetzt, wichtige soziale Beziehungen zwischen den beziehungsweise innerhalb der Konfliktparteien zu berücksichtigen. Dadurch kann er Zusammenhänge erkennen und Perspektiven eröffnen, die bei einer linearen Denkweise außer Acht bleiben würden.
- Hilfe zur Selbsthilfe zu ermöglichen, indem er als Experte für Mediation zur Verfügung steht. Er belässt die Verantwortung für die Konfliktthemen und deren Lösungsmöglichkeiten jedoch bei den Betroffenen (vgl. Budde, 2001:19f.).
- Konflikte als Chance zu sehen, wobei die zentrale Prämisse lautet, dass ohne Konflikte kein Wandel vollzogen werden kann.
- Die Fähigkeit zur Problemanalyse, mit der der Mediator/Konfliktlotse wichtige Problemursachen erforschen und damit Bedingungen erkennen kann, die bestehende Konflikte aufrechterhalten und mögliche Lösungsansätze zum Scheitern verurteilen. Der Mediator/Konfliktlotse kann so die vordergründige Konfliktbeschreibung verstehen und sieht von den Konfliktparteien nicht erkannte oder «ausgeblendete» Konfliktprozesse und -dynamiken (vgl. Haeske, 2003: 37).

Haltung im Beratungsgespräch

Auf den Kenntnissen des Kompetenz- und Anforderungsprofils aufbauend, wird im nächsten Schritt mit den Teilnehmern die Haltung in einem Beratungsgespräch erarbeitet. Die Haltung des Mediators/Konfliktlotsen im Beratergespräch orientiert sich an der klientzentrierten Gesprächsführung (entwickelt von Carl Ransom Rogers). Diese geht von einem humanistischen Menschenbild aus; ihre Prämisse ist, dass jeder Mensch im Kern positiv eingestellt ist und danach strebt, sein Potenzial voll zu entfalten. Jeder Mensch kann sich demnach optimal entwickeln, wenn er nur die Chance dazu erhält.

Bei der Beratung erhält der Klient die Möglichkeit, durch die Auseinandersetzung mit dem eigenen Selbstbild und Selbstideal sein inneres Bezugssystem zu verändern. Im Mittelpunkt steht das Individuum und nicht das Problem; das Ziel ist nicht die Lösung eines bestimmten Problems, sondern die Persönlichkeitsentwicklung, sodass das Individuum mit gegenwärtigen und zukünftigen Problemen besser umgehen kann. Die Grundhaltung des Beraters ist dabei nicht als Verhaltensmaßnahme zu verstehen, sie umfasst vielmehr «Aspekte eines zwischenmenschlichen Beziehungsangebotes» (Kriz, 1994: 203) und ermöglicht die Begegnung von Berater und Klient als Partner. Durch diese Art der Begegnung unterstützt der Berater den Klienten in seiner Entwicklung, lässt die Verantwortung dafür jedoch beim Klienten. Die Basis für das Beratungsgespräch bilden in Anlehnung an Rogers folgende Haltungen des Beraters:

- Echtheit und Kongruenz: Der Berater versteckt sich nicht hinter einer Fassade, sondern ist bereit, seine Wahrnehmung und seine Gefühle einzubringen. Hierbei entsprechen Verhalten, Gestik und Mimik des Therapeuten seiner momentanen Verfassung, er verhält sich kongruent. Die Transparenz des Therapeuten schafft Vertrauen auf Seiten des Klienten und ermutigt ihn zu mehr Ehrlichkeit und Authentizität.
- positive Wertschätzung: Der Berater akzeptiert und respektiert den Klienten. Das bedeutet nicht, dass er dessen Ansichten und Verhaltensweisen billigt, sondern vielmehr, «eine tiefe Achtung vor menschlichem Leben und seiner Vielfalt empfinden zu können, wie sie sich im individuellen Sosein des Klienten manifestiert» (Kriz, 1994: 204).
- einfühlendes Verstehen: Der Berater geht empathisch auf den Klienten ein, sodass er dessen Motive, Wünsche und Ängste nachvollziehen kann. Dies gelingt jedoch nur, wenn er keine Bewertung der Äußerungen, Verhaltensweisen oder der Person selbst vornimmt. Einfühlendes Verstehen beschreibt hierbei «einen dynamischen Prozess auf der Grundlage eines Beziehungsangebotes» (Kriz, 1994: 206). Voraussetzung für diesen Prozess sind kontinuierliche Rückmeldungen des Beraters zu den Äußerungen des Klienten.

Der Mediator/Konfliktlotse ist Methodenexperte und damit in der Lage, Konfliktgespräche in effiziente und strukturierte Bahnen zu lenken. Die Seminarteilnehmer lernen daher die methodischen Grundlagen der Moderation – insbesondere die Visualisierung und ihre Vorzüge – sowie den Moderationszyklus mit seinen einzelnen Phasen kennen.

Teilziel 3

Mit der Moderation lernen die Teilnehmer ein methodisches Instrument zur zielorientierten Arbeit in und mit Gruppen kennen. Der Moderator wertschätzt alle Mitglieder im Prozess gleichermaßen (personenbezogene Neutralität) und zeichnet verantwortlich für die Vorgehensweise, während die Mitglieder

Inhalte zum Teilziel 3

	die inhaltliche Verantwortung übernehmen. Es wird den Teilnehmern detailliert der Verlauf einer Moderation im Konfliktgespräch erklärt, die sich klassisch in die drei Phasen «Einstieg», «Erarbeitung» und «Sicherung» gliedert. In der Einstiegsphase finden das «Ankommen» und Orientieren sowie die Themensammlung statt. Die zeitlich in der Regel aufwändigste Phase der Erarbeitung gliedert sich in die Themensuche und Lösungsauswahl. Am Schluss steht die Sicherung des Erarbeiteten. Hier ist Raum und Zeit, Maßnahmen zu planen, einen Transfer in andere Bereiche zu ermöglichen oder ein Feed-back zu den erarbeiteten Ergebnissen zu erhalten bzw. zu geben. Es wird verdeutlicht, dass der professionelle Moderator sich sicher im Moderationsablauf bewegt und die zur jeweiligen Phase passende Methode auswählt. Dabei wird genauer auf die Technik der Visualisierung eingegangen, die zusätzliche Eingangskanäle aktiviert und sowohl die Aufnahme neuen Wissens als auch das Durchdringen und Erfassen eines komplexen Sachverhaltes erleichtert. Gleichzeitig zwingt das Visualisieren zur Unterscheidung der wesentlichen von den unwesentlichen Aussagen und hilft damit, die Diskussion zum Kern des Themas zu lenken.
Verlauf einer Moderation	
Teilziel 4	Die Beschreibung eines Konflikts hängt von der jeweiligen Sichtweise ab: Sich als Opfer fühlende Beteiligte werden insbesondere den Konfliktauslöser anders sehen als sich im Recht wähnende. Um ihnen diese individuelle Konstruktion der Wirklichkeit zu verdeutlichen, erhalten die Teilnehmer eine Einführung in die konstruktivistische Sichtweise. Sie sollen erkennen, dass es keine absolute Wahrheit gibt und durch die Förderung von Empathie in der Lage sein, unterschiedliche Beschreibungen eines Konflikts zu verstehen.
Inhalte zum Teilziel 4	In diesem Schritt geht es um die Vermittlung theoretischer Grundlagen für die Arbeit eines Mediators beziehungsweise Konfliktlotsen, die für das Verständnis der Kommunikation von Bedeutung sind. Zunächst erfolgt eine kurze Darstellung der Kernaussagen des Konstruktivismus und neuerer Ergebnisse der Gehirnforschung, die von der Unmöglichkeit ausgehen, die Wirklichkeit in Erkenntnissen über die Welt abbilden zu können. Bei Erkenntnissen handelt es sich lediglich um Beobachtungen der Wirklichkeit. Beobachtungen beruhen auf Unterscheidungen, die nur vom Beobachter selbst getroffen werden können und in der Realität nicht zwingend so vorhanden sein müssen. Aussagen eines Beobachters über die Wirklichkeit lassen sich zwar mit den Aussagen eines anderen, aber
Theoretische Grundlagen	

nicht mit der Realität als solcher vergleichen. Daher bilden sie nicht die Wirklichkeit ab, sondern immer nur die konstruierte und subjektive Realität eines Individuums (vgl. von Glaserfeld, 1999: 25 ff.). In Ermangelung einer allgemein verbindlichen Wirklichkeit bzw. Wahrheit können wir uns unserer eigenen Wahrnehmungen also niemals ganz sicher sein. Umso wichtiger ist es beim Konfliktlösungsprozess, dass der Mediator/Konfliktlotse zwischen Wirklichkeitsebenen unterscheiden kann. Dies versetzt ihn in die Lage, den Konfliktparteien das Geschehen auf der Sachebene und die dadurch hervorgerufenen Wahrnehmungen und Gefühle auf der Beziehungsebene zu verdeutlichen. Indem die Konfliktparteien erfahren, dass und wie sie ihre Umwelt selbst erschaffen und dass es wenig Sinn macht, dem anderen die eigene Wahrnehmung aufzudrängen, kann bereits ein großer Schritt zur Lösung des Konflikts getan sein.

Durch Sprache können Menschen Deutungsmuster kommunizieren und versuchen, sich auf Interpretationen der Realität zu einigen und ihre Handlungen zu koordinieren. Theoretische Grundlagen der Gesprächsführung lernen die angehenden Konfliktlotsen anhand des Kommunikationsmodells von Schulz von Thun kennen. *Teilziel 5*

Auf die konstruktivistische Sichtweise von Kommunikation aufbauend, wird den Teilnehmern das Modell des Nachrichtenquadrats von Schulz von Thun (2001) vorgestellt (vgl. auch Kap. II-2.2.1). Hier geht es um die Frage, wie Personen miteinander kommunizieren sowie um mögliche, dabei auftretende Störungen. Das Modell geht davon aus, dass der «Sender» eine Nachricht sendet, die er mit den ihm bekannten Wörtern und durch Gestik und Mimik verschlüsselt (kodiert). Der «Empfänger» der Nachricht versucht seinerseits, das Gesendete zu entschlüsseln (zu dekodieren). Dabei muss zwischen Gesendetem und Empfangenem letztlich nicht zwingend eine kausale Verbindung bestehen. Es ist vielmehr wahrscheinlich, dass es keine Übereinstimmung gibt. Das Verstehen einer Nachricht kann somit immer nur partiell erfolgen, das heißt, es kann lediglich eine Annäherung zwischen gesendetem und empfangenem Inhalt geben. *Inhalte zum Teilziel 5*

Kommunikationsmodell

Den Teilnehmern wird dann verdeutlicht, dass eine gesendete Nachricht – gewollt oder ungewollt – stets mehrere Botschaften zu verschiedenen Aspekten enthält, die vom Empfänger mit entsprechenden «Ohren» gehört werden können. Diese vier Aspekte sind:

- Sachinhalt: Der Sender teilt eine Sachinformation mit, er übermittelt Informationen über Dinge und Vorgänge.
- Selbstoffenbarung: Der Sender teilt etwas über sich mit, er stellt sich selbst dar und macht somit eine Aussage über seine Persönlichkeit, seine momentane Situation, seine Gedanken und Gefühle.
- Beziehung: Der Sender drückt aus, wie er zum Empfänger steht, was er von ihm hält und wie er seine Beziehung momentan definiert.
- Appell: Der Sender richtet mit der Nachricht einen Appell an den Empfänger, will Einfluss auf dessen Denken und Handeln nehmen.

Methodischer Angang

Die Vermittlung der theoretischen Grundlagen erfolgt in der Regel in Form von Vorträgen. Die direkte Umsetzung der neu erworbenen Kenntnisse geschieht mittels eingeschobener Arbeitsaufträge, bei denen der Theorie-Praxis-Transfer geprobt wird. Zur Verdeutlichung der konstruktivistischen Sichtweise werden Kippbilder und Metaphern eingesetzt.

Lernkontrolle

Zum Ende des ersten Seminartages sollen die Teilnehmer zur Sicherung der theoretischen Kenntnisse ein subjektiv ideales Bild eines Konfliktlotsen zeichnen, um zu erkennen, wie sich dieses Bild im Laufe des Seminars verändert. Mit der visuellen Konstruktion eines Konfliktlotsen werden noch einmal die wichtigsten Eigenschaften und Grundhaltungen rekapituliert und reflektiert, die dieser für seine Arbeit benötigt.

3.2 Zweiter Seminartag

Übergeordnetes Ziel des zweiten Seminartages

Die Teilnehmer sind am Ende des Tages in der Lage, verschiedene Konfliktarten zu erkennen und zu unterscheiden. Sie können die einzelnen Merkmale der verschiedenen Konfliktarten und mögliche Ursachen benennen. Unabhängig von der Konfliktart kann ein Konflikt immer einer bestimmten Eskalationsstufe zugeordnet werden. Die Teilnehmer können die unterschiedlichen Eskalationsstufen und deren Charakteristika benennen und wissen, auf welcher Stufe sie als Konfliktlotse arbeiten und zu einer Lösung beitragen können. Sie kennen das Phasenmodell der Mediation auf der theoretischen Ebene und sind in der Lage, die sechs Phasen, ihre Ziele sowie das jeweilige Vorgehen des Mediators/Konfliktlotsen zu erläutern.

Die Teilnehmer wissen, was allgemein unter einem Konflikt verstanden wird und welche unterschiedlichen Konfliktarten es gibt. Sie können dieses Wissen auf den Gesundheitsbereich übertragen.

Teilziel 1

In einem ersten Angang wird mit den Teilnehmern erarbeitet, wie Konflikte erlebt und bewertet werden. Konflikte gelten in unserer Gesellschaft als störend und werden eher «unter den Teppich gekehrt» als offen ausgetragen. Viele Menschen haben in ihrer Vergangenheit die Erfahrung gemacht, dass Konflikte auf einer persönlichen Ebene ausgetragen werden und häufig mit Beschimpfungen und Machtkämpfen verbunden sind. Daher fürchten sie sich, Konflikte offen anzusprechen und versuchen stattdessen, Konflikte auszuhalten. Als Konsequenz tritt ein Konflikt oft erst dann zu Tage, wenn er eskaliert. Konflikte entspringen häufig Meinungsverschiedenheiten, bei denen die unterschiedlichen Sichtweisen nicht klar und sachlich formuliert werden. Der Sachinhalt gerät im Laufe der Zeit außer Acht, und die Konfliktparteien steigern sich auf der Beziehungsebene in gegenseitiges Unverständnis. Kommunikation ist in solchen Fällen oft nicht mehr möglich oder zumindest stark gestört.

Inhalte zum Teilziel 1

Erfahrungen mit Konflikten

Nach dieser allgemeinen Einführung erfolgt die Definition des Begriffs Konflikt in Anlehnung an Glasl (2002) sowie eine Ausführung zur Entstehung und Entwicklung eines Konflikts. Von einem Konflikt kann erst dann gesprochen werden, wenn zu widersprüchlichen Interessen ein Einigungszwang hinzutritt oder eine der beteiligten Personen sich durch den Konfliktpartner in der Realisierung des eigenen Handlungswunsches beeinträchtigt fühlt. Aber: Nicht die vorhandenen Differenzen sind das Problem, sondern erst die Art und Weise, wie mit den Differenzen umgegangen wird, kann zum Problem und damit zum Konflikt werden.

Bei der Entstehung und Entwicklung von Konflikten können mehrere Faktoren von Bedeutung sein. Dazu gehören zunächst miteinander kollidierende Bedürfnisse, Zielsetzungen oder Motive der beteiligten Personen. Den Teilnehmern wird ein Beispiel vorgestellt, in dem eine Stationsleitung über die Köpfe ihrer Mitarbeiter hinweg Entscheidungen trifft, die das ganze Team angehen. An diesem Beispiel wird dann verdeutlicht, dass Machtgefälle und Abhängigkeitsverhältnisse einen wichtigen Einfluss auf Konflikte haben und sie mitunter sogar erst herauf-

Entstehung von Konflikten

beschwören. Gerade in solchen Fällen kommt häufig eine starke persönliche Betroffenheit einzelner Personen hinzu, wenn diese durch Machtentscheidungen das Gefühl bekommen, dass sie ihre Arbeit nicht gut genug ausgeführt haben und dafür bestraft werden. Viele Menschen versuchen, Konflikte auszuhalten. Die Folge ist, dass sich Spannungen aufbauen und damit der Druck wächst, den Konflikt lösen zu müssen. Jeder Mensch erlebt und empfindet Konflikte auf individuelle Art und Weise. Beeinflusst wird dies wiederum vom individuellen Konfliktlösungsverhalten beziehungsweise den unterschiedlichen Motiven und Zielen der Konfliktparteien.

Unterscheidung von Konfliktarten

Des Weiteren werden den Teilnehmern verschiedene Konfliktarten vorgestellt, wobei die Unterscheidungen nicht immer eindeutig sind. Insbesondere bei über längere Zeit bestehenden Konflikten können Mischformen auftreten. Allgemeine Merkmale für das Vorliegen von Konflikten sind zunächst ablehnendes und aggressives Verhalten, Rückzug und Gereiztheit der Beteiligten. Die grobe Einteilung in interpersonelle und intrapersonale Konflikte gibt dann Auskunft darüber, ob der Konflikt zwischen zwei Personen (Parteien) besteht oder in einer Person (in ihrem «inneren Team») stattfindet. Eine feinere Einteilung unterscheidet folgende Konfliktarten:

- **Zielkonflikt:** Die Konfliktparteien streben unterschiedliche Ziele an. Häufige Ursachen sind beispielsweise mangelnde Absprachen oder mangelnde Koordination.
- **Beurteilungs- und Wahrnehmungskonflikt:** Die Parteien haben das gleiche Ziel, sind sich aber über den Weg zum Ziel uneins. Sie haben ein unterschiedliches Verständnis davon, was falsch und richtig, gut und schlecht ist. Dies kann beispielsweise auf einen ungenügenden Informationsfluss oder auf mangelnde Empathie zwischen den Parteien zurückzuführen sein.
- **Rollenkonflikt:** Der Betroffene ist zwischen unterschiedlichen Rollenerwartungen anderer hin und her gerissen, da keine Rollenambiguität besteht beziehungsweise die Person häufig zwischen verschiedenen Rollen wechseln muss.
- **Verteilungskonflikt:** Die Parteien empfinden die Zuordnung und Verteilung von Ressourcen als ungerecht. Ursachen können eine nicht angemessene Verteilung oder das Fehlen notwendiger Ressourcen sein.
- **Beziehungskonflikt:** Im Vordergrund stehen Differenzen im zwischenmenschlichen Bereich, die häufig auf Antipathie

oder vorausgegangene Konflikte zwischen den Parteien zurückzuführen sind (vgl. Gamber, 1995: 17ff.).

Den Teilnehmern werden verschiedene Konfliktbeispiele aus dem Gesundheitswesen vorgestellt, die sie mit Hilfe der oben ausgeführten Differenzierung erkennen und klassifizieren können.

Das Stufenmodell der Eskalation nach Glasl ist den Teilnehmern bekannt, und sie wissen, welche Merkmale die einzelnen Stufen charakterisieren und bis zu welcher Stufe der Konflikt mediationstauglich ist.

Teilziel 2

Den Teilnehmern wird vorgestellt, dass Konflikte, je nachdem, wie stark sich die Konfliktparteien miteinander zerstritten und voneinander entfernt haben, unterschiedlichen Eskalationsstufen zugeordnet werden können. Es wird dabei auf das Stufenmodell von Glasl zurückgegriffen, der neun mögliche Eskalationsgrade beschreibt (vgl. dazu Kap. I-2.4). Die einzelnen Stufen bauen zwar aufeinander auf. Dennoch ist das Stufenmodell nicht einfach linear zu sehen. Vielmehr muss ein Konflikt nicht bis zur untersten Stufe der Eskalation fortschreiten, sondern einzelne Stufen können übersprungen werden, beziehungsweise je nach Eskalationsgrad ist es durchaus möglich, dass ein Konflikt eine Stufe zurückspringt. Zu Beginn sprechen die Konfliktparteien noch miteinander und sind in der Lage, ihre Probleme und Schwierigkeiten eigenständig aus der Welt zu schaffen. Mit voranschreitendem Eskalationsgrad entfernen sich die Parteien jedoch immer weiter voneinander und grenzen sich schließlich gegenseitig aus. Mit jeder Stufe wird es unwahrscheinlicher, dass die Parteien ihren Konflikt selbstständig bewältigen. Die stärkste Eskalationsstufe ist erreicht, wenn die Parteien sogar bereit sind, sich durch ihre Handlungen selbst zu schaden, sofern sie gewiss sein können, dadurch die jeweils andere Partei zu schlagen. Für die Konfliktbewältigung ist es sehr wichtig, dass der Mediator/Konfliktlotse die Eskalationsstufe diagnostizieren und erkennen kann, ob seine Kompetenzen ausreichen, die Beilegung des Konflikts zu begleiten oder ob eine höhere Entscheidungsinstanz hinzugerufen werden muss.

Inhalte zum Teilziel 2

Stufenmodell der Eskalation

Je nach Eskalationsstufe benötigen die Konfliktparteien ein unterschiedliches Maß an Unterstützung durch eine neutrale dritte Person, die sie auf dem Weg zu einer Lösung methodisch anleiten kann. Glasl beschreibt verschiedene Unterstützungs-

Differenzierung von Unterstützungsformen

möglichkeiten. So kann auf den Stufen 1 bis 3 der Konflikt durch Moderation beigelegt und eine für beide Seiten vorteilhafte Lösung, eine Win-win-Lösung, erzielt werden. Auf den Stufen 4 bis 6 benötigen die Konfliktparteien eine soziotherapeutische Konfliktbegleitung, die ihnen meist nur noch zu einer Win-lose-Lösung verhelfen kann. Hat ein Konflikt die Eskalationsstufen 7 bis 9 erreicht, ist er nur noch durch Machteingriffe hierarchisch höher stehender Personen oder rechtlicher Instanzen zu bewältigen. Auf diesen Eskalationsstufen erleiden beide Konfliktparteien hohe Verluste, sodass hier nur von einer Lose-lose-Lösung gesprochen werden kann (vgl. Glasl, 2002: 216, 316).

Teilziel 3 Die Teilnehmer kennen den theoretischen Hintergrund des Mediationsverfahrens. Sie können die aufeinander folgenden Phasen benennen und wissen, wie der Mediator/Konfliktlotse in der jeweiligen Phase agiert und welche Ziele er verfolgt.

Inhalte zum Teilziel 3 Die Teilnehmer werden zunächst mit dem sechsphasigen Verfahren der Mediation vertraut gemacht, wobei zugleich die Parallelen zu den sechs Phasen der Moderation verdeutlicht werden (vgl. Kap. III-1, Abb. III-1). Jede Phase der Mediation beschreibt ein Vorgehen mit dem Zweck, ein zuvor festgelegtes Ziel zu erreichen, und bietet somit die Basis für das zielorientierte Erarbeiten gemeinsamer Lösungen (vgl. Montada/Kals, 2001: 179). Der Mediator/Konfliktlotse muss sich zu jeder Zeit bewusst sein, welchen Stand das Mediationsverfahren erreicht hat und welche weiteren Schritte möglich sind. Dabei kann es notwendig sein, längere Zeit in einer Phase zu verweilen, bis die entsprechenden Ziele erreicht sind. Den Teilnehmern werden nach dieser allgemeinen Einführung die einzelnen Phasen der Mediation erläutert. Für das Konfliktlotsentraining weichen die Bezeichnungen der Phasen dabei etwas von den Bezeichnungen ab, die in Kapitel II gewählt worden sind; inhaltlich sind sie jedoch ähnlich angelegt.

Phase 1

Auftragsklärung In der Regel wird ein Mediator/Konfliktlotse von einem Konfliktbeteiligten angesprochen und um Hilfe bei der Konfliktbearbeitung gebeten. Daraufhin informiert er sich über die Sachlage des Konflikts, um einen ersten Überblick zu erhalten. Er prüft dabei den Grad der Eskalation und die Tauglichkeit des Konflikts für die Mediation, holt Informationen über den bisherigen Verlauf und über die Konfliktbeteiligten ein und legt mit den Betroffenen fest, wer an der Mediation teilnimmt. Alle Personen müssen der Teilnahme an der Mediation ausdrücklich zustimmen.

Das erste Treffen der Konfliktparteien erfordert einige wichtige Vorkehrungen. Der Mediator/Konfliktlotse sucht dafür Räumlichkeiten aus, die aus Sicht aller Beteiligten möglichst neutral sind und ein Arbeiten in angenehmer Atmosphäre ermöglichen. Beim Festlegen der Sitzordnung achtet der Mediator/Konfliktlotse darauf, dass die Kontrahenten sich nicht direkt gegenüber, aber auch nicht dicht nebeneinander sitzen, um etwaigen Bedürfnissen nach Distanz Rechnung zu tragen. Alle Teilnehmer sollten einen guten Blick auf Pinnwand oder Tafel haben. Um die Konfliktparteien «an einen Tisch» zu bringen, lädt der Mediator/Konfliktlotse alle Beteiligten persönlich ein.

Der Mediator/Konfliktlotse eröffnet das erste Treffen, indem er sich vorstellt. Auf diese Weise erhalten die Konfliktparteien die Möglichkeit, auch etwas Persönliches von sich zu erzählen. Danach erläutert er die Verfahrensregeln für die Mediation, klärt seine Rolle und legt die Rahmenbedingungen auf inhaltlicher und organisatorischer Ebene fest – zum Beispiel Feedback-Regeln sowie Anzahl und Dauer der Treffen. Er erläutert, welche Personen aus welchen Gründen als Teilnehmer ausgewählt worden sind. Dann beginnt er, zusammen mit den Konfliktbeteiligten übergeordnete Ziele zu definieren. Diese Ziele sollten möglichst allgemein und auf einem abstrakten Niveau formuliert sein, um den Beteiligten einen großen Spielraum für die später folgende Phase der Konfliktbearbeitung zu lassen. Der Mediator/Konfliktlotse unterstützt die Konfliktparteien bei der Formulierung der Ziele, sodass alle Beteiligten die Möglichkeit haben, ihre Vorstellungen zu äußern und einzubringen. Sofern es zur Erteilung eines Mediationsauftrags kommt, schließt der Mediator/Konfliktlotse einen Vertrag mit allen Beteiligten ab. In diesem – mündlichen oder schriftlichen – Vertrag können mögliche Sanktionen für den Fall aufgeführt werden, dass eine der Konfliktparteien das Mediationsverfahren boykottiert oder zum Abbruch bringt (vgl. Montada/Kals, 2001: 179 ff.).

Phase 2

Durch Festlegen der Rahmenbedingungen für die Aussprache, zum Beispiel: «Wenn einer spricht, hören alle anderen zu!», trägt der Mediator/Konfliktlotse einen großen Teil dazu bei,

Informations- und Themensammlung

dass Angst und Abwehr der Beteiligten abgebaut und Machtunterschiede ausgeglichen werden können. Durch empathisches Agieren erschließt er sich die Sichtweisen und Gefühle der Teilnehmer, während diese der Reihe nach ihre Probleme und Schwierigkeiten mit dem Konflikt darlegen. Im Anschluss können alle Beteiligten, gegebenenfalls unter Bezugnahme auf das zuvor Gesagte, ihren Blickwinkel, ihre Interessen und Hoffnungen vorbringen. Haben alle ihre Sichtweise dargestellt, fasst der Mediator/Konfliktlotse die Gemeinsamkeiten zusammen, die den Konfliktparteien vielleicht noch nicht bewusst sind. Diese visualisiert er für alle deutlich auf einem großen Plakat. Alle Differenzen werden ebenfalls gesammelt und schriftlich festgehalten, um in der folgenden Phase bearbeitet werden zu können (Montada/Kals, 2001: 188 ff.).

Phase 3

Konfliktanalyse

In Phase 3 geht der Mediator/Konfliktlotse ähnlich wie in Phase 2 vor: Durch empathisches Vorgehen reduziert er Ängste und die Abwehrhaltung der Beteiligten und gleicht Machtunterschiede beispielsweise dadurch aus, dass er jeder Partei die gleiche Sprechzeit zubilligt. In beiden Phasen versucht der Mediator/Konfliktlotse, die Parteien dazu zu bewegen, ihre Sichtweisen zu artikulieren und den Kontrahenten mitzuteilen, sodass diese die Chance haben, den Standpunkt der anderen Partei nachzuvollziehen und zu verstehen. Reicht das Vertrauen zwischen den Parteien nicht aus oder befürchten einzelne Personen einen Gesichtsverlust, kann es notwendig sein, dass der Mediator/Konfliktlotse die Standpunkte der Parteien zunächst in einem Einzelgespräch klärt.

Die Phasen 2 und 3 gehen fließend ineinander über und können mehrmals wiederholt werden, bis schließlich alle Themen und Interessen artikuliert und akzeptiert worden sind. Während in Phase 2 das Sammeln von Informationen und Themen im Vordergrund steht, geht es in Phase 3 hauptsächlich darum, die gesammelten Themen in Ober- und Unterthemen einzuteilen und nach ihrer Dringlichkeit zu ordnen. Der Mediator/Konfliktlotse befasst sich gezielt mit einzelnen Äußerungen der Konfliktbeteiligten, um die hinter dem Gesagten liegenden Interessen und Bedürfnisse herauszuarbeiten und für alle transparent zu machen. «Dieses Erhellen des Konflikts dient der Selbstklärung der Betroffenen und dem tieferen Verständnis des Konflikts sowie seiner Lösungsmöglichkeiten» (Besemer, 2003: 74).

Manchmal bedarf es einer Bedingungsanalyse des Konflikts, wenn der Mediator/Konfliktlotse erkennt, dass die Konfliktparteien nicht lösungsorientiert arbeiten können. Die Bedingungsanalyse muss auf drei Ebenen erfolgen: Der Mediator/Konfliktlotse erarbeitet mit den Konfliktparteien jene Bedingungen, die erstens aktuell zur Entstehung des Konflikts beitragen, zweitens zu seiner Aufrechterhaltung beitragen und drittens in der Vergangenheit zur Entstehung und Aufrechterhaltung des Konflikts beigetragen haben. In der Bedingungsanalyse kann sich beispielsweise herauskristallisieren, dass der Konflikt auf Vorurteilen zwischen den Parteien beruht oder dass eine Partei von der Aufrechterhaltung des Konflikts profitiert. Diese Bedingungen müssen mit allen Beteiligten behutsam diskutiert werden (vgl. Montada/Kals, 2001: 192 ff.).

Phase 4

In der vierten Mediationsphase werden gemeinsam kreative Lösungsvorschläge erarbeitet. Bevor der Mediator/Konfliktlotse zu dieser Phase übergehen kann, müssen alle relevanten Themen explizit genannt worden sein und die Teilnehmer um ihre eigenen Interessen im Konflikt sowie die ihrer Gegner wissen. Ebenso ist es unabdingbar, dass alle Teilnehmer bei den Treffen anwesend sind. Abwesende sollten in die Überlegungen einbezogen werden. Bei diesen Treffen finden und entwickeln die Teilnehmer gemeinsam Lösungsmöglichkeiten, indem sie die Ideen und Denkanstöße der anderen Beteiligten aufgreifen und weiter ausarbeiten. In den verschiedenen Lösungsvorschlägen spiegeln sich die Interessen und Standpunkte der einzelnen Konfliktparteien wider. Die wichtigste Aufgabe des Mediators/Konfliktlotsen besteht darin, für ein unkommentiertes Sammeln der Vorschläge zu sorgen. Er notiert alle Beiträge und visualisiert sie, um den Prozess zu unterstützen und die Kreativität der Teilnehmer anzutreiben. Dabei sollen die Konfliktbeteiligten nur solche Lösungsvorschläge entwickeln, die für alle Parteien Vorteile in sich bergen und so eine Vergrößerung des «Verteilungskuchens» ermöglichen (Montada/Kals, 2001: 199 ff.).

Konfliktbearbeitung

Phase 5

In Phase 5 entwickeln die Teilnehmer gemeinsam mit dem Mediator/Konfliktlotsen Kriterien, auf deren Grundlage die bestmögliche Lösung identifiziert werden kann. Diese Kriterien beruhen auf den Interessen und Wünschen der einzelnen Konfliktbeteiligten und werden gemeinsam entwickelt und nach

Lösungsauswahl und Lösungsbewertung

persönlicher Priorität bewertet. Vor- und Nachteile der gesammelten Lösungsvorschläge werden von den Teilnehmern verbalisiert.

Ziel dieser Phase ist es, dass die Konfliktparteien gemeinsam zu einem für alle tragbaren und umsetzbaren Ergebnis kommen. Dabei kann es sich auch um eine Teilübereinkunft handeln, wenn es den Parteien nicht gelingt, sich in allen Punkten zu einigen. Umgekehrt kann es passieren, dass die Parteien keine für alle tragbare Lösung finden. In diesem Fall muss der Mediator/Konfliktlotse das Verfahren abbrechen und den Parteien Vorschläge zur weiteren Konfliktbearbeitung unterbreiten. Beispielsweise kann er das Hinzuziehen eines Schiedsgerichts empfehlen. Entscheiden sich die Parteien jedoch für eine Lösung bzw. Lösungskombination, so wird diese mit Hilfe des Mediators/Konfliktlotsen konkretisiert und schriftlich festgehalten. Die Konkretisierung betrifft Detailfragen wie den Zeitpunkt der Umsetzung, den Gültigkeitsbereich der Lösung und spezifische Kriterien zur Lösungsumsetzung, beispielsweise fest vereinbarte Treffen der ehemaligen Konfliktparteien zur Kontrolle der Umsetzung der Lösung (vgl. Montada/Kals, 2001: 216 ff.).

Phase 6

Evaluation und Follow up

Die fünfte Phase geht nahtlos in die sechste über. Die Umsetzung der Lösung wird auf Schwachstellen überprüft und mit den persönlichen und organisatorischen Gegebenheiten abgestimmt. In einem Vertrag werden alle vereinbarten Regelungen fixiert, darunter gegebenenfalls auch Sanktionen für den Fall, dass sich Konfliktbeteiligte destruktiv verhalten und die Lösungsumsetzung gefährden. Die Teilnehmer einigen sich auf kurz- und langfristige Kontrolloptionen, um die Umsetzung der Lösung zu gewährleisten. Diese werden ebenfalls präzise in dem Vertrag festgehalten.

Der Mediator/Konfliktlotse beendet die Mediation mit einer summativen Evaluation, um den Teilnehmern den Entwicklungsprozess innerhalb des Konfliktlösungsverfahrens zu verdeutlichen. An dieser Stelle können die Teilnehmer auf Schwierigkeiten innerhalb des Prozesses eingehen und dem Mediator/Konfliktlotsen eine Rückmeldung bezüglich seiner Begleitung bei der Konfliktbewältigung geben. Zum Schluss können die Teilnehmer eine kleine Geste der Versöhnung zeigen oder mit einem Glas Sekt gemeinsam auf den Erfolg der Mediation anstoßen (vgl. Montada/Kals, 2001: 218 ff.).

Die Teilnehmer kennen das Fallbeispiel, anhand dessen die Umsetzung des Mediationszyklus am dritten Seminartag vorgestellt wird. Der erste Text zum Fallbeispiel – einem Konflikt zwischen medizinischem und Pflegepersonal in einem Krankenhaus – wird ausgeteilt und vorgelesen.

Die Teilnehmer sind in der Lage, die ersten beiden Phasen des Mediationszyklus anhand des Fallbeispiels durchzuführen und zu bearbeiten. Dazu dienen ihnen Checklisten, die Fragen zum Vorgehen und zu den Zielen der einzelnen Phasen enthalten. Diesen Arbeitsauftrag erledigen die Teilnehmer in der Zeit zwischen dem zweiten und dritten Seminartag. In dieser Zeit informieren sich die Teilnehmer in ihrem eigenen Arbeitsumfeld über aktuelle Konflikte und präsentieren in kurzen Stichpunkten die wichtigsten Parameter dieser Konflikte am dritten Seminartag im Plenum.

Teilziel 4

Den Teilnehmern werden mit Hilfe einer PowerPoint-Präsentation die theoretischen Grundlagen zu Konflikten und deren Bearbeitung mit dem Mediationsverfahren vermittelt. Den Transfer der Konfliktarten ins Gesundheitswesen vollziehen die Teilnehmer anhand von Arbeitsblättern, indem sie verschiedene Konflikte aus der Praxis erkennen und einer definierten Konfliktart zuordnen müssen. Die Trainer stellen ein praktisches Fallbeispiel vor, anhand dessen die Teilnehmer die ersten beiden Phasen des Mediationszyklus in der seminarfreien Zeit erarbeiten sollen. Für diesen Arbeitsauftrag erhalten die Teilnehmer das Fallbeispiel, den Arbeitsauftrag und Checklisten mit einem Fragenkatalog, der sie bei der Bearbeitung der Aufgabe unterstützt.

Methodischer Angang

Am Ende des Seminartages rekapitulieren die Teilnehmer das Gelernte mit Hilfe eines Wettstreits (Methode «Tic Tac Toe»), bei dem es verschiedene Fragen in Teamarbeit zu bearbeiten gilt. Dabei werden die wichtigsten Inhalte noch einmal aufgezeigt und in eigenen Worten wiederholt, was die Merkleistung zusätzlich erhöht.

Lernkontrolle

3.3 Dritter Seminartag

Die Teilnehmer erleben anhand des Fallbeispiels, das etappenweise vor ihnen entwickelt wird, wie eine Konfliktberatung beispielhaft verlaufen kann. Der theoretische Stoff vom Vortag

Übergeordnetes Ziel des dritten Seminartages

wird dadurch vertieft und veranschaulicht und der Mediationszyklus konkret und handhabbar.

Teilziel 1 und Inhalte	Den Teilnehmern ist das Phasenmodell der Mediation präsent. Der Trainer liest den Teilnehmern noch einmal den ersten Teil des Fallbeispiels vor, um alle Teilnehmer auf den gleichen Stand zu bringen.
Teilziel 2 und Inhalte	Die Teilnehmer vergleichen und ergänzen ihre Ergebnisse. Als Einstieg für die Präsentation der «Hausaufgaben» im Plenum wird der Arbeitsauftrag für die seminarfreie Zeit noch einmal vorgelesen. Die Teilnehmer diskutieren ihren erarbeiteten Auftrag und halten die Resultate schriftlich fest.
Teilziel 3 und Inhalte	Den Teilnehmern sind Vorgehensweisen und Ziele in den Phasen 3 bis 6 des Mediationszyklus sowie deren Ergebnisse aus dem Fallbeispiel bekannt. Die Trainer stellen den möglichen weiteren Verlauf des Fallbeispiels vor. Sie erläutern das strukturierte Vorgehen des Konfliktlotsen in den einzelnen Phasen und die dabei verfolgten Ziele. Mit Hilfe des Fallbeispiels gelingt es den Teilnehmern, die theoretisch erlernten Grundlagen des Vortags zu rekapitulieren und in einen modellhaften Zusammenhang zu bringen.
Teilziel 4 und Inhalte	Die Teilnehmer einigen sich auf ein gemeinsames Fallbeispiel für den vierten Seminartag. Der Arbeitsauftrag für die seminarfreie Zeit beinhaltete, dass die Teilnehmer stichpunktartig aktuelle Konflikte aus ihrem Arbeitsumfeld festhalten. Diese Notizen werden nun in anonymisierter Form vorgestellt. Gemeinsam wählen die Teilnehmer ein für sie interessantes Fallbeispiel aus, anhand dessen sie am vierten Tag in einem Planspiel die Rolle des Konfliktlotsen oder eines Konfliktbeteiligten übernehmen.
Methodischer Angang	Die Teilnehmer diskutieren die Ergebnisse ihres Arbeitsauftrags im Plenum. Dabei können Schwierigkeiten oder Stolpersteine bei der Bearbeitung der ersten beiden Phasen des Mediationszyklus besprochen und geklärt werden. Die beiden Phasen werden dabei nochmals vertieft. Im Anschluss veranschaulichen die Trainer mit einer PowerPoint-Präsentation den weiteren Verlauf des Fallbeispiels und demonstrieren den Teilnehmern so, wie eine Konfliktberatung in ihrem künftigen Arbeitsumfeld ablaufen kann.

Die Teilnehmer stellen am Ende des Seminartages kurz die Inhalte dar, die ihnen besonders wichtig und hilfreich oder aber irrelevant erschienen. Die bedeutendsten Aspekte werden so noch einmal allen Teilnehmern präsent gemacht und in Zusammenhang miteinander gebracht.

Lernkontrolle

3.4 Vierter Seminartag

Um einen Theorie-Praxis-Transfer zu gewährleisten, werden die sechs Phasen der Mediation und die dazugehörigen Methoden umgesetzt. Die Teilnehmer lernen bei der praktischen Bearbeitung des Fallbeispiels das Vorgehen in den einzelnen Phasen des Mediationszyklus kennen. Sie werden mit möglichen Stolpersteinen konfrontiert und müssen eigene Lösungsansätze entwickeln. Je nach ihrer Rolle beim Planspiel erkennen sie, wie schwierig es sein kann, Konflikte und Probleme anzusprechen. Diese Erfahrungen helfen ihnen bei der späteren Arbeit und fördern ihre Empathie den Betroffenen gegenüber. Das ausgewählte Fallbeispiel aus dem Arbeitsumfeld der Teilnehmer vom vorherigen Tag wird rekapituliert. Die Teilnehmer wählen eine Rolle (Konfliktlotse oder Konfliktbeteiligter). Der Konfliktlotse erhält alle Checklisten zu den einzelnen Phasen des Mediationszyklus als Leitfaden für die Umsetzung des Fallbeispiels.

Übergeordnetes Ziel des vierten Seminartages

Die hier angewandte Methode «Planspiel» eignet sich gut, um eine Problemsituation möglichst realitätsnah zu konstruieren und nachzuspielen. Als komplexe Methode wird sie in der Erarbeitung eingesetzt, um das Durchleben der gesamten Problemsituation und damit den Theorie-Praxis-Transfer zu gewährleisten.

Methodischer Angang

Folgende Punkte müssen vom Trainer im Voraus geklärt werden:

- Ziel des Planspiels
- Räumlichkeiten für die Teilgruppen
- Bereitschaft der Teilnehmer, sich auf das Planspiel einzulassen
- Unterstützung der Trainer durch ein bis zwei weitere Moderatoren.

Die Ausgangslage wird möglichst realitätsnah konstruiert. Dazu tragen die Teilnehmer die notwendigen Informationen zusam-

Planungs- und Vorbereitungsphase

men und definieren grundlegende Strukturen, wie sie im Folgenden aufgelistet sind:

- Situationsbeschreibung
- Beteiligte
- Sozial-, Organisations- und Interaktionsstrukturen
- Spielgruppen und Rollen in den Spielgruppen.

Die Gruppen bilden sich entsprechend dieser Angaben und erhalten Gelegenheit, sich anhand vorgegebener Texte über die Problemsituation zu informieren beziehungsweise sich einzufühlen. Organisatorische Fragen werden im Plenum und in den einzelnen Spielgruppen geklärt. Die Spielgruppen erhalten zeitliche Vorgaben.

Durchführung des Planspiels — Das Planspiel wird möglichst ohne Unterbrechung durchgeführt, sodass die Teilnehmer ausschließlich in ihren Rollen agieren können. In der Schlussrunde des Planspiels wird durch eine Plenumssitzung allen deutlich gemacht, dass das Planspiel beendet ist. Die Teilnehmer verabschieden sich aus ihren Rollen.

Lernkontrolle — Die einzelnen Spielgruppen werten das Planspiel zunächst intern aus und diskutieren ihre Ergebnisse danach im Plenum. Im Anschluss kann eine Reflexion zur Übertragung der Ergebnisse aus der Praxis in die Theorie erfolgen. Diese ist so angelegt, dass möglichst jeder Teilnehmer jedem anderen ein Feed-back geben kann, um im Laufe des Planspiels aufgetretene Konflikte oder Stolpersteine klären zu können. Aus dem Abgleichen von Eigen- und Fremdwahrnehmung resultiert ein sehr hoher Selbsterfahrungswert, zudem erfahren die Teilnehmer viel über ihr Verhalten in Gruppen- und Konfliktsituationen.

3.5 Fünfter Seminartag

Übergeordnetes Ziel des fünften Seminartages — Der fünfte und letzte Seminartag dient dazu, die einzelnen Seminareinheiten im Zusammenhang zu sehen. Die Reflexion des Gesamtseminars – sowohl auf inhaltlicher als auch auf emotionaler Ebene – dient der Sicherung der Erkenntnisse.

Teilziel 1 — Zu Beginn haben die Teilnehmer die Möglichkeit, ihr Erleben und Agieren im Planspiel vom vorigen Tag zu reflektieren und mögliche Handlungsalternativen zu erarbeiten. Ziel ist es, durch das Gegeneinanderstellen von Eigenbetrachtung und Fremdwahrnehmung Selbsterfahrung zu ermöglichen.

3. Rahmenkonzept zur Qualifizierung von Konfliktlotsen im Gesundheitsbereich

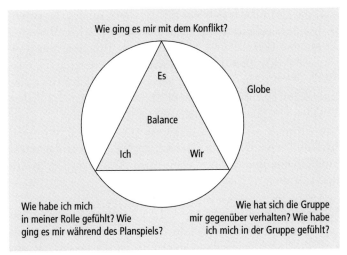

Abbildung IV-2: Schema der Themenzentrierten Interaktion nach Ruth Cohn (in Anlehnung an Cohn, 1997: 113ff.)

Die Teilnehmer sind aufgefordert, das am vorherigen Tag durchgeführte Planspiel auf der Grundlage der Themenzentrierten Interaktion (TZI) nach Ruth Cohn zu reflektieren. Das Zusammenspiel der vier Grundfaktoren der TZI und die in Bezug auf eine Reflexion des Planspiels möglichen Fragen sind in **Abbildung IV-2** beschrieben.

Inhalte zum Teilziel 1

Die vier Grundfaktoren der TZI sind das Ich (Individuum), das Wir (Gruppe), das Es (Thema) und der Globe. Der Faktor «Globe» umfasst dabei sämtliche der Gruppe vorgegebenen Rahmenbedingungen, beispielsweise:

- Alter, Geschlecht, familiärer Hintergrund und Schichtzugehörigkeit der Gruppenmitglieder
- die Geschichte der Einzelnen und der Gruppe
- strukturelle und organisatorische Rahmenbedingungen wie Ort, Zeitrahmen, Budget und vorherrschende Gesetze und Grenzen.

Das «Ich» beschreibt alles, was das Individuum in die Gruppe einbringt und seine Aufgaben in der Gruppe. Das «Wir» steht für die Gruppe als Ganzes und für die gruppenemergente Dynamik. Indem die – förderlichen oder hinderlichen – Auswirkungen dieser Dynamik beschrieben werden, tritt die Interaktion zwischen den Gruppenmitgliedern zu Tage. Der Faktor «Es» beschreibt das Thema, das in der Gruppe von den einzelnen Teilnehmern im Miteinander bearbeitet wird.

Diese vier Faktoren stehen nicht isoliert, sondern in gegenseitiger Abhängigkeit zueinander. Wichtigstes Ziel der Reflexion ist es, eine Balance zwischen diesen vier Faktoren herzustellen und jeden einzelnen gebührend zu erörtern (vgl. Cohn, 1997: 113 ff.). Die Teilnehmer haben somit die Chance, in eine Interaktion einzutreten, in der sie etwas über ihren persönlichen Umgang mit Konflikten erfahren.

Teilziel 2	Im Rahmen der Reflexion erkennen die Teilnehmer aufgetretene Stolpersteine und können gemeinsam Alternativen erkennen und erörtern.
Inhalte zum Teilziel 2	Indem die Teilnehmer die Aspekte der Konfliktberatung rekapitulieren und sich den Verlauf des Planspiels nochmals vor Augen führen, können sie die dabei aufgetretenen Schwierigkeiten klar beschreiben und mögliche Handlungsalternativen erarbeiten. Beispiel: Der Konfliktlotse war nicht allparteilich. Statt für beide Konfliktbeteiligten gleichermaßen Partei zu ergreifen und somit eine neutrale Haltung zu wahren, zeigte er mangelnde Distanz zu den Konfliktinhalten oder den Beteiligten. Er ließ sich beeinflussen und sogar auf eine Seite ziehen. Vermieden werden kann dies, indem der Konfliktlotse seine Haltung im Gespräch immer wieder aufs Neue von einer Metaebene aus reflektiert und überprüft, ob er noch allparteilich ist.
Methodischer Angang	Die methodische Umsetzung der Reflexion findet nach der beschriebenen Theorie der Themenzentrierten Interaktion nach Ruth Cohn statt. Der Transfer der im Vortrag erworbenen theoretischen Grundkenntnisse in die Praxis wird durch Arbeitsblätter und die anschließende Diskussion der Ergebnisse gewährleistet.
Lernkontrolle	Die Sicherung der Ergebnisse des letzten Seminartages bezieht sich einerseits auf die Tagesauswertung, andererseits auf die Evaluation des Gesamtseminars. Die Ergebnisse werden durch unterschiedliche Moderationsmethoden der Sicherung wiederholt, mit Bekanntem verglichen und abschließend von den Teilnehmern individuell benannt und bewertet.

4. Zusammenfassung

Für eine erfolgreiche Einführung, Umsetzung und Anwendung der Mediation als einer kontinuierlichen Methode der Konfliktlösung müssen in den Organisationen institutionelle Voraussetzungen geschaffen werden, und es muss eine hinreichende Qualifizierung der Mitarbeiter zu Konfliktlotsen stattfinden. Die benötigten Rahmenbedingungen der Organisations- und Personalentwicklung sollten zunächst mit den vorhandenen Strukturen abgeglichen werden, um feststellen zu können, welche strukturellen Veränderungen und Maßnahmen zur Integration des Mediationsprozesses notwendig sind. Der in Kapitel IV-1 beschriebene Managementansatz der Organisationsentwicklung (OE) bietet eine Möglichkeit, die Mediation als spezifisches Projekt im Rahmen des OE-Prozesses einzugliedern und die entsprechenden strukturellen und personellen Grundlagen zu verändern bzw. aufzubauen. Der ganzheitliche und kontinuierliche Ansatz der Organisationsentwicklung sowie die unmittelbare Beteiligung der betroffenen Mitarbeiter an den Lern- und Entwicklungsprozessen können wesentlich dazu beitragen, dass die Mediation als ein dauerhaftes Problemlösungsmodell des Konfliktmanagements organisationsweit angewandt wird. Der Ansatz der lernenden Organisation nach Peter M. Senge und die Anwendung der fünf Disziplinen auf individueller, kollektiver und organisationaler Ebene schaffen dabei in einer Einrichtung wichtige Voraussetzungen, um die Lernfähigkeit, die Kompetenzentwicklung, die Veränderungsbereitschaft sowie die Selbstverwirklichung und Selbstorganisation des Einzelnen zu fördern.

In dem Trainingskonzept zur Qualifizierung von Konfliktlotsen erhalten die Mitarbeiter aus der mittleren Führungsebene Einblick in die theoretischen Grundlagen der Arbeit eines Konfliktlotsen, und sie erfahren, wie sie ihre Arbeit als Konfliktlotsen in ihren Einrichtungen umsetzen können. Dazu wird an fünf Seminartagen in zwei Seminarblöcken das Basiswissen über Konflikte, Kommunikationsmodelle und das Verfahren der Mediation vermittelt, und es wird mit Hilfe von Fallbeispielen und Planspielen die praktische Umsetzung der Mediation als einer Methode der Konfliktlösung geübt. Der übersichtliche Aufbau des Curriculums in zwei Seminarblöcke mit Themen- und Methodenschwerpunkten sowie inhaltlicher Zielbestimmung und Evaluation der Lernziele für jeden Seminartag ermöglicht den Organisationen eine vorausschauende Planung für die Freistellung der Mitarbeiter und bietet den Beteiligten einen guten Überblick über den Verlauf, die Inhalte und Ziele des Trainingskonzepts.

Literatur

Altmann, E.; Fiebiger, H.; Müller, R.: Mediation: Konfliktmanagement für moderne Unternehmen. 2. Aufl. Beltz, Weinheim 2001

Argyris, C.; Schön, D. A.: Die lernende Organisation: Grundlagen, Methode, Praxis. Klett-Cotta, Stuttgart 1999

Besemer, C.: Mediation: Vermittlung in Konflikten. 10. Aufl. Druckwerkstatt Kollektiv, Darmstadt 2003

Budde, A.: Ein System im Konflikt. Das Kölner Konfliktlotsenprogramm (QUAK) als Sprungbrett in eine neue Konfliktkultur in Unternehmen (Dokumentation). Institut für faires Konfliktmanagement und Mediation, Köln 2001

Cohn, R. C.: Von der Psychoanalyse zur themenzentrierten Interaktion. Von der Behandlung einzelner zu einer Pädagogik für alle. 13. Aufl. Klett-Cotta, Stuttgart 1997

Gairing, F.: Organisationsentwicklung als Lernprozess von Menschen und Systemen: zur Rekonstruktion eines Forschungs- und Beratungsansatzes und seiner metadidaktischen Relevanz. Dt. Studien-Verlag, Weinheim 1999

Gamber, P.: Konflikte und Aggressionen im Betrieb: Problemlösungen mit Übungen, Tests und Experimenten. MVG, München 1995

Glaserfeld, E. von: Einführung in den radikalen Konstruktivismus. In: Watzlawick, P. (Hrsg.): Die erfundene Wirklichkeit. Wie wissen wir, was wir zu wissen glauben? Beiträge zum Konstruktivismus. 11. Aufl. Piper, München 1999

Glasl, F.: Konfliktmanagement: ein Handbuch für Führungskräfte, Beraterinnen und Berater. 7. Aufl. Haupt, Bern 2002

Haeske, U.: Konflikte im Arbeitsleben: mit Mediation und Coaching zur Lösungsfindung. Kösel, München 2003

Khodaverdi, S.; Maurer, B.: Mediation im Gesundheitswesen – ein Trainingskonzept zur Qualifizierung von Konfliktlotsen. Unveröffentlichtes Manuskript. Münster 2004

Kriz, J.: Grundkonzepte der Psychotherapie: eine Einführung. 4. Aufl. Beltz/Psychologie-Verlags-Union, Weinheim 1994

Montada, L.; Kals, E.: Mediation: Lehrbuch für Psychologen und Juristen. Beltz, Weinheim 2001

Müller, H.: Personal- und Organisationsentwicklung auf der Grundlage von Qualitätsmanagement und der systemischen Theorie Senges, dargestellt am Beispiel der Wellnesshotels. R. Hampp Verlag, München 2001

Saldern, M. von: Grundlagen systemischer Organisationsentwicklung. Schneider-Verlag, Hohengehren 1998

Schulz von Thun, F.: Miteinander reden. 1. Störungen und Klärungen. Allgemeine Psychologie der Kommunikation. Rowohlt, Reinbek 2001

Senge, P. M.: Die fünfte Disziplin: Kunst und Praxis der lernenden Organisation. Klett-Cotta, Stuttgart 2001

Strikker, W.: Organisationslernen konkret. In: Geißler, H.; Behrmann, D.; Krahmann-Baumann, B. (Hrsg.): Netzwerkmanagement – Führung in der Lernenden Organisation. Peter Lang, Frankfurt/Main 1998

Willke, H.: Systemtheorie II: Interventionstheorie. 3. Aufl. Lucius & Lucius, Stuttgart 1999

Anhang

Informationsflyer zur Mediation

Anhang **251**

Mit Erfolg Konflikte lösen

Innerbetriebliche Konflikte (Beispiele):
− ungeklärte Nachfolgeregelung
− Fusion/Zusammenlegung von Betriebsteilen
− Neubesetzung von Stellen
− Entlassungen
− Vorbereitung von Change Management und ⊠ Outsourcing.

Konflikte zwischen Unternehmen (Beispiele):
− Probleme bei Vertragsabschlüssen
− Regressansprüche
− Liefer- und Qualitätsprobleme.

Mit Mediation erfolgreich Konflikte lösen.

Ein Mediationsverfahren läuft nach folgendem Muster ab:

1. Vorgespräch (Konfliktschilderung, Prüfen der Zweckmäßigkeit einer Mediation, Vorgehensweise)
2. Vereinbarung über Vorgehensweise und Kosten
3. Konfliktbearbeitung
4. Erarbeitung möglicher Konfliktregelungen, Entwicklung und Bewertung von Optionen gemäß den Bedürfnissen und Interessen der Konfliktbeteiligten
5. Abschlussvereinbarung
6. Evaluierung nach 6 Monaten.

Prof. Dr. Wilfried Schlüter
Mediator
(Universität Oldenburg)

Feldstraße 25a, 26180 Rastede
Telefon: +49 (0) 4 40 28 17 87
Telefax: +49 (0) 4 40 28 10 55
E-Mail: wilfried.schlueter@mail.uni-oldenburg.de

**Professionelle
Mediation & Konfliktberatung**

Wer kennt nicht strittige Auseinandersetzungen mit Kunden und Mitarbeitern oder Unternehmen und Institutionen?! Nicht selten kommt es im Verlauf eines Konfliktes zu Beleidigungen oder gar Tätlichkeiten, welche die Zusammenarbeit der Beteiligten erschweren oder unmöglich machen. Die Folgen können sehr schmerzhaft sein: Verschlechterung des Arbeitsklimas, Qualitätseinbußen bei der Erbringung von Dienstleistungen, die Beschädigung oder der Verlust von Kundenbindungen, teure Auseinandersetzungen vor Gericht.

Mediation ist Vermittlung in Konflikten.

- Mediation ist eine Methode, die Konflikte zielgerichtet und kreativ lösen hilft.
- Mediation hilft, die unterschiedlichen Interessenlagen aller Beteiligten in einer Konfliktsituation zu berücksichtigen. Die Konfliktbeteiligten kommen zusammen, um gemeinsam die strittigen Fragen zu klären, über diese zu verhandeln und eigenverantwortlich Lösungen zu entwickeln und verbindlich zu beschließen. Mediatorinnen und Mediatoren unterstützen die Beteiligten darin, Lösungen zu finden, die von allen Seiten akzeptiert werden können.
- Mediation zielt auf das Aushandeln eines dauerhaften und tragfähigen Konsenses, der in Form von Spielregeln oder Vereinbarungen fixiert wird.

Verhandeln, nicht Streiten – Mediation hat viele Vorteile.

- Mediation ist ein Konfliktlösungsverfahren, das ohne langwierige und kostspielige Auseinandersetzungen vor Gericht auskommt. Im Gegensatz zu Gerichtsverfahren, bei denen jede Streitpartei nach dem Prinzip von Sieg und Niederlage ihre Sichtweise durchzusetzen versucht, ist Mediation bestrebt, einvernehmliche Lösungsmodelle zu entwickeln, mit denen alle am Konflikt Beteiligten langfristig leben können.
- Die Vertraulichkeit des Mediationsprozesses fördert den offenen Gedankenaustausch. Schuldzuweisungen mit Gesichtsverlust der Beteiligten nach außen werden vermieden. Im Vordergrund steht vielmehr die Frage, wie der künftige Umgang miteinander, die zukünftige Zusammenarbeit aussehen kann und soll.
- Mediation ist freiwillig und allparteilich, d. h., allen Konflikt-beteiligten in gleichem Maße zugewandt. In zahlreichen Unternehmen und Organisationen hat sich diese Form des Konfliktmanagements daher bewährt.
- Die Mediatorin/der Mediator ist eine strikt neutrale Vermittlungsperson im Konfliktprozess, die die Konfliktparteien unterstützt und ihnen ein ergebnisorientiertes Beratungsangebot macht. Ziel ist die eigenverantwortliche, faire Lösung der Konflikte. Dadurch, dass die Betroffenen selbst Konfliktregelungen erarbeiten, die auf ihre speziellen Bedürfnisse ausgerichtet sind, stärkt Mediation die Autonomie aller am Konflikt Beteiligten und schafft die Basis, dass sich eine Lösung in der Zukunft bewährt und weitere Konflikte vermieden oder verringert werden.
- Mediation setzt die Bereitschaft aller Konfliktbeteiligten zur selbstbestimmten und eigenverantwortlichen Einigung voraus. Weitere Voraussetzungen für Mediation sind Freiwilligkeit, Vertraulichkeit, Offenheit und Akzeptanz.

Co-Mediation

Falls gewünscht oder notwendig, besteht die Möglichkeit, die Mediation im Team durchzuführen. Dadurch können vorteilhaft zusätzliche fachliche Kompetenzen in Spezialgebieten eingebracht werden.

Für welche Konflikte eignet sich Mediation?

„Professionelle Mediation & Konfliktberatung" unterstützt Unternehmen, Dienstleister und Institutionen bei der Lösung von inner- und außerbetrieblichen Konflikten (Arbeits-/Wirtschaftsmediation).

Konflikte am Arbeitsplatz (Beispiele):

– Probleme bei der Dienstplangestaltung
– abteilungsinterne und -übergreifende Streitigkeiten
– Interaktions- und Kommunikationsschwierigkeiten
– Führungsprobleme
– Schnittstellenprobleme
– unterschiedliche Wertvorstellungen.

Sachwortverzeichnis

A

Akzeptanz/Auseinandersetzung 115
Allparteilichkeit 18, 67
Altenhilfe/Mediation Essensversorgung 149
Altenhilfe/Mediation Budget 179
Altenhilfe/Mediation Weisungsrecht, Zusammenarbeit 183
Altenhilfe/Mediation Getränkeversorgung 184
Altenhilfe/Mediation Themen, noch offene 187
Altenhilfe/Mediation Sitzung, abschließende 191
Annäherungskonflikt 38
Antipoden 105
Appellaspekt 95
Aufstellungen, innere 106
Authentizität 97
Autonomie 90
Autopoiesis 82

B

Bamberger, G. 131
Bandbreite, personale 106
Bauwesen 25
Bedürfnishierarchie 36
Beratung, lösungsorientierte 131
Beratung, nichtdirektive 126
Beratungskonzepte 125
Beratungsverfahren 55
Bertalanffy 86
Beweggründe, innere 73
Bewusstseinssysteme 88
Beziehungsaspekt 94
Beziehungsaussagen 98

C

Coaching 58

D

Debatte 41
Denken, systemisches 74

Denkmuster, verinnerlichte 212
Distanz 114
Drittparteien 53
Drohstrategien 42
Dynamik 100

E

Echtheit 116, 127
Eigenverantwortung 21, 68
Empathie 114, 127
Empfänger, vierohriger 95
Entscheidungsmatrix 75
Entscheidungsverfahren 53
Entwicklungsquadrat 110
Ergebnisoffenheit 69
Erkennen 82
Erkenntnisorgan 82
Erklärungsmodell, transaktionales 38
Erkundungsfähigkeiten 212
Expertenberatung 55, 126

F

Familienmediation 23
Feed-back 97, 217
Förderung 115
Forschung 33
Fragen, zirkuläres 133
Freiwilligkeit 68
Fühlen 97
Führung, innere 101
Führungspersonen 57, 58

G

Ganzheitlichkeit 35
Gefühle 97
Gehirn 82
Gemeinsamkeiten/Differenzen 73
Gerichtsverfahren 53
Gesichtsverlust 42
Gesprächsführung, klientenzentrierte 114, 127

Gesprächsführung, personenbezogene 127
Gesundheitsbereich 26
Gewaltfreiheit 21
Glasl 40, 45
Grundannahmen, konstruktivistische 82
Grundannahmen, systemtheoretische 86
Gruppenberatung 57
Gruppendynamik 100

H
Handeln, berufliches 57
Handlungsmodell 79
Handlungsorientierung/Phasen 99
Harvard-Verhandlungskonzept 43
Hauptspieler 104

I
Identität 89
Images 41
Informationsflyer 251
Interaktionsstile 117
Interaktionsprobleme 121
Interaktionszirkel 120
Interessenausgleich 20
Interessenklärung 72
Interessenkonflikte 33
Intervention, paradoxe 133
Intra-/Interrollenkonflikte 104

K
Koalitionen 41
Kommunikation 73, 88
Kommunikationskreislauf 121
–, nicht-offener 124
–, offener 123
Kommunikationsmodelle 92
Kommunikationsstile 117
Kommunikationsstörung 96, 123
Kompetenzentwicklung 209
Konfliktanalyse 50
Konfliktbeteiligte 68
Konflikte, asymmetrische 33
Konflikte, formlose/formgebundene 49
Konflikte, heiße/kalte 50, 103
Konflikte, induzierte 33
Konflikte, institutionalisierte 34
Konflikte, intrapersonelle 34
Konflikte, latente 34
Konflikte, manifeste 34
Konflikte, unechte 33
Konflikte, soziale 28
– Ansatz, integrativer 32
– Ansatz, personalistischer 31
– Ansatz, strukturalistischer 30
– Äußerungsformen, dominante 49
– Definition 29
– Erscheinungsformen 34, 45
– Klassifikation 30
– Reichweite 48
– Umgang mit 38
– Ursachen 30
Konflikte, substanzielle 33
Konflikte, symmetrische 33
Konflikteskalation 40
Konfliktlösungsansätze 53
– Vergleich, synoptischer 59
Konfliktlotsen/Seminar 220
– Funktion 220
– Reihenplanung 222
– Seminartag, erster 224
– Seminartag, dritter 239
– Seminartag, fünfter 242
– Seminartag, vierter 241
– Seminartag, zweiter 230
– Seminarverlauf 221
– Teilnehmervoraussetzungen 221
Konfliktmanagement, inneres 103
Konfliktmanagement, systematisches 209
Konfliktparteien 33
Konfliktrahmen 45
–, makrosozialer 47
–, mesosozialer 46
–, mikrosozialer 45
Konflikttypologie 51
Kongruenz 97
Konstruktivismus 82
Kontrakt 76
Koontogenese 84
Kriterien, objektive 44

L
Lazarus 38
Leitungspersonen 57, 58
Lernprozesse 77
–, individuelle/Systeme, soziale 90
Lewin 37
Literatur Teil I 63
Literatur Teil II 137
Literatur Teil IV 246
Lösungsansätze 53
Lösungsoptionen 44
Luhmann 87

M

Macht 34
Managementberatung 58
Maslow, Abraham 36
Maturana 82
Mediation 15, 56, 57, 59, 91
– Anwendungsfelder 22
– Fallbeispiele 149
– Hintergrund, theoretischer 65
– Merkmale 15
– Praxis 141
– Struktur 65
– Ursprünge 19
– Ziele 20
Mediation/Phasen 70
– Einstiegs-/Vorbereitungsphase 70
– Informations-/Themensammlung 72
– Interessenklärung 72
– Kontrakt/Übereinkunft 76
– Modellvernetzung 78
– Moderationszyklus/Vernetzung 141, 147
– Problemlösung/Auswahl, Bewertung 75
– Problemlösungssuche 74
Mediation/Prinzipien 67
– Allparteilichkeit 67
– Dritter 67
– Eigenverantwortung/Freiwilligkeit 68
– Ergebnisoffenheit 69
– Konfliktbeteiligte 68
– Prozesssteuerung 69
– Vorgehen, fall-/problemspezifisches 69
Mediation/Rahmenkonzept 79
– Beratungskonzepte 125
– Grundannahmen, konstruktivistische 82
– Grundannahmen, systemtheoretische 86
– Kommunikationsmodelle 92
Mediationsvertrag 71
Mediator 67
Metakommunikation 96
Modelle, mentale 211
Moderationsmethode 143

N

Nachrichtenaspekte 93
Nachrichtenempfang 95
Nachrichtenquadrat 93
Naturschutzkonflikte 24

O

Offenheit/Verhalten, taktisches 116
Öffentlichkeitsbereiche 23

Organisationsentwicklung 197
– Ansatz, ganzheitlicher 200
– Betroffene/Beteiligte 201
– Diagnose 202
– Inhalte/Ziele 199
– Mediation/OE-Prozess 202
– Prozess 202
– Systemdenken/Systemtheorie 204
– Vorgehen, prozessorientiertes 201
– Zielsetzung, doppelte 200
Organisation, lernende 203
– Grundprinzipien 205
– Gestaltungskriterien/Merkmale 206
– Mediationsprozess 208
Organismusanpassung 83

P

Paraphrasieren 128
Personal Mastery 210
Persönlichkeitsaufbau 104
Persönlichkeitsentwicklung 101
Perturbationen 84
Pluralität, innere 99
Polemik 41
Politik 27
Positionskämpfe 48
Positionsmacht 34
Problemlösungssuche 74
Prozessberatung 55, 126
Prozesssteuerung 69
Psychologie, humanistische 35, 126

Q

Qualifikation/Konfliktlotsen 220

R

Reaktion, komplementäre/reziproke 107
Realitätstest 75
Reframing 134
Regeln 18
Reibungskonflikte 48
Ressourcenorientierung 132
Rogers, C. R. 126
Rückkopplung, differenzierte 97

S

Sachinformation 93
Schieds-/Schlichtungsverfahren 54
Schreyögg 79
Schulmediation 23
Schulz von Thun 92

Selbstbeherrschung/-kontrolle 101
Selbsthilfe 127
Selbstkongruenz 127
Selbstoffenbarung 94
Selbstverwirklichungsbedürfnis 36
Seminare 77
Sender-Empfänger-Modell 92
Sozialbereich 26
Spaltungen, prinzipielle 33
Stammspieler 104
Streitgegenstände 33
Streitschlichtung, traditionelle 19
Stressoren, soziale 38
Stressverarbeitung, ineffektive 40
Stressverarbeitungsmodell 39
Supervision 56
Systembegriff, sozialer 87
Systemdenken 217
System, psychisches 87
Systeme, autopoietische 82
Systemtheorie 86, 204
System/Umwelt 87
Systemveränderungskonflikte 49

T
Täter-Opfer-Ausgleich 23
Teamberatung 57
Team, inneres/Modell 98
– Lehre Aufstellung, innere 106
– Lehre Konfliktmanagement, inneres 103
– Lehre Persönlichkeitsaufbau 104
– Lehre Pluralität, innere 99
– Lehre Situationsgehalt 108
Team-Lernen 216
Themensammlung 72

U
Übereinkunft 76
Umdeuten 134
Umweltschutzkonflikte 23

V
Varela 82
Veränderungswahrnehmen, bewusstes 213
Verbalisierung 129
Verbannung 105
Verfahren, vorinstanzliches 54
Verhaltensmodell, feldtheoretisches 37
Verhärtung 41
Vermeidungskonflikt 38
Vernichtungsschläge 42
Verständigungsvoraussetzung 97
Verständlichkeit 97
Visionen, gemeinsame 214

W
Wahrnehmung, sinnliche 97
Wahrnehmung, visuelle 82
Wandelmutigkeit 106
Wertequadrat 110
Wertkonflikte 33
Wertschätzung, positive 127
Win-lose-Konstellation 42
Win-win-Konstellation 42
Wirtschaft 25

Z
Zersplitterung 42
Zuhören, aktives 128
Zusammenfassung/Teil I 61
Zusammenfassung Teil II 136
Zusammenfassung Teil IV 245